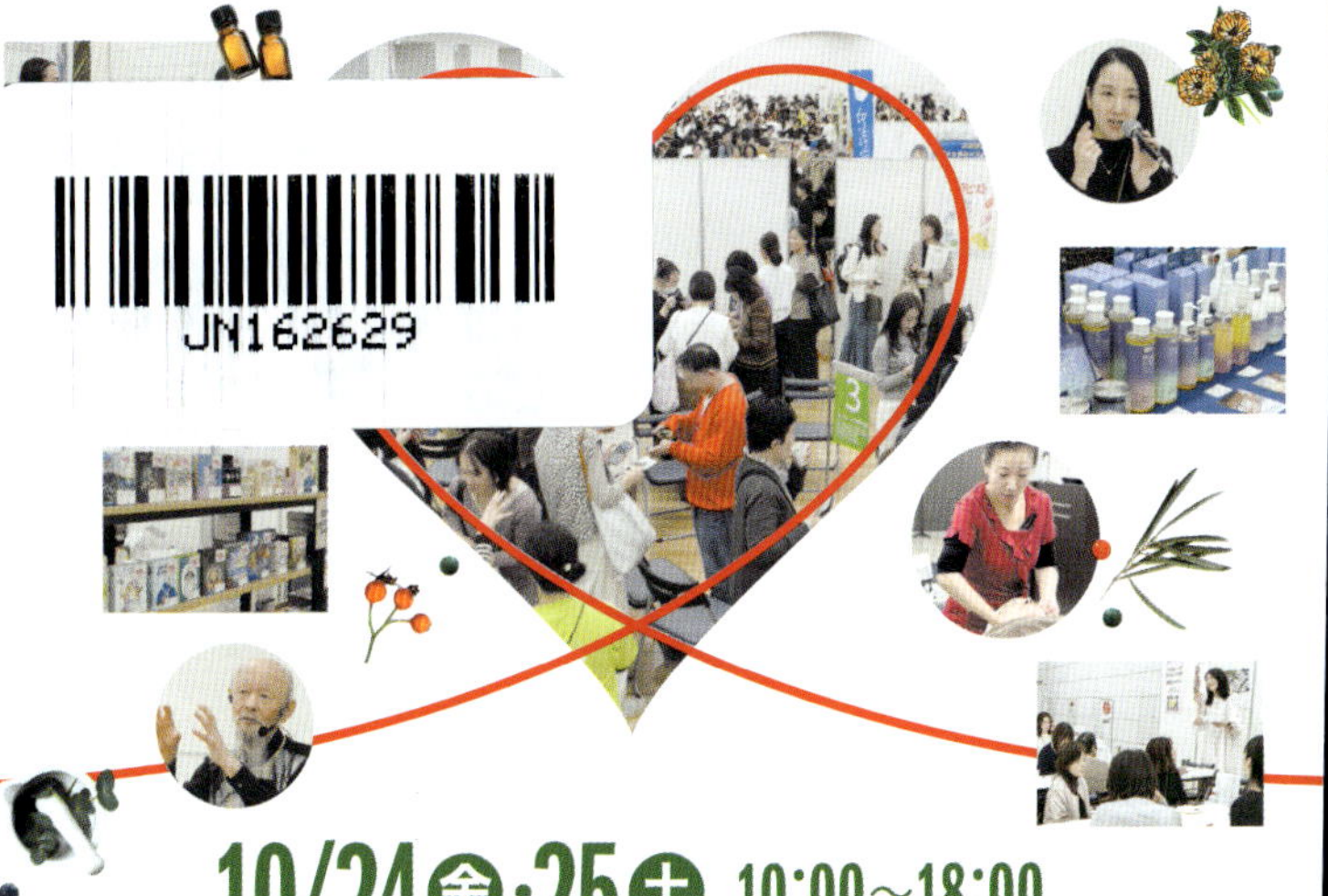

THERAPY W

スキルアップ、ビジネスコラボから、
新たな出会いと発見ができ

学ぶ!
成長する!

特設ステージを増やし、セミナー、特別講演にトークショーも開催!

スキルアップセミナー、特別講演、ワークショップに加え、特設ステージを増やし、「アロマ業界予測」「和精油の活用法」「サロン開業ノウハウ」「国家資格の活かし方」など、トークショーやパネルディスカッションを予定!

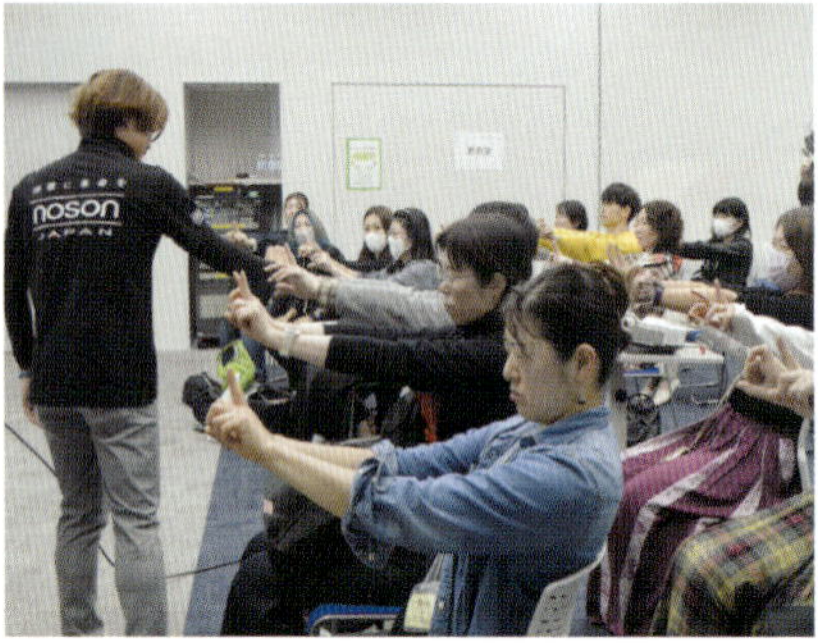

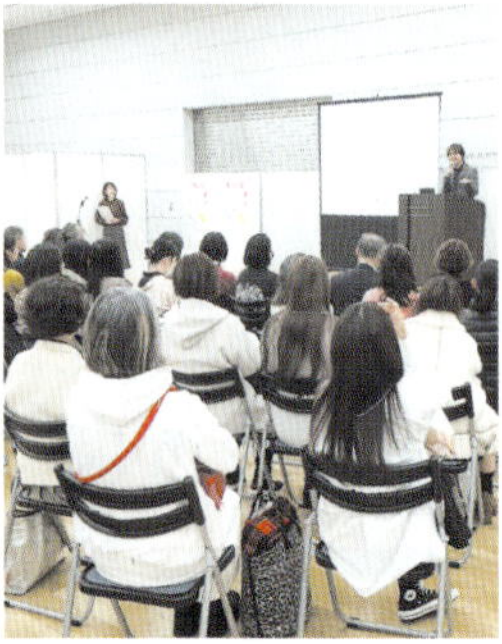

出会う!
広がる!

セラピスト、講師、出展社、愛好家…ビジネス・マッチングが実現

セラピスト同士、出展社とセラピスト、サロンとセラピスト、サロンとお客さま、講師と生徒などなど、B to B、B to C、C to Cといった、あらゆる出会いの場をご提供します。毎年人気の「セラピスト大交流会」もスケールアップして開催!

大交流会
開催!

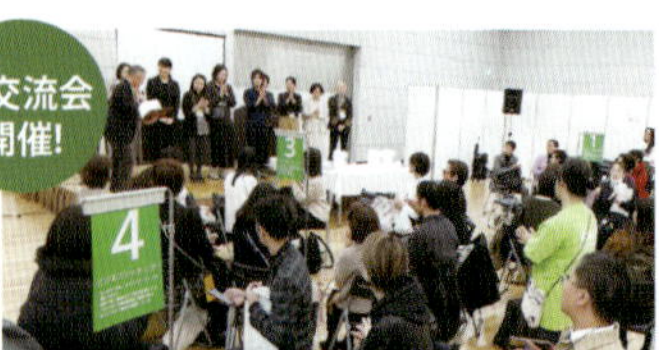

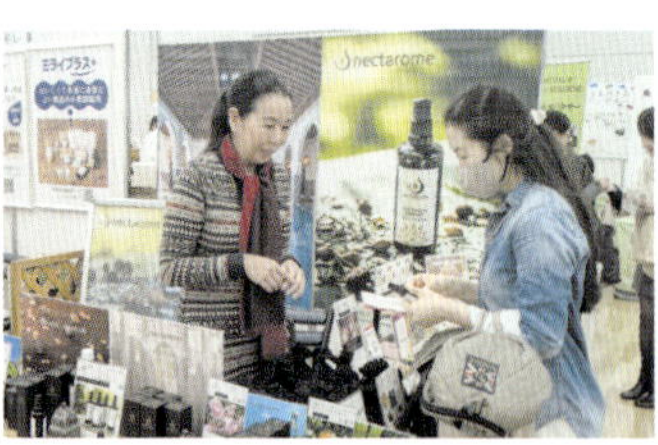

マッチング、癒しの体験まで
る、セラピーライフスタイル総合展

買う！
体験する！

資格ゾーンやアーユルヴェーダ、ヨガなど アジアのセラピーゾーンが誕生！

NEW

「和精油コーナー」「オーガニックナーレ」「フェムケアゾーン」「占いコーナー」に加え、アーユルヴェーダ、ヨガなどの「アジアセラピーゾーン」や、自然療法・ボディワーク・心理療法・国家資格などの「資格ゾーン」など、新企画を予定！

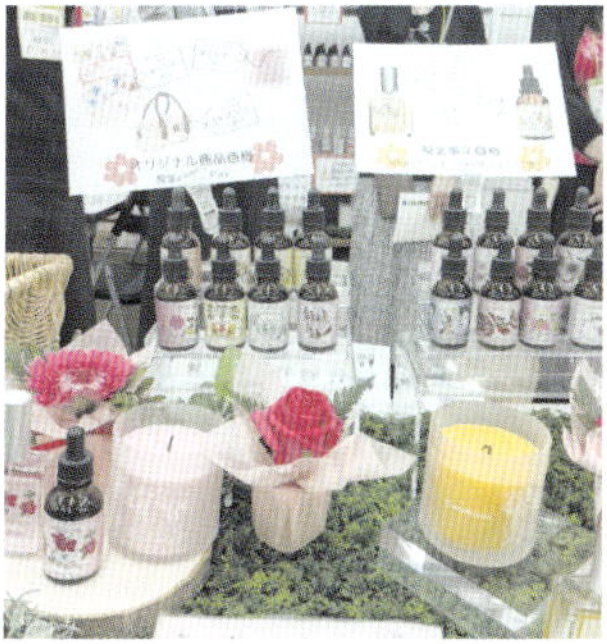

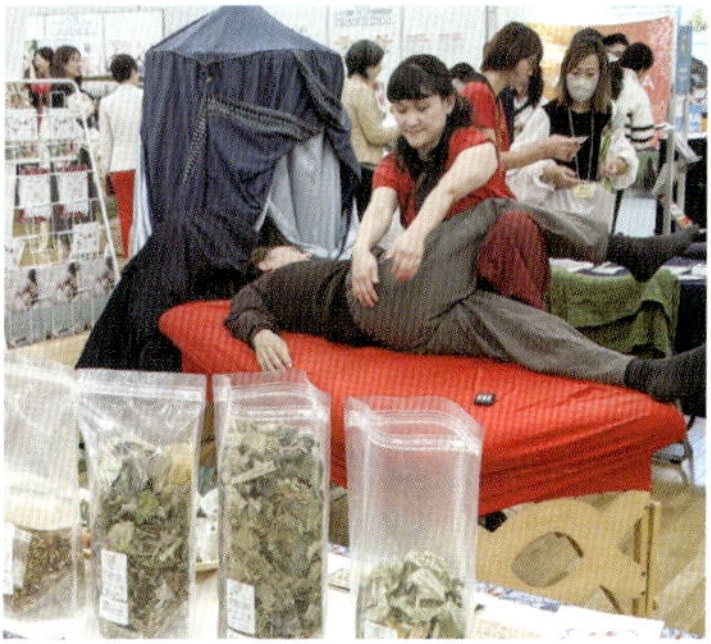

観る！
参加する！

「クラフト＆ブレンドコンテスト」や、スキルアップにつながるコンテストを開催！

「第5回アロマ＆ハーブ クラフトコンテスト」「精油ブレンドコンテスト」「技術コンテスト」など、見て、参加して、楽しめる大会を開催予定です。

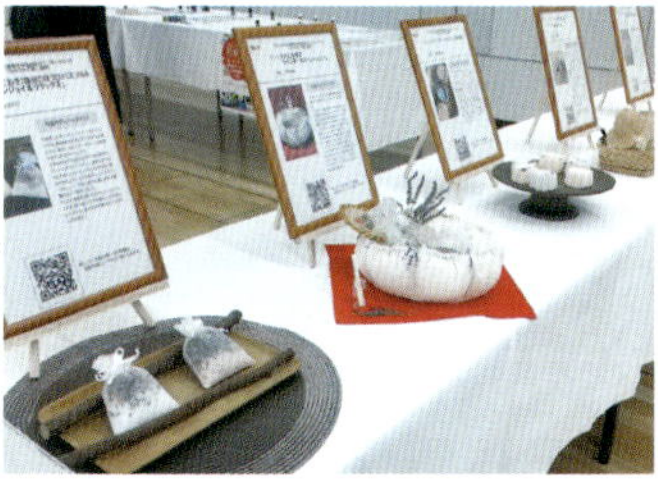

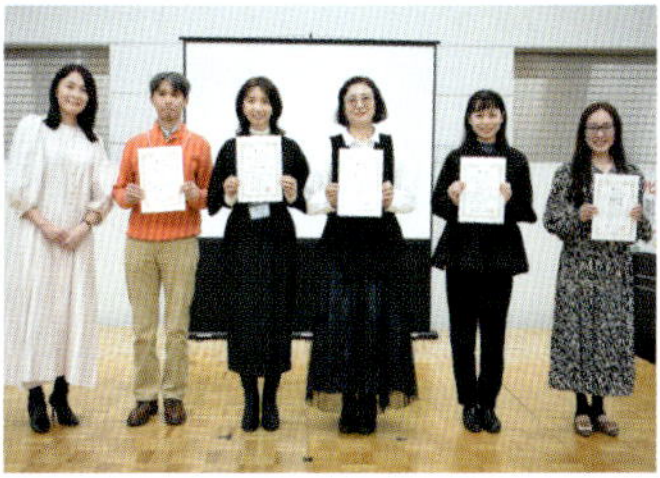

セラピーワールド東京2025

会場 東京都立産業貿易センター浜松町館
東京都港区海岸1-7-1　東京ポートシティ竹芝

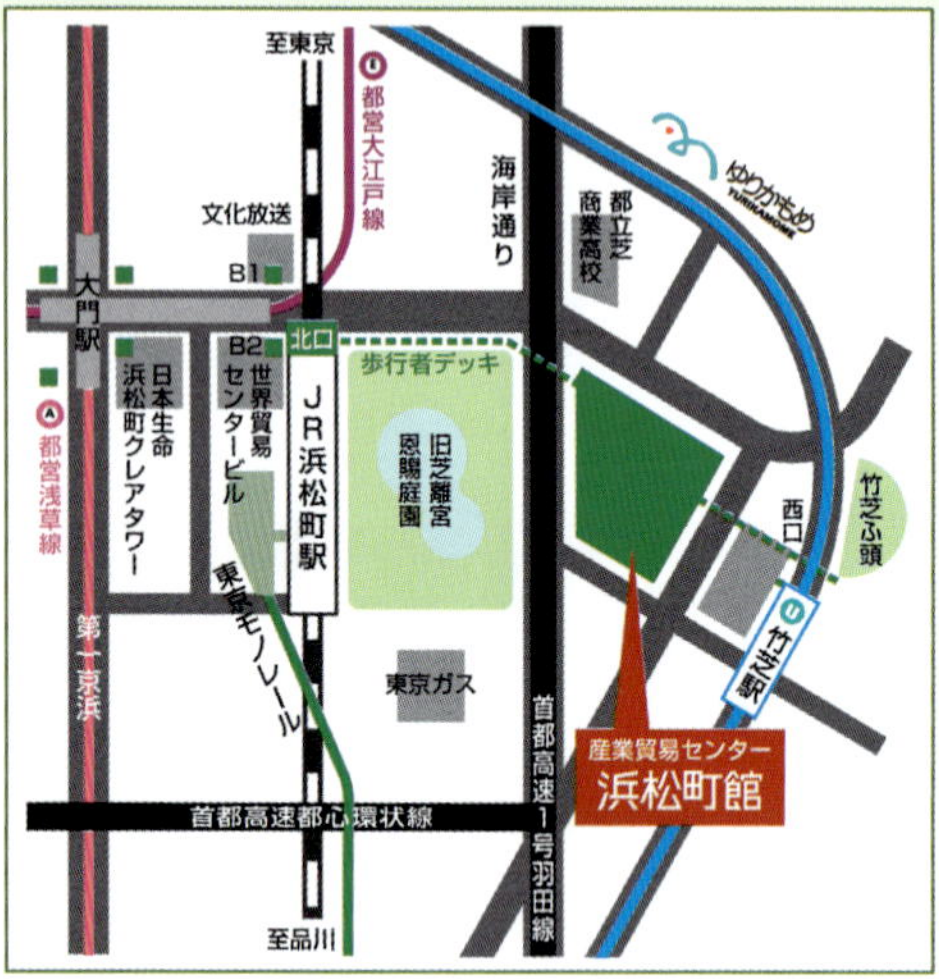

展示会情報は
公式SNSで随時更新中!

お友達登録は
コチラから
告知やお得情報を配信!

各種SNS
最新情報を発信

アクセス
- JR浜松町駅北口から約350m（徒歩5分）
- 東京モノレール浜松町駅北口から約350m（徒歩5分）
- 新交通ゆりかもめ竹芝駅から約100m（徒歩2分）
- 都営浅草線・都営大江戸線大門駅から約450m（徒歩7分）
- 羽田空港から約30分

主催 「セラピーワールド東京」EXPO事務局
（株）BABジャパン『セラピスト』内
〒151-0073
東京都渋谷区笹塚1-30-11中村ビル
TEL 03-3469-0135
MAIL expo@bab.co.jp

https://therapyworld.jp
セラピーワールド東京 検索

Produced by
セラピスト
bi-monthly
奇数月7日発売
隔月刊「セラピスト」

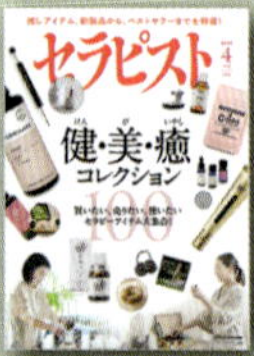

後援（50音順）
一般社団法人 エステティックグランプリ
JAA 日本アロマコーディネーター協会
特定非営利活動法人 ジャパンハーブソサエティー
一般社団法人 日本アロマセラピー学会
一般社団法人 日本オーガニックコスメ協会
特定非営利活動法人 日本スパ＆ウェルネスツーリズム協会
特定非営利活動法人 日本ホリスティック医学協会
特定非営利活動法人 日本メディカルハーブ協会
一般社団法人 日本リラクゼーション業協会
特定非営利活動法人 ベジプロジェクトジャパン
一般社団法人 和ハーブ協会　（予定）

アレキサンダーテクニック教師協会認定教師
頭蓋仙骨療法士
吉田篤司

首からユルめる！

アレキサンダーテクニック
クラニオセイクラルセラピー

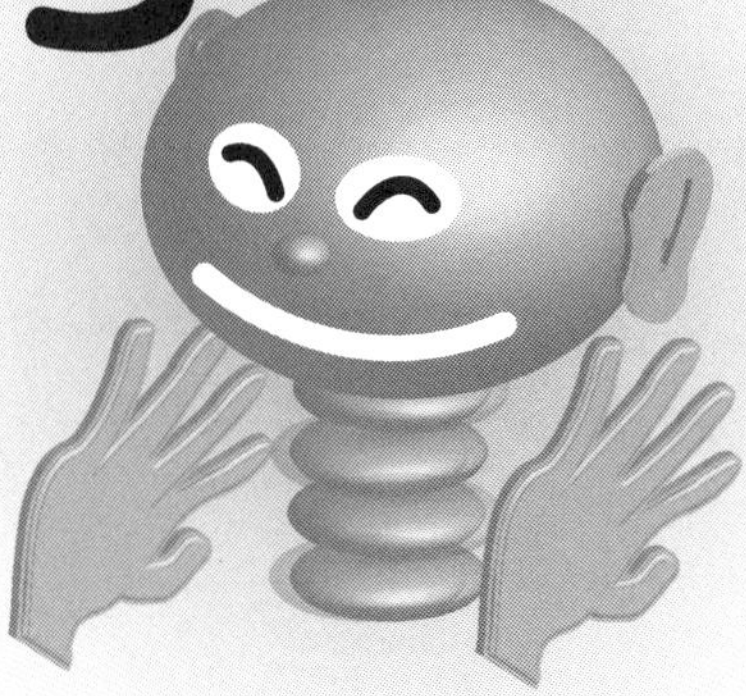

BABジャパン

まえがき

今も昔も、そしておそらくこれから先もでしょうが、多くの人が首のコリ、肩のコリ、背中の張りに腰の痛みなど自分の窮屈な体について悩みを抱えています。何をするにしても体のあちこちに締めつけがあって、動きはギクシャク。鏡を見ると何かしら姿勢が悪いということには気がつくのですが「いったいどうやったら良い姿勢に変えることができるのかしら?」そんなことを考えています。こんなときには背筋をピーンと伸ばしたりストレッチしたりする人もいますが、いっこうに代わりばえしません。雑誌の広告につられて買ってみたというマッサージチェアも、今では狭い部屋のスペースを独り占めにしている厄介な代物になってしまっているかもしれません。

「これじゃあ仕事もはかどらないし、せっかくの余暇だってこのザマじゃ旅行に行っても疲れるだけ」そして「ああ、またしても何もしないでゴロゴロ昼過ぎまで寝てしまったあ…」と週末には毎回、後悔の念を抱いています。「ひょっとして私ったらダメ人間? ガイーン!」という生活をしていたのが若いころの私の姿でした。

この本を読んでくれている人は、きっと自分自身のあり方をより良いものにしようとする意欲的で幸せな人だと思いますので、まさかこんな打ちひしがれた生活をしている人はいないことでしょう。しかし、もしもいたらこれから私と一緒にこの本を読み進めながら、ひとつずつ自分の体について学んでいきましょう。沈みかけた船のような人であっても、きっと変身の糸口が見つかるはずです。

その方法となるものが、アレキサンダーテクニックです。「アレキサンダーっていうと古代ギリシャの王様がやっていた若返り法のことですよね？」とか思われそうですが、そうではありません。オーストラリアのＦＭ・アレキサンダーさんという人が１００年前に作った、体の感覚に目覚めて良好な姿勢や動きを体得するテクニックです。ワーク方法は「みんなで一緒にビートに合わせて体を動かしましょう」とかいうフィジカル・オンリー路線ではなくて、体への観察力を用いて慎重に動いていくという一癖も二癖あるものです。そのため、これまではどちらかというと役者やミュージシャン、ダンサー等のいわゆるアーティストが好んで使うことが多かったのです。あとは私のような物好きな人達くらいでした。ところがここ最近、一般の人達が、マンネリ化した刺激よりも、もっと感覚的に奥深く新しい体感を好む気質が高まってきているんです。座禅ブームなどもあいまって、さらなる超感覚を求めてようやくアレキサンダーテクニックを学ぶのに適した時期がやって来たのです。

通常のレッスンは先生から手を使って教えてもらうという方法なのですが、本書は裏ワザ的学び方で、先生不要の自分でアレキサンダーテクニックをやってしまおうというものです。そこで哲学的に難解だったワークを効率良く学んでいくために、方法論を従来のものとは一新させることになりました。あの手この手を使い、これまた超感覚的なクラニオセイクラル（頭蓋仙骨）システムの理論も大きく取り入れることによって、体に眠っている生理的な機能を引き出すことを可能にしています。

そういうわけですから体をちょこちょこっと触って「はいＯＫです」というレベルになるには、確かに長い時間と練習も必要にはなります。しかしそれでも自分の体について知らない世界を学んでいくと、一番身近なところなのにもかかわらず多くの発見に出くわすのですから、続けていくのに十分な価値のあることだと私は考えています。それではこれからアレキサンダーテクニック、知覚への扉を開いていきましょう。

２０１７年３月

吉田篤司

注意）本書で紹介しているワークは医療行為ではありません。特定の疾患を治療するものではなく、自分の体について学ぶものです。

第2章　学校で教えない体の使い方 …… 35

第3章　実践 裏ワザの学び方　基盤作り編 ……65

第6章　上級テクニカルアレキサンダー　〜CRーブースト

第1章

首からユルめる
アレキサンダー
テクニック

1 首をユルめる？

「あなたの首をユルめてくれませんか？」

もし人からこんなことを言われたら、この意味不明の問いかけにきっと多くの人は困惑してしまうのではないでしょうか。だって首をユルめるだなんて絶対にできっこないのがわかっているからです。頭をカクンとうな垂れて脱力してみたところで、首がユルんだとはとうてい言い難いことに、やってみれば誰もがすぐに気がつきます。それにもかかわらず多くの人は「この部分さえユルんでくれたら自分はどんなに救われるんだろう」ということを思い抱いています。

しかし首をユルめることは確かにできるんです。だって逆に「首を固めてください」と言われたら、グッと力んで歯もくいしばれば、首は縮まってガチガチになるでしょう。首を固めることが可能であるのなら、きっとユルめる方法だってあるはずです。もちろん多くの人が思っているようなやり方ではできませんが、それでもある方法を知ってしまえば簡単にできるんです。手品のタネ明かしをしてしまえば「なーんだ、知ってしまえばそんなの当たり前じゃない」と誰もが思うのと同じ理屈。もっともそれが芸術の域に達するには、日々の練習の積み重ねが必要になりますが…。同様に首をユルめるのにもそれ相応の練習が必要です。

ところがいざ首をユルめるというと、さっそくグルグル首を回したり、手でグイグイもみほぐそうとしたり、はたまたストレッチなんかをやり始める人がいます。しかし、こういうやり方をしていたら、たとえ１００年続けても首がユルむということは絶対にありえません。だってみなさんも、そういうのはこれ

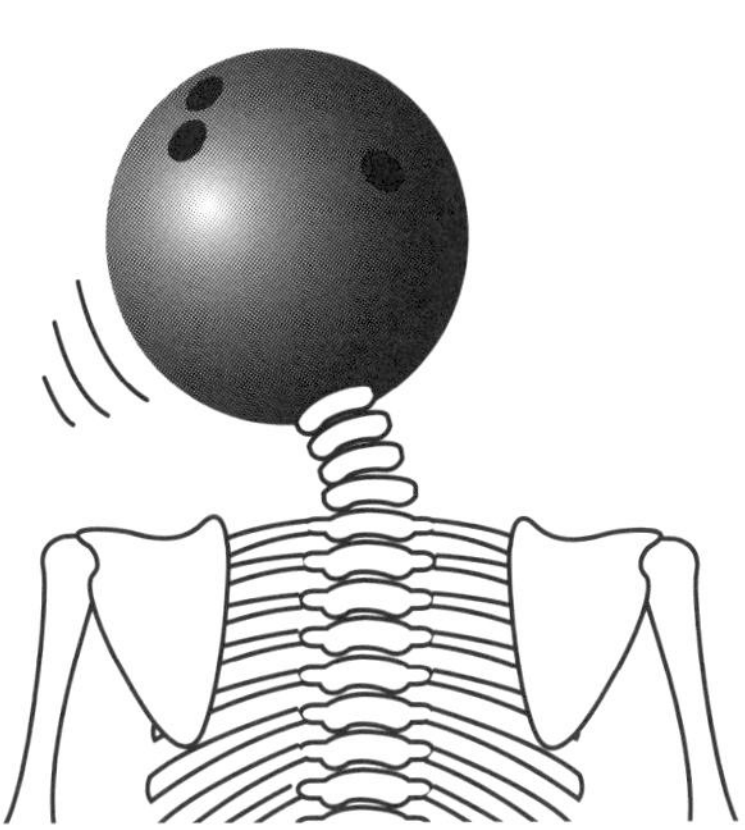

まで散々やってきたはずで、その結果が今の状態なわけですから突然変異でもない限り、今後一生続けてみたところで特に代わり映えすることはまずありえないでしょう。それにもかかわらず多くの人は他にできそうなこともないし、とりあえずその場しのぎにでもなればと、バキバキ、ボキボキと実は体に有害なことを毎日知らないうちに、あれこれやっているのです。

2　頭の置き場所がマズかった！

自分の頭の重さを知っていますか？

そしてそれが首の緊張の原因になっていたのを知っていましたか？

体が窮屈で首や肩がコる原因は何でしょうか？　一般にはその部分の血行が悪いからだと考えられています。確かにそうなんでしょうけど、それでは血行を悪くさせた原因は果たして何なのでしょうか？　原因を考えてみるとあれもこれもといくらでもあるのですが、アレキサンダーテクニックでは体の使い方が悪かったからこうなったと考えます。体の中でも特に頭の置き場所のマズさが決定的な原因としています。

大人の頭の重さは、だいたい6キログラムはあるといわれています。6キロというと、ボーリングの球とそう変わりはないでしょう。そんな重たいものが細い首の上に乗っかっている。生まれてきたときからずっとこうだったので、自分の頭がボーリングの球と同じ重さだなんて思いもよらなかったかもしれません。だからバランスが崩れて変な所に頭を置いてしまうと、体が歪んでしまうのは当たり前だったのです。

マズい頭の置き方の典型的な例としては、やはりパソコンの長時間使用ですね。目の視点をどこか一ヵ所に固定して眼球の動きが制限されると、首の筋肉は連鎖的に固まってしまうのです。そして字が小さくて見えないとかで顔をディスプレイ前に突き出してしまい、右手はマウスで左手はキーボード、足はというとオフィスチェアーにありがちなキャスターに引っ掛けている。これではもうお手上げです。確実に頭の置き場所はおかしくなり首筋肉には強烈な緊張が生じます。さらにこの状態で仕事や対人関係のストレスが加わると、筋肉には内面からの収縮反応が表れるので首はもっともっと固まって、さらには頭蓋骨までもが締めつけられてしまうのです。

こうしたガンジガラメに追い込まれると、苦しさまぎれのせいか、ついつい歯ぎしりまでしてしまう。ここまでくると心理状態もたいへんで逃げ場のない、まるで牢屋にでも閉じ込められた不安な状態になるのです。こんな様子では普通にやればうまくいく仕事でも、考えられないような大失敗をやらかしてしまいかねません。私もBODY系ワークを学ぶ前はそりゃあひどいあり様でしたから、今思い返すとぞっとするような愚かな失敗をちょくちょくやっていました。周囲の人からしてみれば迷惑この上ない存在だったことでしょう。

頭の置き場所がマズいとなると正しい位置とはどこなのでしょうか？　そして頭の置き方を良好にするにはどうすればよいのでしょうか？　それに答えてくれるのがアレキサンダーテクニックなのです。

3　体を連動させるとすべて解決する

首がユルんで頭が的確な場所に置かれると、こんなことが体に起こります。

◆背骨は圧迫から解放されて伸びていき始めます。
◆すると肋骨も内側から無理なく広がるので、自然に深い呼吸をするようになります。
◆頭の嫌な重だるさがなくなるので視力アップ、また思考クリアでやる気に満ちた人になります。
◆肩のつき方もスッキリして何をするにしても力みのない動きになります。
◆骨盤の傾きがニュートラルのバランスに整うので、足のグランディングが強化されます。
◆腰の押し潰しが改善されるので、突き出たお腹は勝手に引っ込んでくれます。
◆姿勢が良くなって綺麗美人のモテる女になり、行動力がアップしたデキる男になります。
◆身軽になるので行動するのが楽しくなり、愛と平和に目覚めた人になります。

頭頂から指先、つま先まで体まるごと連動して動けるようになると、プライマリーコントロールといって体に眠っていた調整作用が働き始めるんです。そうすると不思議なもので、今まで散々忌み嫌っていた体のしこりや諸々の悩みの種がきれいさっぱりなくなってしまうんです。

これは例えて言うならガラクタのようなものです。ガラクタが部屋中に散らばっていたら困りますが、きちんと整理整頓されて物置に片づけられていれば問題ないでしょう。それと同じように私たちの体の中の、しこりや固まりも体の分断を回避して頭頂から指先、つま先までひとつながりの連続性を常に維持していれば、ガラクタも然るべきところに収まって悪さすることもなくなるんです。多くの人は体の部分的な不調和にこだわってそこを何とかしたいと思っていますが、そうではなくて体まるごとの全体性を大切にすると問題は解決するということです。そしてそのきっかけになるのが首なのです。

4 頭と背骨のメカニズム

1）首の構造

ところで首ってどこでしょう？　どこっていっても、いざこんなこと問われると言葉に詰まってしまうかもしれませんね。これは骨格で理解すると良くわかるのです。頭蓋骨の底部には脊髄が通る穴がポッカリあいていています。フォレイメン・マグナムといって、ピストルみたいな物騒な名前がついていています。その両サイドにちょっとふくらんだ部分が一つずつあって後頭顆《こうとうか》といいます。聞きなれない言葉ですが覚えてください。そして第1頸椎はというと、左右に受け皿のような部分がやはり一つずつあって、後頭顆

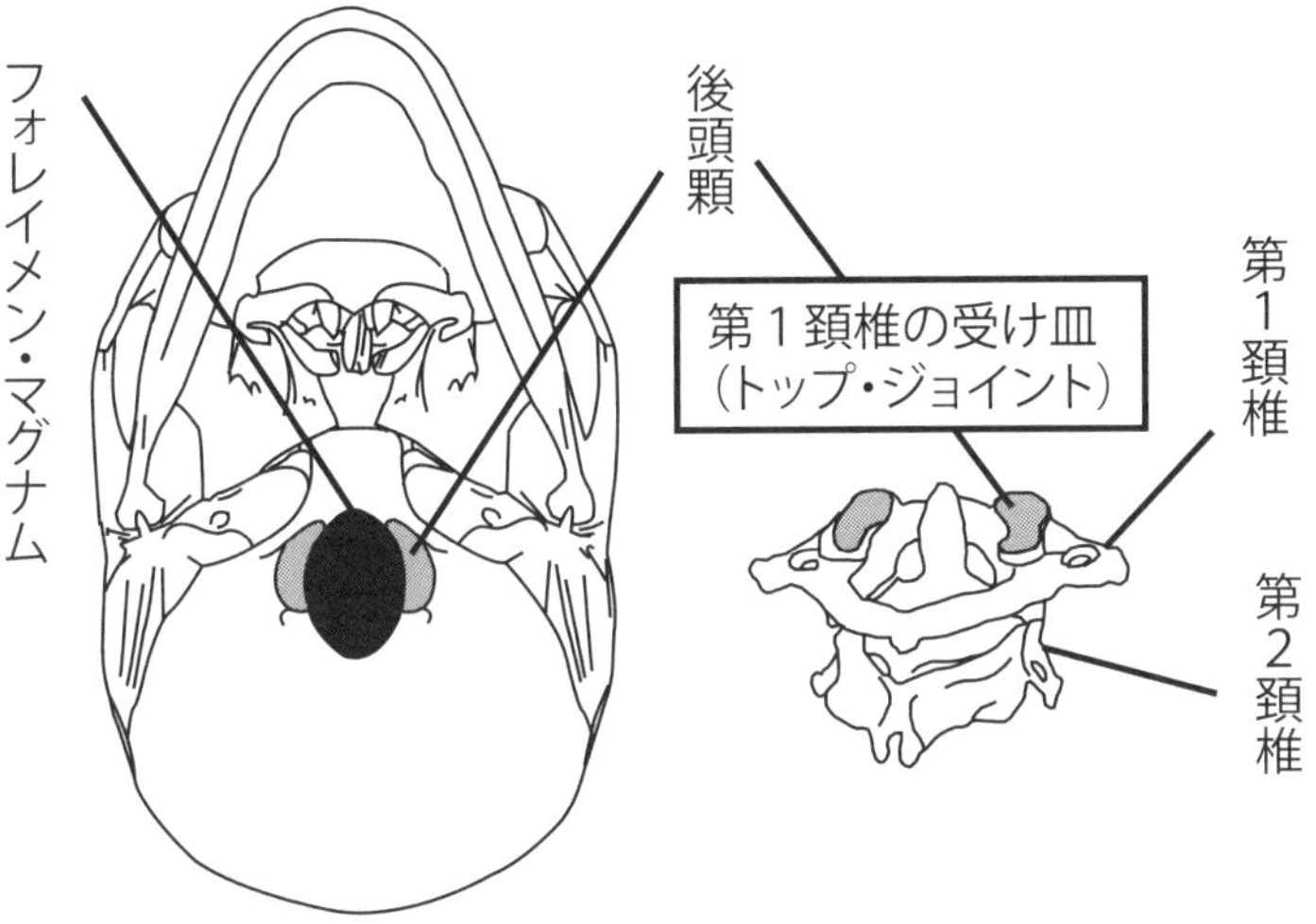

が乗っかるような構造になっています。そこが首と頭の接触するところで、トップジョイントといいます。アレキサンダーテクニックの鬼門となる最重要部位なのです。

そして首の骨、頸椎ですが7個の骨が縦に並んでつながっています。上から順番に第1頸椎、第2、

◆ひとくちコラム　後頭顆の「顆」って何？

「顆」とは解剖学では骨端の丸い隆起のことを指します。一般解釈では果実など、粒になったものを数えるのに用いるそうです。なるほど、それでミカンの房《ふさ》なのですが、後頭顆の形状にそっくりなんです。これが頭の底にあって、第1頸椎の受け皿に乗っかっているんです。何となくイメージできました？

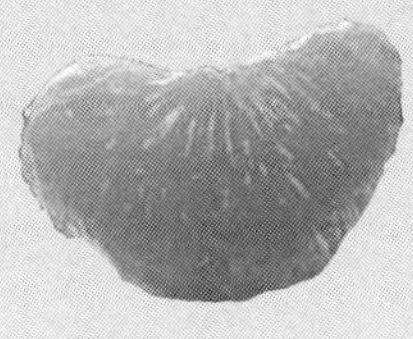

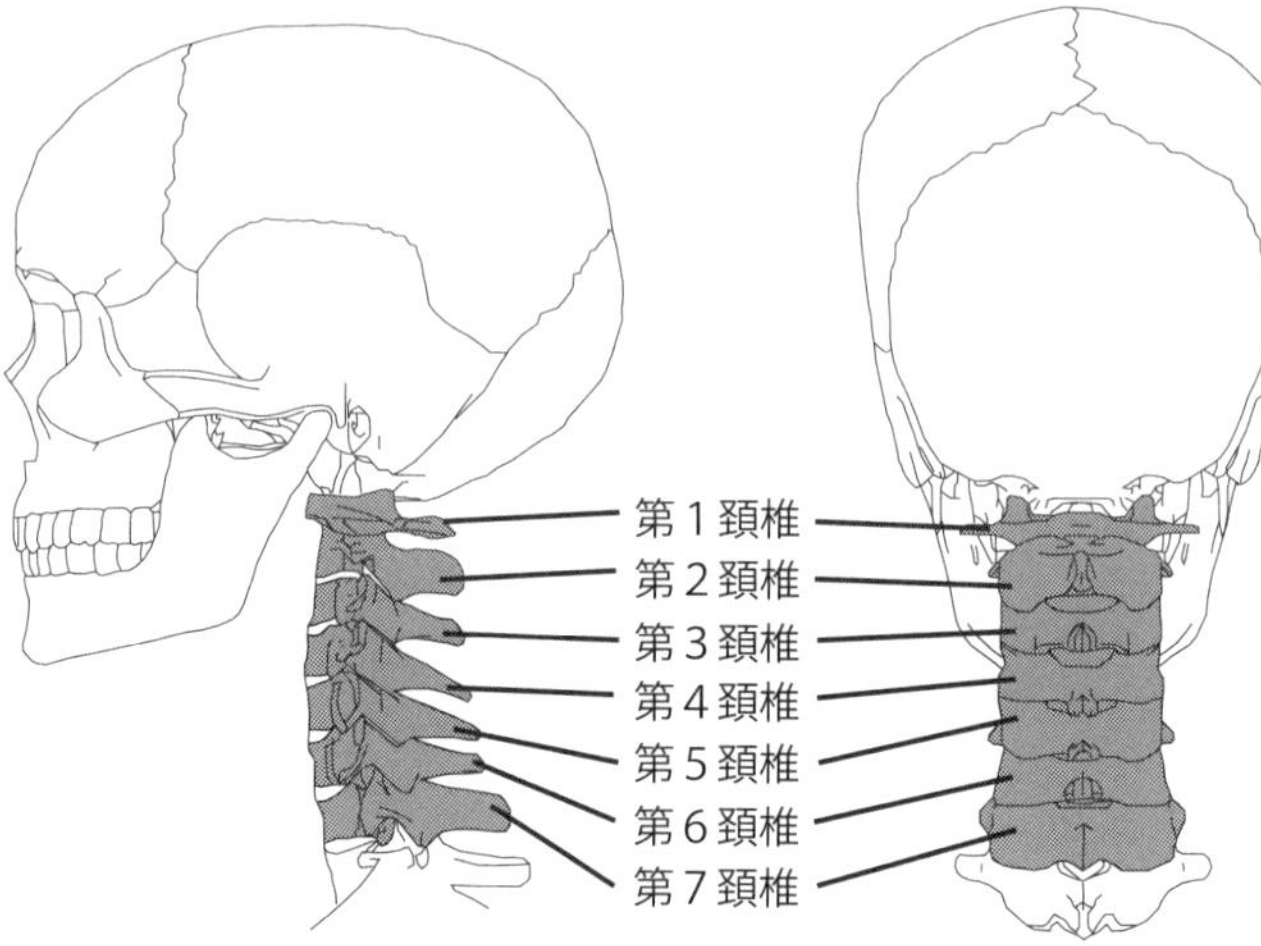

第３・・・というふうに数えます。一番下の第７頸椎は首の後ろ側を触ってみると一ヵ所だけポコンと飛び出ているところがありますがそれがそうです。その下には胸椎がつながっています。だから首の土台は第１胸椎ということになります。本書では首というのはトップジョイントから首の土台である第１胸椎までということになります。

つまり首からユルめるということは、頭を上下にうなずくように動かすことを対象に考えると、トップジョイント→第１頸椎→第２頸椎→第３頸椎→第４頸椎→第５頸椎→第６頸椎→第７頸椎→第１胸椎という順番で連続的な動きを生じさせるということなのです。この動きの順番を守って頭を動かすと頸部の押しつぶしを回避することが初めて可能になるのです。

ところが多くの人は首の構造をほとんど知らないので、ましてやトップジョイントのある位置など考えたこともないでしょうから、日常の生活でかなり危なっかしい動きをしている人が実に多いのです。たとえば口を

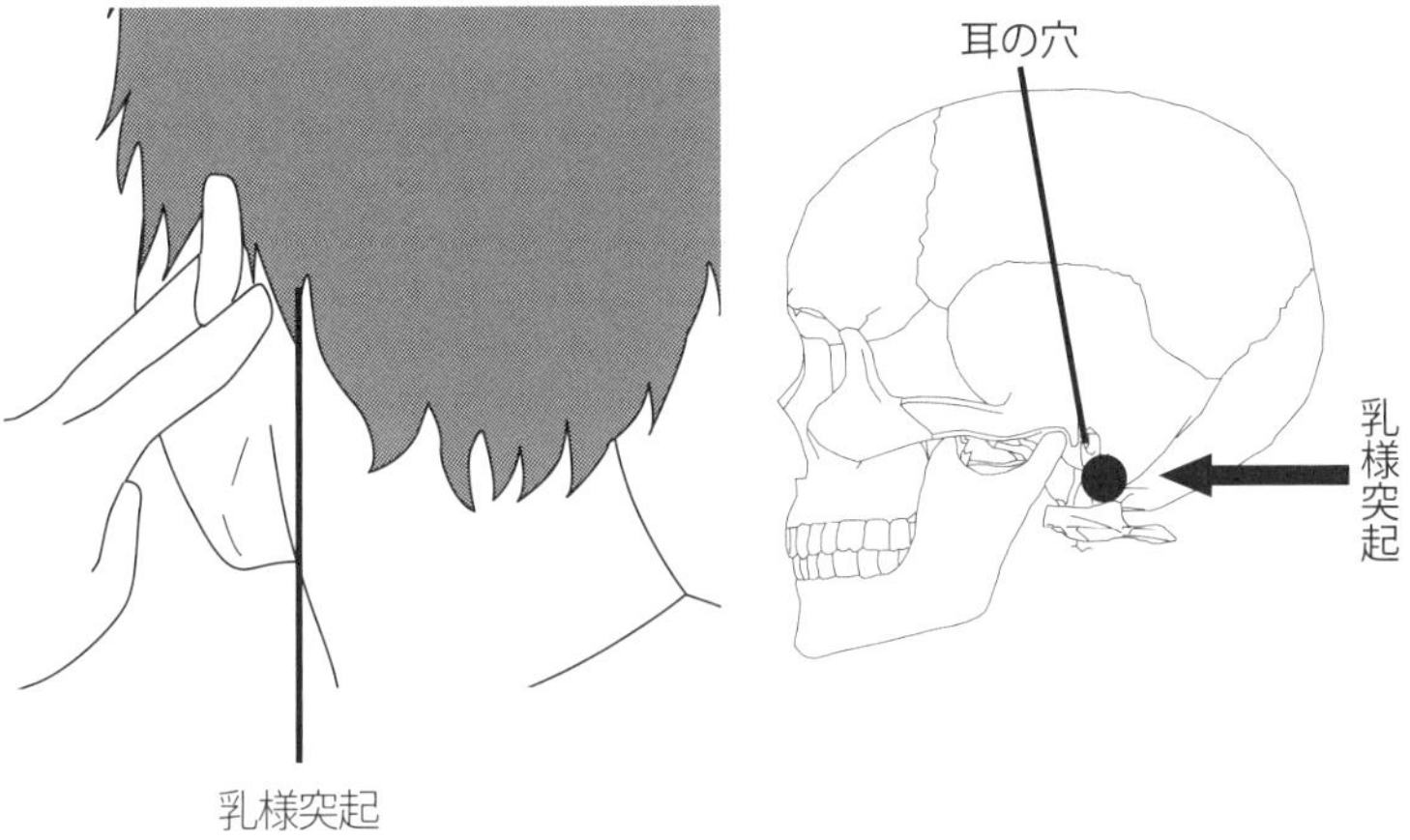

うがいしてガラガラやるときに頭を後ろに傾けますが、そのときほとんどの人は第4頸椎か第5頸椎からガクンと頭を後ろに押し倒しているでしょう。第1頸椎〜第3頸椎の働きは完全に失われています。こうした動きを何年間も毎日繰り返していると、頸部の押し潰しから連鎖的に背骨全体の流れを固めてしまうことになるんです。頭を首と一緒に振りかざすような激しいうなずき方をする人もたまにいますが、今すぐやめましょう。首の押し潰しを回避したければ常にトップジョイントから頭を動かすべきなのです。

2）トップジョイントの位置

それでは頭と第1頸椎との関節であるトップジョイントの位置ですが、これをまず知らなくてはいけません。触ってみるとわかりますが、左右の耳の穴の少し後ろ側で耳たぶの間にポコンと突き出ている骨があります。この部分を乳様突起《にゅうようとつき》といいます。中指を耳の穴に軽く差し入れてください。そして人差し指と中指で耳たぶをは

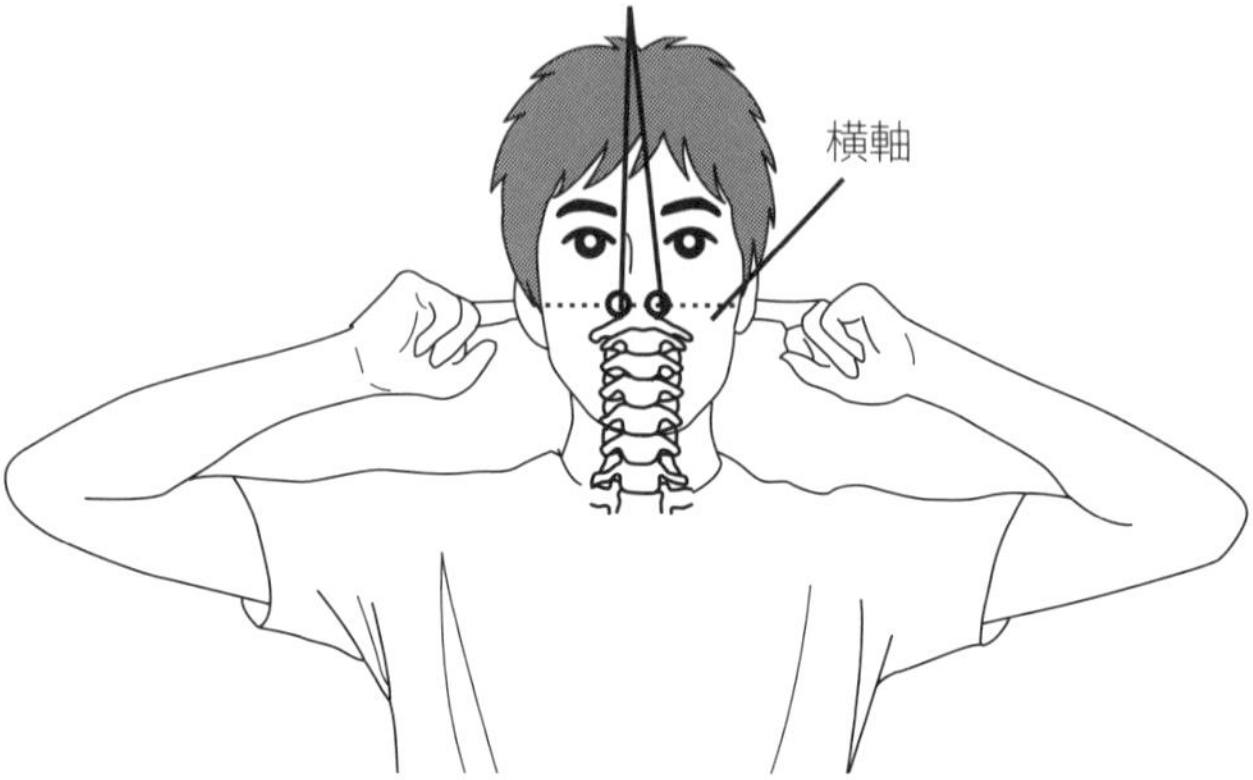

さみます。人差し指の先端を耳たぶ付け根の周りに沿ってグルーっと動かすと、耳の穴のすぐ後ろのゴツゴツ突き出ている骨に当たりますよね。そこが乳様突起です。

ところがこれを人にやってもらうと、なぜかひどく間違った場所を触ってしまう人が少なからずいます（困ったことにかなり高い確率で）。本書の通りにやれば一応はできることになっているのですが、正確な位置がどうしてもわからない、もしくは今イチ自信がないという人は、その方面の専門家に教えてもらうとかして正しい位置を理解してください。間違った位置で話を進めると、あとあと悲惨な結果を招くことになります。

それでは中指で左右の乳様突起にそれぞれ触れてください。そして両中指の間に横軸が通っているのをイメージします。その横軸の中央がトップジョイントのおよその位置です。ただし頭蓋骨の形状は個人差がありますから、自分の感覚でだいたいの見当をつけてください。

それで左右の中指の横軸のイメージをして、さらに親指を頬骨のすぐ下のくぼんだ部分に左右それぞれ触れるんです。

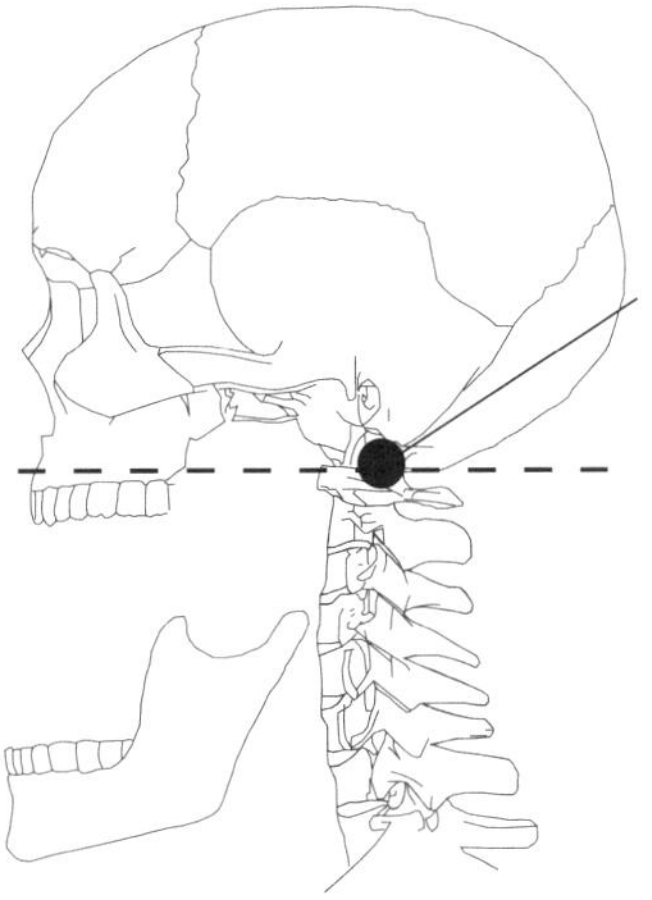

そして想像で頭蓋骨底部の図のように横軸を一辺として、中指と親指の4ポイントの間を線で結んで半楕円を描いてください。指で乳様突起から頬骨、鼻の下を通ってグル～っとなぞってみるとわかるでしょう。頭はその半楕円の上から始まるんです。下アゴを動かしてみると頭蓋骨底部の感じがよくつかめると思います。下アゴは頭から、ぶら下がっているものなんです。もしも下アゴが無かったら？　こんなイメージをすると頭の置き場所が明確になりますね。

そして4ポイントに指を触れた状態で、中指の横軸を支点にして、頭をうなずかせるように上下に軽く動かしてみてください。すると半楕円はまるでバケツの取っ手のように動きますね。私が「バケツの取っ手」と言うと何か特殊工業製品のようなものかと考え込む人がいますが、そういうんじゃなくてごく普通の一家に一個あってもおかしくないありきたりのやつです。このときの頭蓋骨底部とトップジョイントの動き方は、ドアの蝶つがいのように開ける閉じるの一点に固定されたものではありません。どちらかというと後頭顆はスケートボードのように、トップジョイ

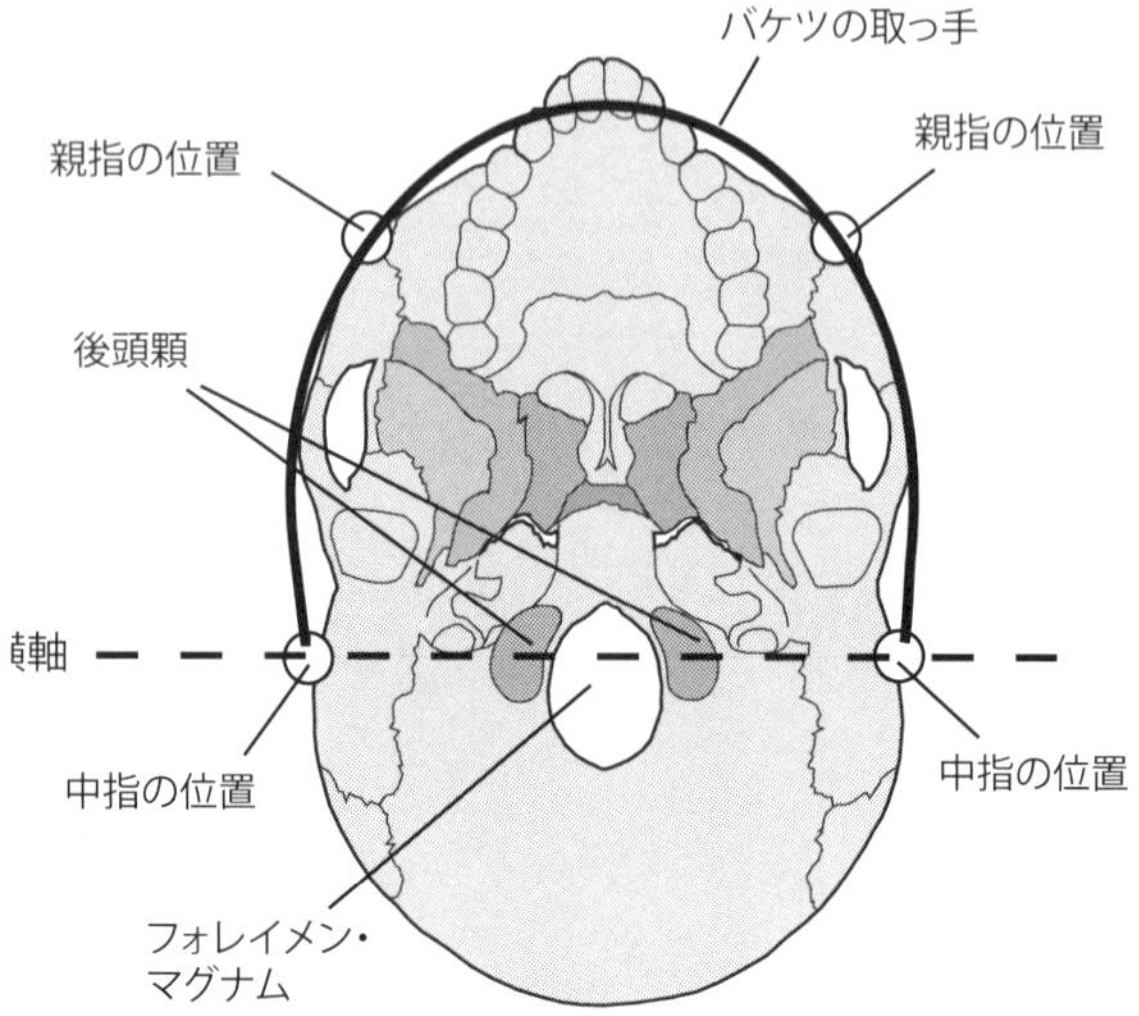

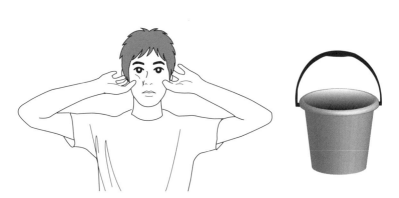

中指を乳様突起、親指を頬骨下のくぼみに触れて、バケツの取っ手をイメージする。

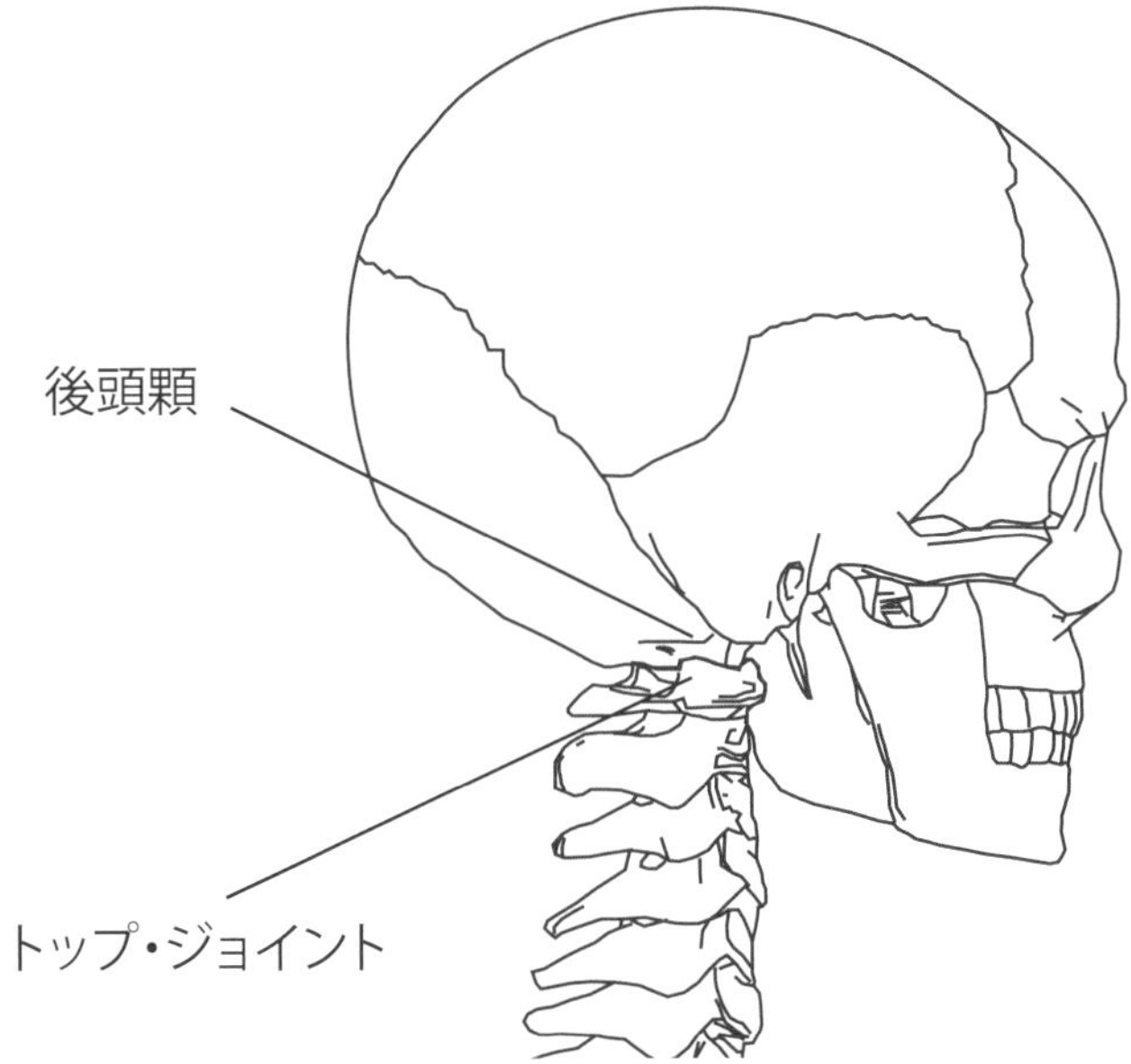

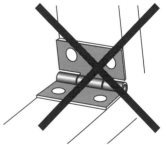

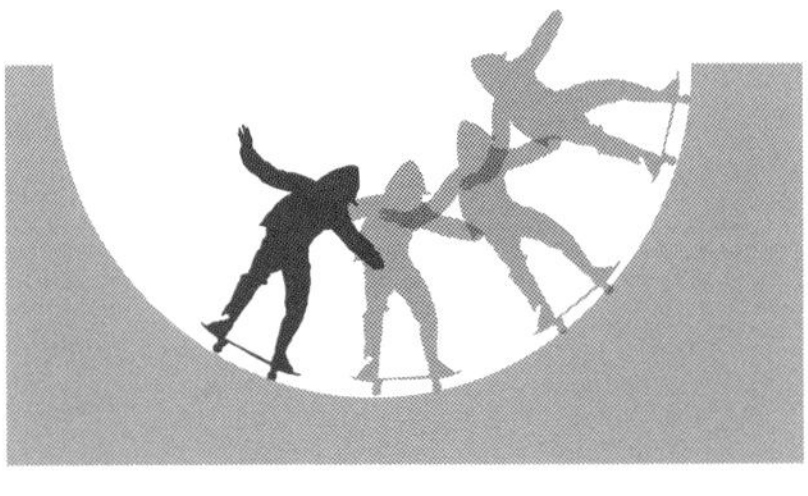

後頭顆とトップ・ジョイントの動きのイメージ

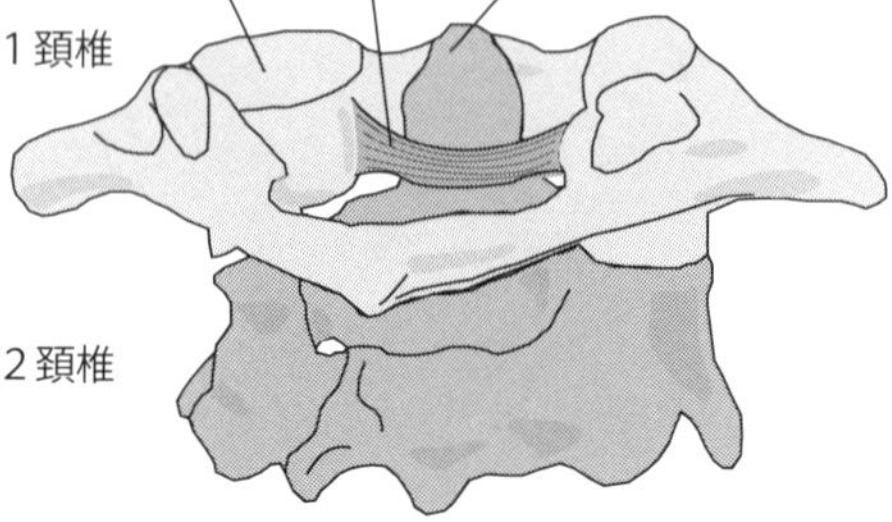

ントの半円形のスロープを滑る感じで遊びがあるんです。奥が深いでしょう？

話についてこれましたか？ 別に宇宙人の話をしているわけではないのですが、わからないという人は図とにらめっこして、わかるように頑張ってみてください。

3）頭から首への動き

今度は頭を左右に動かしてみるのですが、その前に頚椎の構造をもう少し見ておきましょう。先述の上下のうなずく動きのときは第1頚椎のお皿の上で後頭顆から頭が動くんですが、左右に回転する動きはというとちょっと勝手が違うようです。第2頚椎には上に向かって突き出た部分がありますが、そこを縦軸支点にして第1頚椎が左右に回転して動くような構造になっているんです。図を見ると靭帯ではさみ込まれているのがわかりますよね。ただしこれも精密機械の歯車のように、誤差0.1ミリ以内だとか一切のズレは許されないというものではなくて、もっと融通のきくものです。

それでは再び中指を乳様突起、親指を頬骨下のくぼみの4ポイントにそれぞれ触れて、バケツの取っ手をイメージしながら頭を右に回転させてみてください。動きは第2頸椎の縦軸からが主になって頸椎を順番に連動させます。右斜め方向に顔が向きますね。それでは部屋の右の壁が見えるくらいまで頭をさらに右に回転させるにはどうすればよいでしょうか？　頸椎から胸椎と腰椎に連動させることが必要になりますよね。

胸椎はぜんぶで12個の脊椎骨がつながっています。そして5個の脊椎骨の腰椎があって、背骨全体は直線ではなくて緩やかなS字のカーブを持っています。人によっては腰椎の反り返りが、かなりきつくなっていることもあります。そして腰椎の下には仙骨と尾骨がつながっています。よくこの二つの骨を混同してしまっている人がいますが、仙骨は骨盤の左右の腸骨にはさまれていて、尾骨は仙骨の先端の動物でいうしっぽの部分です。また骨盤には股関節があって、そこから脚がはえています。大腿部からひざ関節、足首、かかととつま先で大地と接触しています。これで縦の骨格構造はおおよそ理解できましたね。

それではもう一度、立ち姿勢で中指で乳様突起、親指で頬骨下のくぼみの4ポイントに触れてバケツの

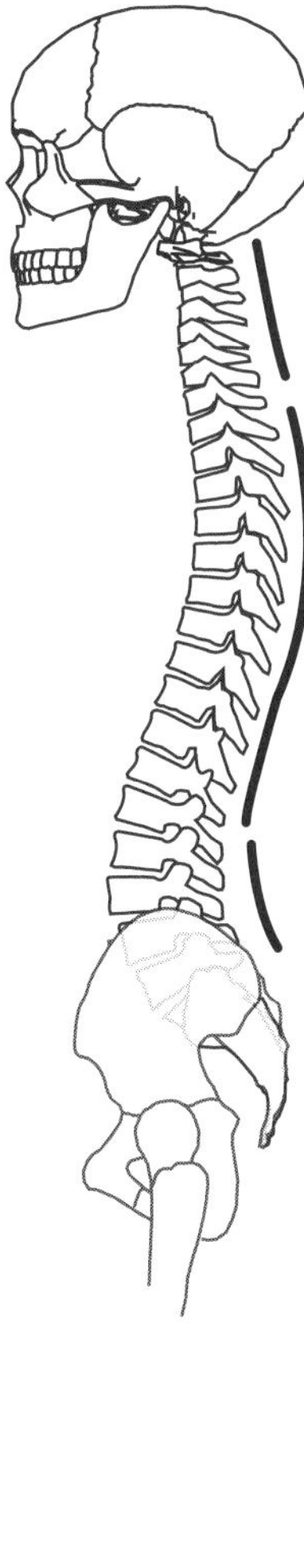

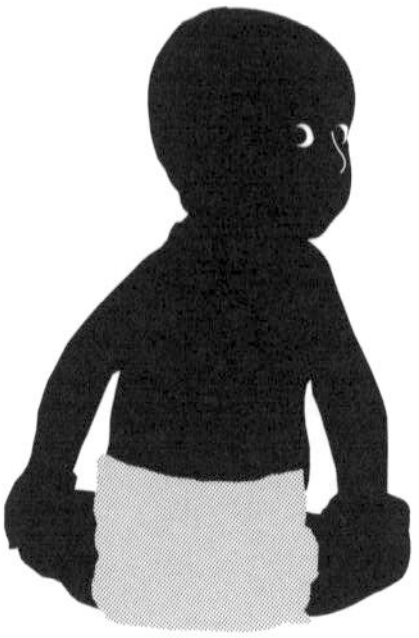

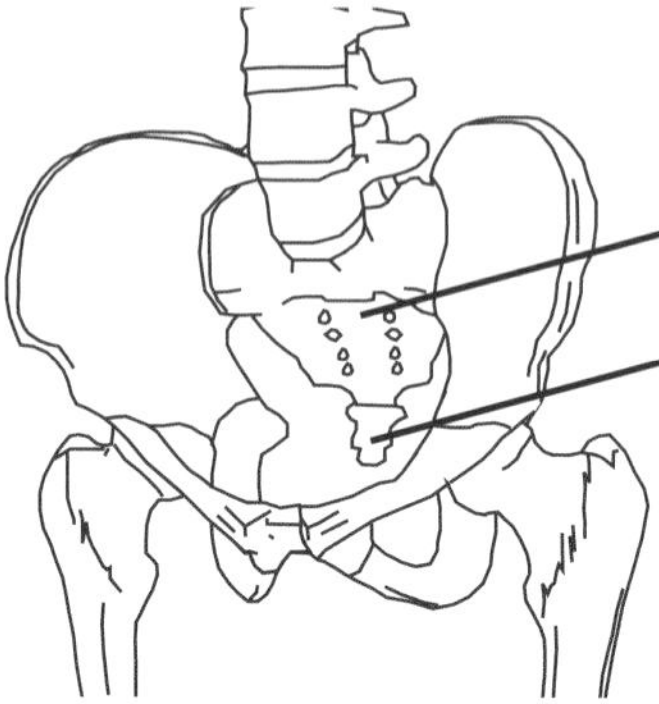

体の動きは頭から始まる

取っ手を作ってください。そして頭を右に回転させてみましょう。左にも回転させましょう。頭→縦軸→頚椎→胸椎→腰椎→骨盤→股関節→ひざ関節→足首→足底部という流れで動かしていけば、とりあえずは滑らかに振り返って斜め後ろの壁まで視界に入れることができますよね。このように体の分断を回避して連動させて動かすことで、初めて頭のバランスを改善するための第一歩をふみ出すことが可能になるのです。私たちは皆、子供の頃は頭から首、背中と普通に動いていたんですけどね。忘れちゃいました？

4）眼から始まる体の動き

さて、こうした体の連動性を日常の生活で自然に作っていくためには、どうすればよいのでしょうか？　両手が空いていれば中指を左右の乳様突起に触れて動かしてあげればいいのでしょうが、日常生活を通してとなると実用的とはちょっと言い難いですよね。車を運転しているともなればお手上げです。

そこで今度は眼を使うのです。眼から頭の動きを開始するんです。眼の筋肉と首の筋肉は強く関係し合っているので、眼をもっと能動的に動かせば頭と首の動きは良くなるんです。例えば横断歩道で左右確認をしますが、右を向くときはまず両目に右を向かせます。眼を動かすだけでもかなりの範囲が視界に入ることが分かるでしょう。そこからゆう〜っくりと頭を目に追従させて右に回転させるんです。このように動かすと頚椎は上から順番に動いてくれるのです。左を向きたければまず眼が左に行く。そして頭がそれを追いかけるんです。同様に上を見たければ眼が上を向き、下を見たければ眼が下を向いて頭が追従します。ところが多くの人はこのようにやらずに、眼を固定したまま頭を動かしてしまうんです。するとトップジョイントは固まって首の連続性は失われてしまうのですね。これが諸悪の根源だったんです。

それでは次の方向に眼から動かして、頭と背骨を追従させた動きの練習をやってみましょう。グイグイ無理やり動かしてはいけません。ストレッチではありませんので楽な範囲でゆう〜っくりと滑らかに動かしてください。

①　眼が右↓頭右
②　眼が左↓頭左
③　眼が上↓頭上
④　眼が下↓頭下
⑤　眼が右上↓頭右上
⑥　眼が左下↓頭左下
⑦　眼が左上↓頭左上
⑧　眼が右下↓頭右下

⑨ 眼で虹のアーチを描くように、車のワイパーのように左右に動かす→頭を追従させる

⑩ 眼をグルグル回転させる→頭を追従させる

どうです? 簡単にいっても10通りもの方向性があるんですねえ。細分化するともっといろんな動きが出せるんです。寄り目なんていうのもありますしねえ。普段やらない動きでしょうから人によっては目が痛くなるかもしれませんが、すぐに慣れます。パソコンを長時間使うと首が固まるのは目の動きが一ヵ所に固定されてしまうからです。今の時代、パソコンなしというのは私も含めて絶対に無理な人がほとんどでしょうから、使うなと言うつもりはもうとうありません。ただそうでないとき、外を歩いているときなんかは眼をもっと能動的に動かす習慣を作りましょう。特に眼鏡をかけている人は眼を動かす習慣がほとんどないので、さっそく始めてみてください。きっと右上や左上などは初めて動かしました! という人も多いことでしょう。

また、下の方をぼんやり見て歩いている人が多いですが、これもやはり首を固める原因になります。さらに良くないことは、癖になると心が内面に向かってしまうので、自分にとって好ましいことを考えなくなってしまうのです。いわゆるネガティブ思考です。面白いことがなくなると体の動きや選択能力も低下してしまいます。逆に眼を上方にキョロキョロ動かすと大脳を刺激して行動力もアップします。眼から頭、首、背骨、これがアレキサンダーテクニックの最初の一歩です。

◆ひとくちコラム　今すぐやめたい悪いこと四つ

アレキサンダーテクニックを学ぶには自己観察がとっても大切な要素となります。多くの人は普段、自分の体の使い方なんて考えもしません。毎日ただ習慣にまかせて歯車的な同じ動きの反復をしているだけです。かなり悪いことも平気でやっていて体は悲鳴を上げているのですが、まるでおかまいなしです。気がついたときにはすでにガチンガチン状態です。そんなときには、まさかそうさせたのが自分のせいだったとは思いもよりません。それでは悪いことというのはどういうことなのかというと、体を分断して流れを滞らせてしまうことです。中でも致命的なダメージを与えてしまうのが、次の四つです。

一つ　首回し

首がコったとき、多くの人が首から頭をグルグル回していますが、あれは百害あって一利なしの運動です。一時的にはスッキリした感じがするかもしれませんが、頸椎を思いっきり押し潰しているのです。感覚が麻痺しているので、やればやるほどに力みを生じさせて、まるで石臼でもひくかのように強い刺激を作りながらゴリゴリ回している人もいます。手遅れにならないうちにやめましょう。しかし、やめるといってもここまで首がコってしまうと、やらなきゃいられない。そのような中毒になってしまった人は、やり方を変えてみましょう。首から回すのではなくて眼を回すのです。ゆう〜っくりと両眼を右回ししてください。それに頭の動きを追従させて右回転させるんです。このやり方は安全です。頭を眼の動きに追従させたら、さらに動きを拡大して首から背中、腰へと連動させていってもよいです。首を大切にしましょう。

二つ　腰を反らせる

誰でも気軽にできるラジオ体操ですが、やり方によっては有害性のある運動を含んでいます。そのひとつに、「腰に手を当てて上体を反らせましょう♪」

これは体が固まっている人が言われた通りにそのままやってしまうと、必ず腰椎を押し潰すことになります。改善策としましては、腰椎から胸椎を経て頚椎から頭に逆運動させる方法もありますが、これをうまくやるには柔軟な人でもかなり難易度が高い動きなので、シロートにはまず無理です。そこで比較的、害のない動きでこの運動を行なうとすれば、

「腰に手を当てて眼を上に動かして、頭をそれに追従させて、徐々につま先立ちになりましょう♪」となります。

三つ　頬づえ

頬づえは大人よりも子供によく見られますね。机で勉強しているときとか、うつ伏せでテレビを見たりするときによくやります。私もやりました。親や学校の先生の注意に素直に従った方が正解でした。これはもう言わなくてもわかっていると思いますが、首を圧迫して歪ませてしまうのでやめましょう。頬づえは首回しのような中毒にはそうなりませんので、やめるのは難しくないでしょう。

四つ　枕なし睡眠

枕なしで睡眠をとっている人がいますが、これはお勧めできません。一時的な休息でしたら構わないのですが、睡眠で長時間に渡って枕なしを続けると背骨のゆるやかなS曲線を引き伸ばしてしまいます。アゴは上がり胸部は締めつけられて体は歪みます。よく枕の高さについて質問がありますが、横になったときに頭が傾かない高さが目安です。

というわけで、今すぐやめたい四つなのですが、問題はやめたからといってすぐに結果がでるというわけではないことです。すでに習慣化している場合には、体もおそらく歪んでしまっているので、やめたところであまり代わり映えしないでしょう。そしてやめると言うと、ますます反発したくなるのが人の常というもんです。しかし、このまま悪いことを続けてしまうと、これからアレキサンダーテクニックを学ぶのは、ちょっと難しくなってしまいます。肺病の治療をしながらタバコを吸い続けるようなものです。

体に悪いことはすべて禁止にする必要はありません。私もお酒は毎晩必ず飲むし、世間一般の基準からすると相当ずれたこともたくさんやっています。それを全部禁止にしてしまったら生きる意味などないとさえ思っています。できるところからひとつずつ体の使い方を良いものに変換して頭頂からつま先、指先までひとつながりになった連続性を作っていきましょう。

第2章

学校で教えない
体の使い方

「全員一列に並んで気をつけ！ 胸を張って体は真っすぐ、手を大きく振って歩いてください」

小学校に入ったときから誰もがこのような立ち方、歩き方を何の気なしに教え込まれています。正しい整列の仕方、正しい行進の仕方としてはこれで良いのでしょう。しかし果たしてこれが正しい立ち方と歩き方ですと言われてしまうと疑問の声があがるのです。少なくともアレキサンダーテクニックの見地からすると、緊張以外の何ものでもありません。それにもかかわらず多くの人に良い姿勢をしてくださいと言うと、たいていはこの気をつけ！ の緊張姿勢をしてしまうのです。そして今度は悪い姿勢をしてくださいと言うと背中の丸まった姿勢をするのですが、なぜと言われても答えられる人はそういないと思います。あるとすれば「だって学校の先生に怒られるから…」

5〜6歳までは好き勝手にチャカチャカ動きまわっていたのが、小学校に入ると突然、体にろくに合いもしない机とイスをあてがわれて長時間身動きできない環境に変わってしまいます。そして自由は奪われて規則づくめの強いストレスにさらされるわけです。「あれもダメ！これもダメ！みんなダメダメ！ 君はけしからん！」と、ここまで書いてしまうと私が学校教育に恨みを持つパンク男と思われてツイッターで炎上騒ぎになるとまずいのですが、やっぱり学校の先生はヘヴィーメタルを嫌っている。

話が脱線してしまいましたが、とにかく学校ではラジオ体操は教えてくれても自分の体の使い方というのは教えてくれません。それよりも〝周囲の人と同じようにやりなさい〟〝人と違ったことをするのは間違いです〟そんな感じで言われるままに大人に成長してきました。現代人の多くが体と心に何らかの不調和を抱えていますが、これは無理な緊張状態を良しと思い込まされて生活し続けているから当たり前なのです。一昔前は努力すれば必ずできるだとか、一生懸命やれば報われるだとか、仕事を休むことはとても悪いことですと、社会ではごく普通に信じられていました。最近になってようやくそれはちょっと違うという声があがるようになってはきましたが、現実ではいまだに負の風潮が続いています。また、テレビでは偉い学者さんが科学的に正しいとか言っていたことでも、翌日になれば本当はこっちの方が正しいというのもよくありますね。

だからここで今まで学校や親から教えられて正しいと信じきっていることの中にも、体にとっては本当は好ましくないことがあるのだということに気がつきましょう。そうして初めて習慣的な体の使い方を変えることができるのです。そのことを見つけたのが、声が出なくなってしまった若い俳優ＦＭ・アレキサンダーでした。それにしても首からユルめるなんていう発想はどうやってでき上がったのでしょうか？

1　小説ＦＭ・アレキサンダー

ＦＭ・アレキサンダーのテクニック開発に至っては、著書「自分の使い方」に手短かに書かれているのですが、ここではそれを元にして小説風に19世紀後半のオーストラリアにトリップしてみましょう。

ゴールドラッシュでにぎわうメルボルン。ある若き俳優が舞台に現れると観客の目はその圧倒的なパフォーマンスに釘づけにされた。男の名はフレデリック・マサイアス・アレキサンダー。タスマニア出身で先祖はイギリスの政治犯、島流しにされた三代目。生まれながらの問題児であり、また持病の喘息を抱えてもいたが母親の偉大なる愛に支えられて成長するのであった。
ある日シェークスピアの本を読んで以来、すっかりとりこになる。そして夢を求めて俳優になった。いつしか人は彼のことをＦＭと呼んだ。スターダムにのし上がるのにも、ようやく手が届くところまで来ていた。ハムレット第３幕第１場のかの有名な「生きるべきか死ぬべきか、そこが問題だ」彼の口からそのセリフが出ると観客は息を飲んだ。ステージはいつも大成功で観客からは喝采を浴びた。そして会場には「ＦＭ！ＦＭ！ＦＭ！ＦＭアレキサンダー！」というコールが宙を舞った。

正に役者としての絶頂期を迎えていたＦＭ。ところが舞台出演が多くなって、あちこちから引っ張りだこになると、だんだん喉に負担がかかってきたのか、終盤近くになるとかすれ声になることが起こり出した。最初のうちはあまり気にしていなかったのだが症状は日毎に悪化する一方だった。やがてあえぐような息使いで、ひどくしわがれた声になってしまい舞台は見ていられないものになった。ライバルの役者からさげすみの斜め視線で「おいＦＭ、さっきあえぎ声が聞こえたぞ。毒リンゴでも食っちまったのかい？ヒャハハ」とからかわれると返す言葉もなかった。

舞台を降りるとある男がＦＭの肩に触れた。プロモーターのテイラーだ。仕事は敏腕だが、同時に顔に傷のある男である。ストリートファイトのプロモートもやってるおっかねえ男だ。「よかったぜえいＦＭアレキサンダーさんよ。ああ、お見事だった。終盤前まではなっ。だがよーここ最近あんたの演技見ているとだなあ、なんか途中から声が変じゃあねえのか？　喉がゼーゼーしちゃってよ、客もしらけちまってる

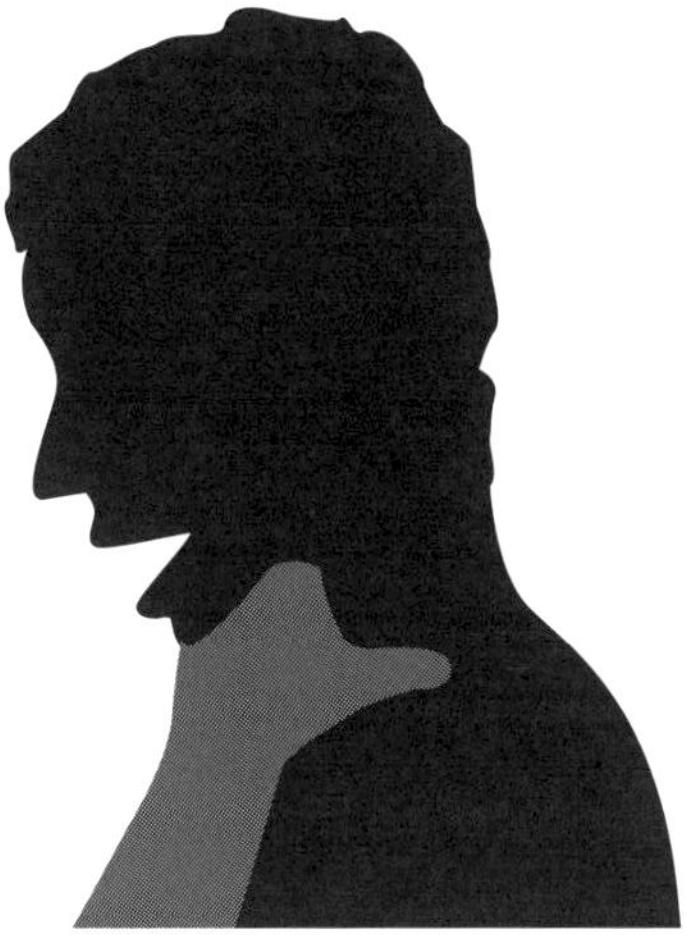

しさーなんとかなんねえのか、ああ?おい」ＦＭ自身も当然それには気がついていて、かなりの悩みの種となっていた。「すみません。ちょっとここ最近疲れ気味で、でもすぐに元通りになりますから・・・」「おお、そうかあ、それならいいんだけどよ、来月のイベントは町のお偉いさんが集まるから今晩みたいなことがあるとだなあ、困るんだよ。な、わかるだろ。できないって言うんだったら代わりはいくらでもいるんだから今のうちに止めたっていいんだぜえ?」「大丈夫です。私がやります」ＦＭはそう答えたものの、内心は一抹の不安がよぎった。以前ある役者が舞台でささいなヘマをやらかしてしまったらしいのだが、けじめをつけるとかいってひどい目にあわされたらしいのだ。「アハハ、冗談だ。代わりっていったって本当のことというとこっちもたいしたタマいやしないからなー。頼むぜ、ＦＭアレキサンダーさんよっ」テイラーはそう言うと厳しい眼差しをしてＦＭの胸を強固な手で突き押した。ＦＭは心の中でつぶやいた。（大丈夫さ。なんともないさ。）

喉の具合は悪くなる一方だったので、とりあえず医者に診てもらうことにした。思った通りやはりこれといった解決策はなかったのだが、しばらく声を出さないようにして休んでみたらどうかというアドバイスをしてくれた。ＦＭは忠告に従って、来月の舞台まで仕事を休むことにした。その間に予定していた舞台は何とか頼み込んでキャンセルして仲間の役者に代役をしてもらった。一週間くらいすると、確かに喉の調子はしだいに良くなってきたように思えた。これでいよいよ来週に迫ってきた舞台も無事こなせるだろう。ＦＭはそう考えて一安心した。とはいうもののテイラーの存在はやはり脅威で、手の中は汗でじっとりと湿っていた。

そしてついにその日がやってきた。舞台はかなり規模の大きいホールで開催されていて観客席も満員、ＦＭは登場が近づくとハートが高鳴るのを感じた。ハムレット第1幕が始まると見事なパフォーマンスを存分に発揮して、観客の反応も良く確かな手ごたえを感じた。喉の心配もすっかり吹き飛んで（これが俺の実力だ！ざっとこんなもんさ！）と心の中でつぶやいた。そしていよいよ第2幕が始まる。これもまた順調に見えたのだが中盤にさしかかると、急に喉の調子が不安定になってきた。（まさか、またあれが始まるのか…）ＦＭは動揺しだした。表情は険しくなり額から冷汗が頬に流れた。失敗からの不安と緊張で胸がしめつけられてくると呼吸は乱れだした。それは喉をますます押しつぶすことになり、声の質は急激に悪化した。

なんとか持ちこたえて第2幕は終了したのだが、楽屋に戻るやいなや胸部のしめつけが強まり呼吸は乱れて喉はひどく収縮してしまった。さらにまずいことに持病の喘息までが顔を出してしまった。呼吸をする度に喉がゼーゼーヒューヒューしてしまい声は完全につぶれていた。そろそろ第3幕が始まろうとしている。（神様、どうか私を助けてください、お願い）FMは心の中で必死に祈ったが、奇跡が起こる様子はなかった。（ああ、どうしよう、声がでない…）絶体絶命である。ついに幕が上がった。失敗の恐怖のため全身は極度の緊張で、まるで感電でもしたかのようにブルブル震えが起こっていた。舞台に立ったFM。しばらくの間、突っ立ったまま身動きができないでいると観客も異変に気がついてホールはザワザワし始めた。後戻りするわけにもいかず、ついに覚悟を決めてハムレットを演じ始めた。「…生きるべきか、死ぬべきか…」つぶれた声と息を吸う時のゼーゼーした音だけがホールに響いた。FMは半狂乱になって繰り返すのだが、醜く潰れた声だけがホールに響くのであった。何度やってもダメ。ダメ、ダメ。しまいにはガックリ両手と両ひざを床について動くことができなくなってしまった。観客は何が起こったのかわからず困惑していたが、すでにしらけたムードになっていた。誰かが「おーい!毒飲んで死ぬのは妃の役だぞ!」と罵ると、観客はまた一人また一人と罵声を発し始めた。とうとうゴミが四方八方から舞台に向けて投げつけられた。ホールは険悪なムードになって、酒に酔っぱらった観客同士の殴り合いも始まった。身に危険を感じた観客たちは、ブーブー文句を言いながら早々に立ち去って行った。「まったくひどいショーだ!これだから、ああいう三流役者は嫌なんだよ」

FMは肩を落としてトボトボ舞台から降りると、いきなり誰かが後ろから殴りかかってきた。振り返るとプロモーターのテイラーだ。もの凄いおっかない顔をしている。頭から湯気が立っているのがはっきりと見えた。「きさまあ!台無しにしやがった!」このままではただではすまない。そこで先手必勝とばかりにテイラーの顔をめがけて力のない拳を放ってみるのだが、あっさりと逆につかまれてしまった。「おまえ馬鹿か?」脳内が空白状態の追い詰められたFMだったが、今度はあざけり笑っているテイラーの股間をおもいっきり蹴り上げた。すると信じられないことなのだが、なんと的中してしまったのだ。「オーNo!」と悶絶するテイラーをよそに一目散でその場を逃げ去った。テイラーは手のつけられない猛牛のようにFMを追いかけてきたが、会場の騒ぎ鎮圧のため駆けつけて来た警官に直撃してしまった。逆上したテイラーは俺の邪魔をしやがってと言わんばかりに警官に殴りかかるのだが、すぐさま別の警官がやってきて警棒でおとなしくさせられた。あわれなテイラーは「なんで俺が逮捕されるんだよ!悪いのはあいつだぞ!ちきしょう!」とわめき散らすのだが後の祭り、問答無用で警察に連れていかれるはめになってしまったのだ。

とまあ、こんな感じじゃなかったのかなと憶測で書き綴ってみました。さてここからいよいよ、いかにしてテクニックが開発されたかについての物語が始まります。

テイラーの仕打ちから逃れたFMは、なんとか家に帰ることはできたのだが、声が出ない以上、俳優としての仕事はもうできないのだ。がっくり落胆して部屋の壁を叩いてなげきだした。しかし、あの観客の罵声「うせろ三流役者!」が頭の中に思い起こされると壁を叩く気力も失せてしまった。「くそ、これで俺もおしまいか」そして半ばやけ気味になり、昨日マーケットで買ったラム酒を口の中に流し込むのだが、その瞬間ボトルを投げ出して吐き出してしまった。「ブワッ!何だこりゃ、俺に馬の小便でも飲ませる気か」

悪い時には悪いことが重なるものである。この時代には詐欺の悪徳商人が横行していて、何が入っているのかわからない合成酒をダマして売っていたりすることがよくあったのだ。そして悔しさのあまり泣き崩れた。

しかし、その時だった。ふとある考えが浮かび上がった。「そういえば、あの医者が言った通りに休んでいたら声が出せるようになったじゃないか。ということは…喉そのものに問題があるんじゃなくて、声の出し方が悪いのでは？」そこでさっそく部屋に置いてあった鏡に自分を映して、舞台に立っているときのように恐る恐る声を出してみた。「…そこが問題だ…」すると頭が後ろに押し倒されて首が縮んでいるのが目に入った。特に理由があったわけではなかったのだが、なんとなく気になったので頭を押し倒さないで声を出してみようとした。ところがそれは長年続けてしまって完全に自分のクセになってしまっていたので、どうやってもそうした反応を抑えることができなかったのである。「これがマズさの原因じゃないのか？」直感的にピーンとくると、先程の落ち込みはすっかり忘れて一筋の光が差し込んできた。そこでもっと深く観察するために、部屋を飛び出して近くの雑貨屋に駆け込んで、等身大の鏡を3枚買って自分の正面と左右にそれぞれ配置してみた。まるで世紀の大実験でも始まるかのようにハートは高ぶり始めた。そして何度も何度も頭を押し倒さないで声を出せるよう練習を繰り返したのだった。どれくらいの期間？5年間ひたすら続けたそうです。

みなさん、こんなことやります？部屋にこもって鏡を見ながら、ああでもないこうでもない何だかわけのわからないことを5年間なんて普通の人にはまずできないでしょう。こんなことができるとすれば、エジソンやニュートンだとかの天才肌の人には多いのですが、FMもアスペルガー症候群だった可能性が高いのです。アスペルガーとは自閉症スペクトラムの一種です。普通の人が興味がなくつまらないと思うことに、異常なまでにこだわって驚異的な集中力と知識を持ちますが、その反面、空気を読む行為ができない、限りなく自己中、社会的コミュニケーションはアウトといった特徴を持つ症状です。事実、有名になってからもその奇行ぶりには周囲の関係者も手を焼いていました。好意からワークを繁栄させようと協力を惜しまなかったのですが、気難しさが原因ですべてお手上げになったそうです。最近ではスティーブ・ジョブズが恐らくそうだったと言われていますね。特異なキャラクターのため、まれにですが人を惹きつけることもあり、当たれば天才、はずれると困った人になります。

頭を後ろに押し倒さないで声を出せるように鏡の前で何度もやってみたのだが、この反応は完全に自分の癖になってしまっていたので、もはや意思の力で抑えるのは無理だということが分かった。そこで両手で首と頭をつかんでなんとか動かないように固定して発声してみると、首筋肉の収縮作用が出ているのが手で感じられた。「俺の首に誰かが住んでいて、そいつが頭を押し倒しているのか？」そこで、ゆう〜っくりと声を出してみながら手で首筋肉の反応をとらえると、それをある方向に動かしてみた。すると頭の置き場所がほんのわずか変わった気がした。そして意外にも首筋肉の収縮も弱まったのである。ピーンときたので、それを何度も繰り返してみた。そうしているうちに、だんだん向かうべき方向があるのがわかってきた。最初のうちは強引に手で操作していたのだが、やっているうちに筋肉よりもむしろ皮膚をそーっ

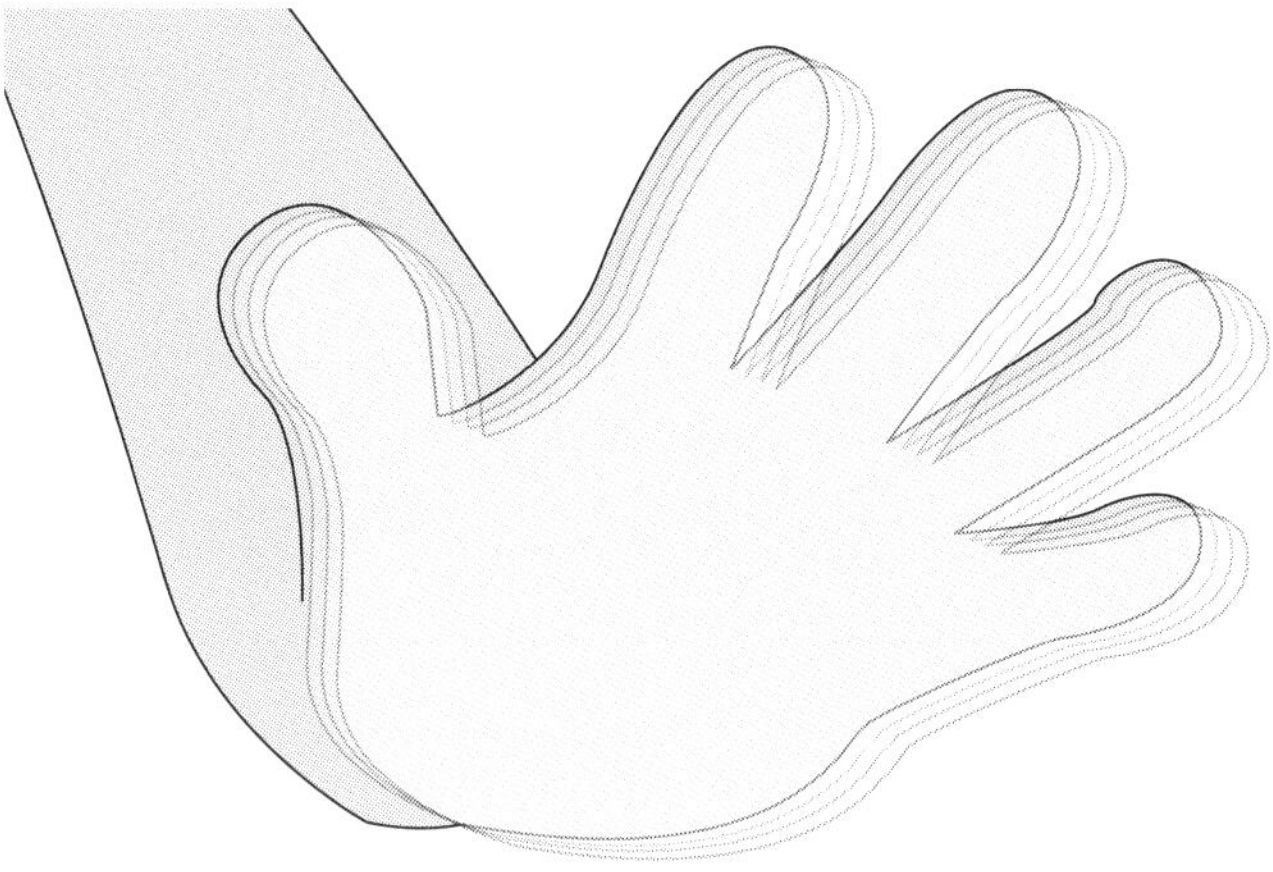

と動かしたほうが好ましい結果が出ることがわかってきた。
　すっかり夢中になって部屋にこもって鏡を見ながらひたすらこの世紀の大実験を続けた。頭の置き場所が良好になると首の緊張が取れて、少しずつであったのだがそれでも徐々にユルんできた気がした。そしてついに声が出始めたのである。以前のようにハイレンジの声が部屋に響いたのであった。
　ＦＭは歓喜した。そして同時に体に隠された秘密に気がついてたいへん驚きもした。頭と首の操作をして声の調子がだいぶ良くなってくると、他にもまだ声と呼吸を改善させることができる何かがあるかもしれない。そうして体の各部を観察してみると、確かに肩の方向性や背中と腰の分断、股関節とひざの関係、足首からつま先にかけての緊張など、いたるところに気になる反応が出ていた。それで、そうした反応を変えるために手でそーっと皮膚に触りながら、好ましい作用が起こる方向性を探った。その時の手の操作は筋肉はおろか、皮膚を超えて空間の流れをとらえるかのような非常に繊細なものに変わっていった。

ＦＭは子供の頃から馬の世話をしていて、馬が喜ぶなで方をヒントに手の使い方を開発していったといわれています。

手で操作を続けていくと、それよりももっと微細な細胞レベルの流動的な働きで、体の一部分の方向が変わると残りの部分のバランスが変わってしまうことがわかった。頭の置き場所が変わると胸部の開き方が変わり、肩のつき方が変わると腰の反り具合も変わり、下腹部を操作してみると足首の緊張度にも変化が表れ、指先をユルめると首の傾斜角度が変わった。

このように体とは一部分の変化が常に全体に影響を与えるシステムとして成り立っていることが分かった。だから良好な声を出すには喉をいじくるだけではダメで、頭のてっぺんから指先、つま先まですべて関わりあっているのだという結論になった。

はっきり言ってこうまで複雑な展開があらわになると、さすがにため息ものだったのですが、そうしてまとめ上げられたのが首から始まる体各部の５つの方向性で、それをダイレクションといいます。

ダイレクションが維持されると体に調和感が生まれるので、喉の問題だけでなく姿勢と呼吸、そして健康状態までもが良好になるのが分かった。

長年の研究でＦＭはこれでついに救われた…と思いきや、はっとあることに気がつくと愕然としてしまった。確かに自分の部屋ではこうした新しい体の方向性は維持できる。しかし果たして舞台に立って大勢の観客の視線を浴びる中、こんなことやり通せるだろうか？　元のひどい体の使い方に絶対に戻ってしまうのは、やってみなくても明らかだった。しかも前の失敗による心理的なダメージは、さらに反応を悪化させてしまっていた。舞台のことを思うだけでも首の筋肉は否応なく収縮してしまうのだった。「これでは復帰することはできない」ＦＭは悩んだ。そして悩み続けた。そしてこんなことを考えた。「舞台で声を出すと失敗してしまう…それでは舞台に行かなければ…舞台で声が出るんじゃないのか？」

みなさんはこの発想を聞いて「いったい何のことだ？　舞台に行かないのに、なんで舞台で声が出るんだ？　それともやはり役者をあきらめたのか？」と思うことでしょう。まるで禅問答のようなチンプンカンプンな発想ですが、よく考えてみると実に的を射たものなのです。

脳科学のレポートでは私たちが行動するときには、実際は行動が始まるよりも7秒も前から脳がすでに働き始めているそうです。つまり舞台で声を出すということを思い抱いている限り、脳はスタンバイ状態にあり首筋肉には絶え間なく緊張の信号を送り続けているということなのです。だからそうした思いを止めない限り首の緊張を回避することはできないのです。そこでいったん舞台のことを考えるのを止めて、何もしないことをすることにしました。

しかし何もしなければ、やはり何も起こりません。ここからが深遠なところです。「意思の力で行動しようとすると、脳からの失敗モードの筋反応に邪魔されて目的を達成することはできない。ということは意思を使わないで、何か別の働きで自分の体に行動を生じさせればよいのだ！」なんとすっ飛んだ発想でしょうか。普通の人にとっては完全に理解を超えていますが、そこをＦＭはためらわずにやってしまうのです。

それでは意思の力で行なわないとすると、いったいどうやって行動するのでしょうか？

それがアンドゥーイングです。これについては後でまた詳しく説明しますが、筋肉を直接反応させる体の使い方を止めて、皮膚感覚と膜の流動性による動きを生じさせるのです。ただしそれを行なうには脳の高次の機能が働いている必要があります。それはちょうど禅僧が悟りを開くかのようなものです。FMは数年もの間、集中して自己観察を続けたので、結果として瞑想を続けたのと似たような覚醒作用が脳内に起こったのでしょう。

こういうのは決して特別なことではなくて様々な活動において、よく見られることです。ピアニストがリサイタル本番で普段、絶対できなかった指さばきが自発的に起こって神がかった演奏をしたりだとか、武術家が対戦相手のすべての動きを一瞬にして見えてしまっただとか、コンピューターのハッカーが何桁ものパスワードを難なく解いたりだとか、何かに集中する訓練を長期間に渡って行なうと、脳の使用されていなかった部位が活性されて常人では不可能なことが可能になるのです。

FMはさらに思考の時間軸を修正することにした。今までは舞台に向かっていく自分を思い抱いていたのだが、これからは観衆の拍手喝さいを浴びながら誇らしげに舞台を降りてくる自分を思うことにしたのだ。そしてこれからがまたしても長い道のりになるのだが、外からの刺激に対しての衝動的な反応をおさえるために、何もしないことをし続ける訓練を開始したのである。

これを抑制といいます。

しかし、そういうことをやり始めると決まって邪魔が入るものである。さっそく恋人のエディスがやって来てしまった。（こんなときになんでまた…）FMは心の中でそう思ったが、エディスはそんなことは知るよしもなく近づいて笑顔で話しかけてきた。ところがハムレットの「やるべきか、やらざるべきか」と、まるで念仏のようにひたすら繰り返している。

実に奇妙な光景なのだがアスペルガースイッチがいったんONになってしまうと、たとえ天地が逆さまになっても引き返すことはできないのだ。エディスは何度も声をかけるのだが、まったく無反応なのを見て自分が無視されたと思ってしまった。「フレッド、なんで何も話さないの？　なんなのそれ？　私に対する侮辱？　私のことが嫌いになったのならそう言えばいいでしょ！あなたって最低ね！」激怒したエディスはFMの左頬を思いっきりぶっ叩いた…（痛い）。ひきつった表情で座ったままのFMをよそに、エディスはふくれて部屋から出ていってしまった。（誤解だ、エディス、あなたを愛している…ああ、なんていうことだ）不動のままのFMの目からは涙がこぼれ落ちた。

動かないでじっと観察していると、呼吸中の肋骨の動きにも好ましい方向があるのがわかった。それでその動きを増幅させるように、手を使って体の操作をすると何かの微細な動きが、体内と体外の両方で起こっていることに気がついた。時には食事も忘れて夜通し没頭することも続いた。この精妙な動きは次第に増幅されていき、頚部の奥底には流動的な動きが始まり出した。頭が変になったのかと思うような異常な体験も頻繁に起こったのだが、冷静に観察し続けた。体の内側と周囲の空間が一体となって作り出している自己調整の機能、それをプライマリーコントロールと呼んだ。そしてそれがわかったときにはもはや手を使うことさえ特に必要ではなくなっていた。意識の使い方（コンシャスコントロール）が決め手となるのだ。やがてすべてが静まりかえり、まるで嵐の去った海のように穏やかな心境で立ち上がった。長年に渡る試行錯誤と失敗の繰り返しではあったが、ＦＭはやった。アレキサンダーテクニックをついに編み出したのだ。

2　アレキサンダーテクニックの基本用語

ＦＭのテクニック開発において、いくつか聞きなれない言葉が出てきましたが、これらはアレキサンダー用語です。辞書を調べると同じ言葉、似た言葉が出てくるかもしれませんが意味はまったく違います。テクニックを学ぶために言葉の意味について理解しておきましょう。

1）プライマリーコントロール

プライマリーコントロールというのは一言でいうと体各部の動きを全体と調和させる隠れた身体機能のことです。体が調和しているというのはどういうことかというと、頭から背骨と骨盤の流れを中心として指先からつま先まで体まるごとに、とぎれのない連続性が表れている状態です。タオルの両端を持ってフワッと揺らすと、波の動きが表れますよね。ところがタオルの上に物を置くと、波の動きはそこで滞ってしまうでしょう。

こういう体の動きは四足の脊椎動物にはよく見られていて、特に走っている馬やチーターには頭からしっぽにかけて美しい波の動きが表れているのがよくわかります。頭が前に送られて背中の筋肉が働きだすと、手足がそれに追従して動いていくのです。私も先日、初めて乗馬を体験してみたのですが、馬に乗ってみると背中が先で四肢は後なのが本当によくわかりました。

それにもかかわらず二本足歩行の私たち人間はなぜか首を固くして体を分断させて、脚から歩き始めてしまうのです。ＦＭは人間も本来プライマリーコントロールが作動するべきなのですが、悪い体の使い方が原因でそれがうまく出せていないのだと考えました。プライマリーコントロールはアレキサンダーテクニックの中枢の部分ですから、これを習得できなければテクニックはまったく意味のないものになってしまいます。

2）ダイレクション

ダイレクションというのはプライマリーコントロールが発動している際、もしくは発動させる際に体に生じる現象です。それは体各部の次の五つの方向性に要約されました。

①首がユルんでいる
②頭が前に上に向かう
③背中が伸びて広がっている

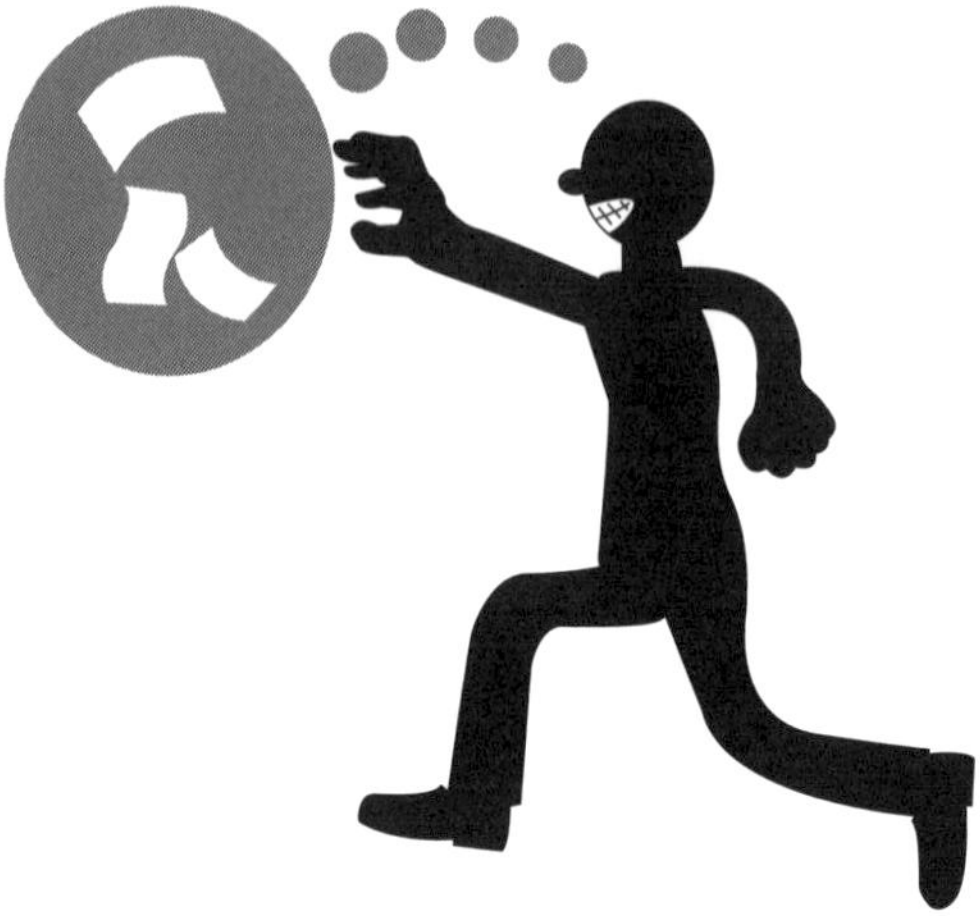

④ 肩が体の横に向かう
⑤ ひざが前に向かう

これらの方向性は順番に表れるのではなくて、全部同時に表れるものになります。しかし最初のきっかけは首から始まるとFMは考えました。時々アレキサンダーテクニックは「首だけ解放すればOK」と思っている人がいますが、これは間違いです。首から始めて頭頂からつま先、指先まで連続性を生じさせる体まるごとの調整術なのです。

3）抑制

抑制とはプライマリーコントロールの働きを妨げる一切の行為と反応をつつしむことです。FMはその最たるものが首の緊張であり、頭の押し倒しであると考えていました。そしてさらに観察するとそうした反応の背景には、感情の起伏や心の乱れとストレス、周囲の環境からの影響など複雑な事情があるということに気がつきました。最近では脳内のミラーニューロンの作用によって、他者と同じ空間を共有すると、たとえ好ましくないものでも体は影響を受けてしまうということが報告されていますね。

そういうわけですからいかなる状況においてもプライマリーコントロールを働かせ続けるには、日常生活で起こる様々な刺激に対して自分の反応をすべて手放さなければならない、そのように考えました。例えば「おーい！空からお金が降っているぞ！　誰かがビルの屋上から札束をばらまいているんだ！」という声が聞こえたら、ただちに外に飛び出したくなるのですが、そういうときにプライマリーコントロールを妨げるような体の反応が表れてしまうのです。手放すのはなんとも惜しい話ですがこれが抑制なのです。こんな禁欲的なことは私にはできませんけどね。

刺激からの反応を手放していくには日常生活中にも積極的に訓練をしていけば、ある程度までなら十分可能です。身近にできるものとしては何か行動する前に一時停止して首と頭の状態をチェックしたり、体を動かすスピードをわざと遅くしてみたりだとかありますが、とにかく今自分の体はどのように動かされているのかを観察する力を養うことが大切なのです。

それ以上の徹底した抑制の訓練をするとなると、家庭崩壊になりかねませんのでお勧めできません。極めたいという人は一定期間は修行場にこもって、外界との接触を立つことが必要になるでしょう。例えばヒマラヤの洞窟にこもって人生を捧げるとかですね。（私の知人にもそれに近い人がいます）

4）アンドゥーイング

何かをすることを英語でドゥーイング (Doing) と言いますが、アンが頭についているので反対語です。ただしこれもアレキサンダー用語なので単純に意味が逆といわれても何だかわからないでしょう。ここではジムでやるエアロビクスや筋トレのような筋肉活動ではなくて、皮膚感覚と体を覆う膜の流動性のことをいいます。残念ながらＦＭの生きていた時代はこういう研究がされていませんでしたので、すべて筋感覚という言葉で片付けられてしまっていました。ところがここ最近になって皮膚感覚や筋膜の研究がどんどん一般の人にも話題が提供されてきています。昔はできなかったことも今は最新の情報を使ってアレキサンダーテクニックを学ぶことができるようになりました。本書の「裏ワザの学び方」では、この皮膚感覚というものを通してプライマリーコントロールを引き出すことにしています。

5）意識の使い方（コンシャスコントロール）

これはＦＭ著書のタイトル（Constructive conscious control of the individual）にもなっています。心と体のあり方を変えるには、今ある自分よりも高い階層の意識を働かせる必要があります。それを行なうには、やはり何かしらの訓練を長期で集中的に行なう必要が出てきます。たとえば禅僧の悟りだとかヨガ行者のクンダリニー・チャクラだとかの精神修行のことです。当時はこの類のものはすべて神秘主義として扱われていて、ＦＭの死後に結成されたアレキサンダー協会ではこういったものに対しては否定的な立場をとっていました。ところが今日では脳科学の進歩により、瞑想の効果はおろか体外離脱までが一応は解明されているわけですから、時代もすっかり変わったものです。アレキサンダーテクニックは最終的には脳の高次の機能を働かせる意識の使い方が決め手になるのです。

◆ひとくちコラム　FM・アレキサンダーの奇行

FMという人は何をするにしても行動がとにかく変わっていて、お弟子さんの多くは「アレキサンダーテクニックを理解するには、実際にFMに会ってみないことには本当は無理なのかもしれない」などと口ごもりながら言うことがよくありました。会ってみて「あっ、こういうことだったのか…」と絶句する人が多かったそうです。また、人間的にも「良い人」とはお世辞にも呼べない感じで、どちらかというと「ひどい人」と言われることの方が多かったみたいです。

レッスンで生徒がドアを開けて入ってくると銃を向けて面白がっていただとか、ちょっと突っ込んだ質問をするとすぐに激怒したりだとか、人をワクワク期待させておいて直前になるとすべてもみ消したりだとか、嫌がる生徒に無理矢理シェークスピアの劇をやらせたりだとか、とにかく人があっと困惑する表情を見て楽しんでいたみたいです。そのハチャメチャぶりにはお弟子さんも相当ふりまわされていました。そんなもんですからFMがさっそうとした表情でクラスに登場すると「また何かやり始めるぞ」と皆一斉に身構えたそうです。

毎日がそんな感じだったらしいのですが、誰にもない不思議な魅力、とにかくチャーミングな人で、おまけに言語化不可能の芸術的な手の操作もあったことで、なんだかんだ言ってもやっぱり「FM!FM!FMアレキサンダー、ワーイ」となってやり通せたそうです。しかし、そういうところに集まる人といえば類は友を呼ぶで、FMはこんなことを言っていました。「半径50マイル（約80キロメートル）以内に変わり者がいれば、かならず私のところにやってくる」と。

●FMのところにやって来た変わった人達
オルダス・ハクスリー（神秘主義作家）
ジョン・デューイ（哲学者）
ニコラス・ティンバーゲン（ノーベル医学賞の受賞者）
チャールズ・シェリントン（ノーベル医学賞の受賞者）
ジョージ・バーナード・ショー（ノーベル文学賞の受賞者）
リットン卿（満州事変のリットン調査団の団長）
スタッフォード・クリップス（英国の元首相チャーチルのライバル）
ピーター・マクドナルド（医者でパトリック・マクドナルドの父親）
ウィルフレッド・バーロウ（医者でFMの熱烈な信者）
マージョリー・バーロウ（FMの姪っ子）
マージョリー・バーストウ（鉄の眼を持つ女・超観察者）

3　クラニオセイクラル（頭蓋仙骨）システムの導入

クラニオセイクラルセラピーという頭蓋仙骨システムのかすかな動きに働きかけて体を良好な状態にす

	頭蓋骨後部	背骨	背中全体	腕・脚
上昇モード	膨張	反り返り気味	収縮	外旋
下降モード	収縮	丸まり気味	膨張	内旋

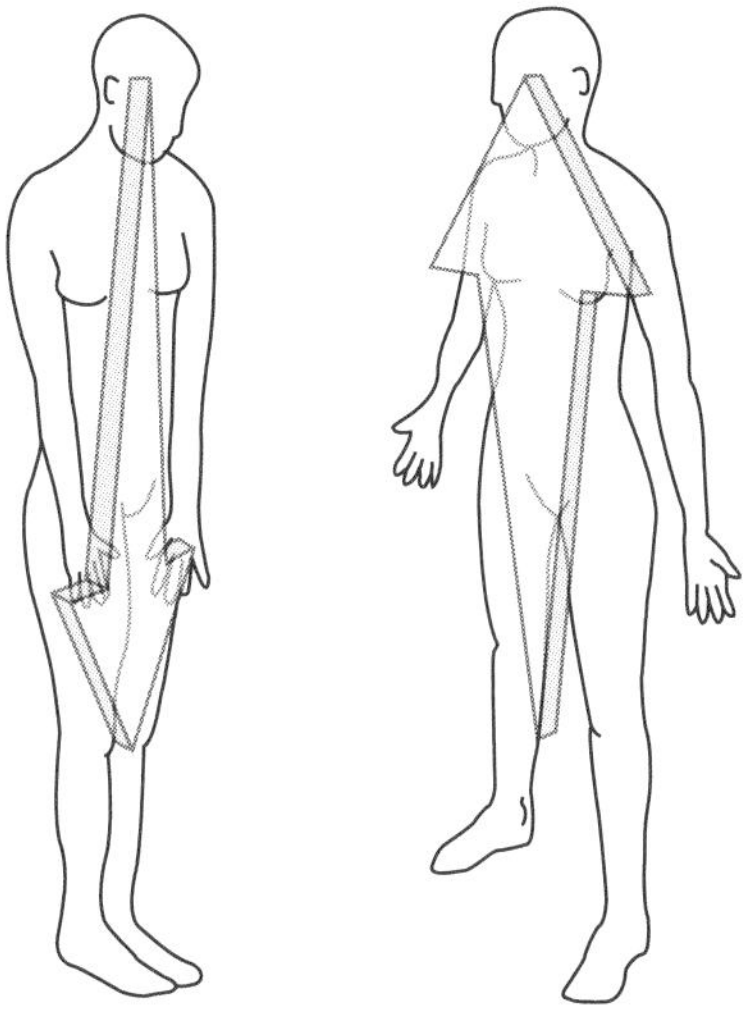

当時考えられていたCRI基本モデル

るワークがあります。研究を始めた人はアメリカのWG・サザランドで、およそFMと同年代の人です。FM自身は頭蓋仙骨システムについて語っていたことはなかったようですが、当時のお弟子さんの話によると、言葉では教えてはいなかったけど、そういったことはよくやっていたそうでした。おそらく手の感度が驚異的に発達していたので、なんとなく頭蓋仙骨システムの繊細な動きもとらえていたのでしょう。

1）クラニオCRI基本モデル

頭蓋骨はひとつの骨からできているのではなくて22個の骨が組み合わさってできています。そして本来は各骨の縫合はわずかですが可動するようになっているんです。頭蓋骨の下には硬膜という真っ白な膜が脳と神経をすっぽりと包んでいて、中は脊髄液で満たされて脳を衝撃や感染から守っています。脊髄液は頭蓋骨内部から背骨に沿って仙骨との間を上昇下降しながら循環しています。液体を循環させるわけですから当然、何らかの動力が必要になります。それがクラニオ・リズミック・インパルス（ＣＲＩ）と呼ばれるエネルギーです。ＣＲＩは通常は目に見えるような大きな動きではありませんが、硬膜を周期的に膨張と収縮を繰り返させていて身体全域に反映されます。そして次のような動きで表れると、当時は考えられていました。

○上昇モード

脊髄液が仙骨から背骨にそって脳に向かって上昇するときには頭蓋骨の後部が膨張して、背中は収縮しながら反り返り気味になります。そして腕と脚には外旋の動きが表れます。

○下降モード

逆に脊髄液が脳から仙骨に向かって下降するときには頭蓋骨の後部が収縮して、背中は膨張しながら胎児のように丸まり気味になります。腕と脚は内旋します。

ただし最近の研究では腕と脚の動きは一致するものではなくて、逆の動きになるということが報告されています。それは本書の第5章「骨盤の膨張と収縮」で明らかにされます。

ＣＲＩの動きはリラックス時に1周期だいたい6〜8秒で繰り返します。3〜4秒で膨張しながら上昇、3〜4秒で収縮しながら下降という感じです。しかし体の各部の締めつけによって、こうした動きが制限されてしまっていることが多くの人に見られるのです。体の間違った使い方はＣＲＩ基本モデルの動きを妨げてしまうので、その働きを低下させてしまうのです。本来あるはずの動きが滞ってしまえば良いはずがありません。体の動きは固まって呼吸も浅くなるなど、また心理面にも好ましくない影響を及ぼしてし

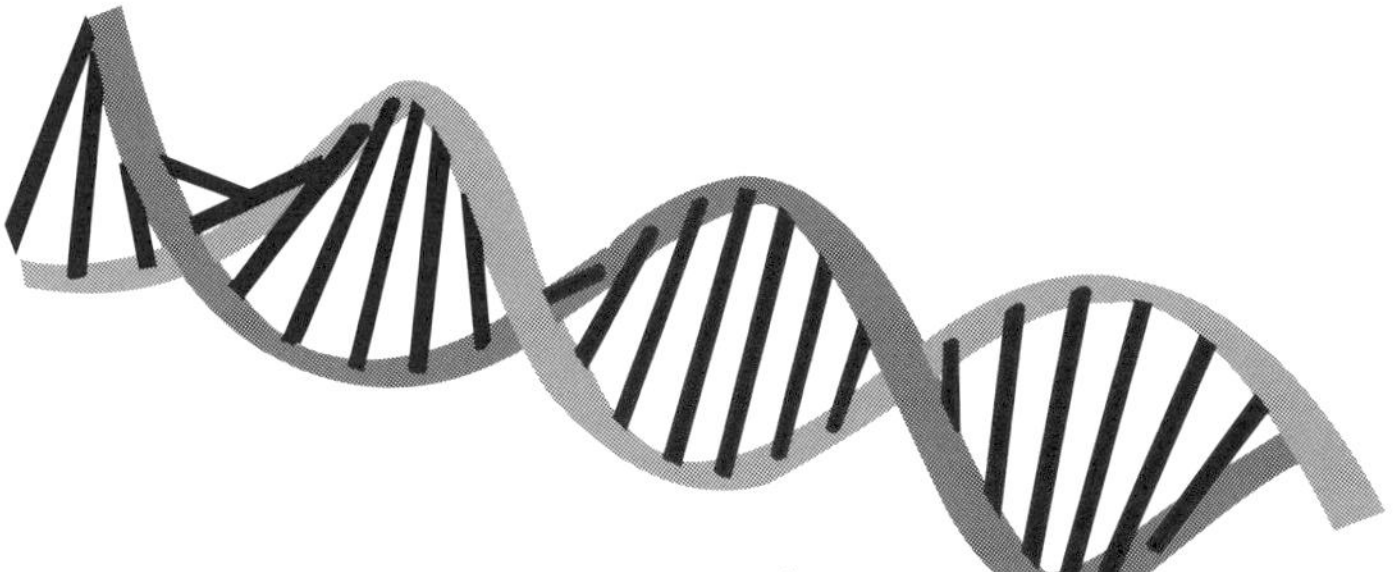
DNAの分子モデル

まいます。逆に頭から背骨、つま先、指先まで体まるごとで連続性が維持されるのならCRIの動きは安定します。そして外部から手の操作で基本モデルに沿った動きを体に作ってあげると、滞っているCRIを増幅させることができるんです。ちょうど人工呼吸のクラニオ版といった感じです。

2）CRIの動きの変換

CRIの基本モデルの動きは、硬膜の膨張と収縮に対応した背中と四肢の外旋内旋で表されますが、さらに細かく観察して分析していくと硬膜とかの部分的なものより、体の何十兆という全細胞が一体となって螺旋《らせん》状の動きをつくっている、そんなエネルギーソースが見えてくるんです。おしぼりの両端を両手でつかんで4秒かけてねじり、4秒かけて戻して逆にねじるような螺旋状の動きが、体を覆っている皮膚に表れているんです。

それに気がつくと特に基本モデルの動きにとらわれなくても、体の動きを様々な方向に変換して、周期的な動きを引き出せばCRIを増幅させることが可能になるのです。膨張と収縮が体に表面化したということは、裏返せばその時点で頭蓋骨と背骨の締めつけはとれてしまい、体には調和感が表れます。

これをアレキサンダーテクニックの見地から考察してみるのですが、実はプライマリーコントロールというのはＦＭ個人の体験を通して見つけられたもので、本当のことをいうとその実態については解明されていなかったんです。生物学者のＲ・マグナスやＧ・コグヒルという人が脊椎動物の動きの研究論文を発表していたので、よくそれを引き合いに説明していましたが核心をついたとは言い難いものでした。

ところがここでＣＲＩの基本モデルを取り入れると実にしっくりくるのです。なぜかというとＣＲＩで起きている体の各部の動きは筋肉質のものではなくて、膜の流動性から生まれる、正にアレキサンダーテクニックのアンドゥーイングそのものだからです。コインの表がプライマリーコントロールだとすると、その裏側がＣＲＩという関係なのです。

当時は何でもかんでも筋反応という言葉で片づけてしまっていて、生命現象を表すエネルギーの膨張収縮や膜の流動性といったことについては触れられることはありませんでした。ＦＭの手の操作は、そうしたものを引き出す超感覚技巧だったのですが、言葉での説明は今ひとつ、何をやっているのかテクニック上の部分を伝えることができていませんでした。

なぜそんなことになったのかというと20世紀初頭のレベルでは説明するのに適当な言葉がなかったからです。今日では誰でも知っているフロイトの潜在意識だとかパブロフの犬といったものでさえ、ようやく巷で耳にするようになった時代で、スマホでネット上に最新動画をアップロードするような社会とはわけが違うんです。

また医者や学者に説明するためには曖昧な言葉ではダメで、しっかりと科学的に根拠のあるものでなくてはいけませんでした。エネルギーなんていう言葉をうっかり口にしようものなら即懐疑的に扱われてし

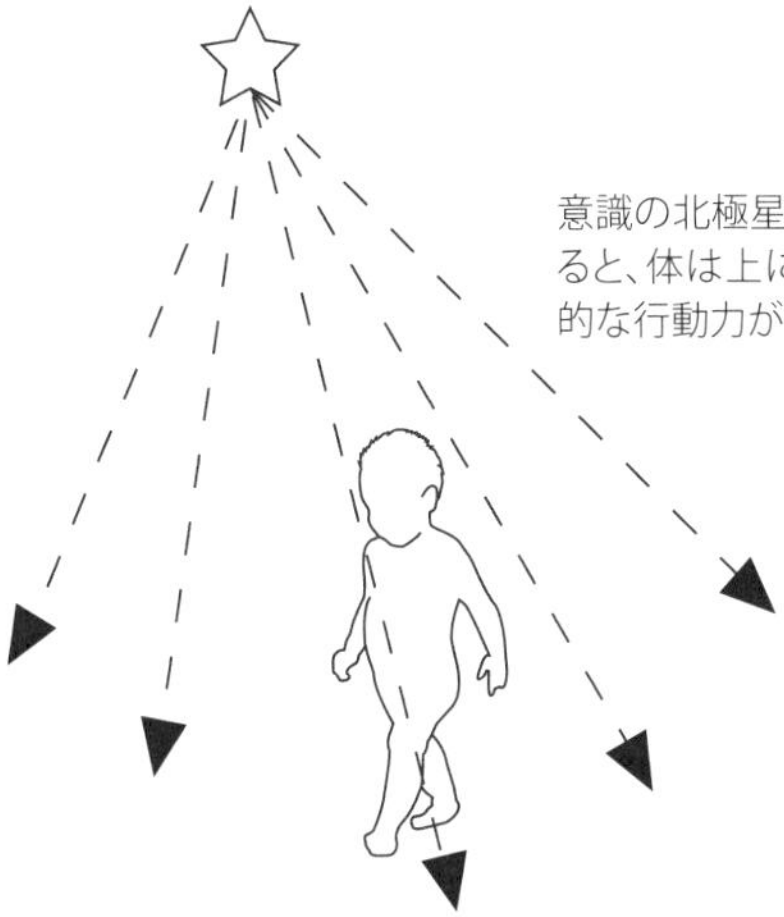

意識の北極星が正しい位置に定まると、体は上に向かっていき、爆発的な行動力が発生する。

まうでしょうからね。またFMは「プライマリーコントロールで癌も治る」と信じて豪語したこともありましたが、周囲から「アレキサンダーさん、そういうことは誤解を招くので言ってはいけませんよ」と制止を求められたりもしていました。そんなわけですからきっと「よけいなことはもう言わないよ。言ったってどうせ奴らにわかるはずがないさ」とでも思ったのでしょうか。

3）意識の北極星

さて、CRIの膨張収縮について、体まるごとでおしぼりをねじるような螺旋状の動きとして説明しましたが、クラニオセイクラルセラピーのWG・サザランド氏はこうした動きには中心となる支点が必ず存在するとして、自分の名前をつけてサザランド・ファルクラムと言っていました。果たしてこの支点はおしぼりのどの部分にあるのでしょうか？　ここが肝心なところなのですが、支点はおしぼりの中に見つけようとしてはいけないのです。なぜかというと自分の体の中に支点を作ろうとすると、意識が内にこもってしまって動きに力みが生じてしまう

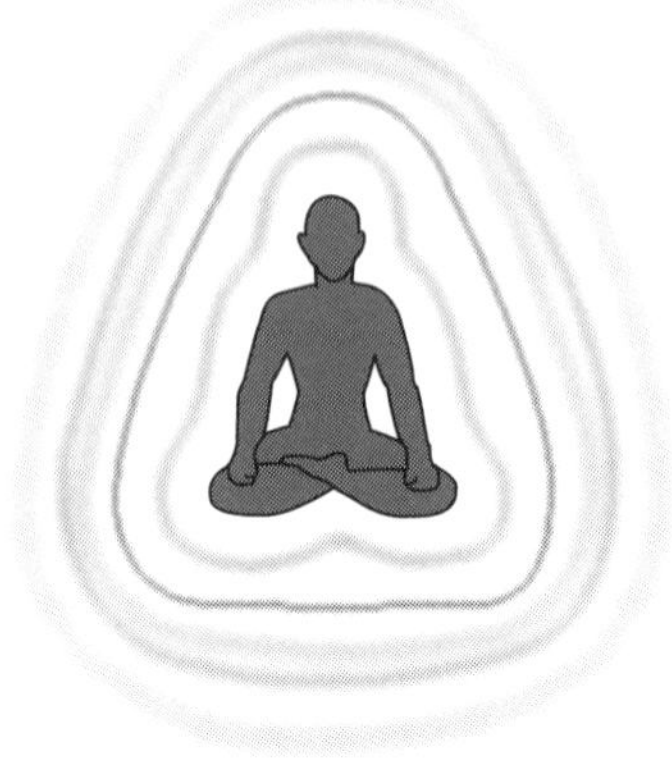

ヨガのBODYイメージ

のです。だから支点はおしぼりの中ではなくて外側に作るのです。それは自分の前方斜め上、およそ60度の方向で遥か彼方の宇宙にあります。意識の北極星とでもいいましょうか、そんなとらえ方をします。

意識の北極星はあなたの周りの空間360度すべての頂点であり、そしてこの空間にもまた膨張と収縮の螺旋状の動きが表れているんです。もはや肉体だけの世界ではなくて、宇宙の胎動というべき意識空間との一体化が生じるんです。そうすると体には力みのない滑らかな流動性のある動きが生まれ、同時に体の調整作用であるプライマリーコントロールが完全なる姿で引き出されてくるんです。こうした考え方はヨガでは何千年も前からわかっていて、BODYとは肉体だけではなくて周りに広がるアストラル体やコザール体といった意識空間全部を含むんです。

ここで「体の中には支点はないのか?」という疑問がわく人もいることでしょう。答えは「ある」です。しかし体の支点は自分で作るものではなくて、ちょうど台風の目のように動きを通して自発的に生じるものなんです。そして感じるものなのです。

空間は中心から生じるのではなくて、空間があるから中心が表れるのです。これは言いかえると、私たち個々の存在があるから周囲の環境があるのではなくて、周囲の環境があるから「私＝自分」が存在しているということです。空間エネルギーに気がつけば、ぶれない中心が然るべき点に配置されるし、逆に空間への気づきがなければ、環境に振り回され続けることになるでしょう。

宇宙空間に果てしなく広がる意識と限りなく一点に集中する内部感覚を同時にとらえると、そこに密度凝縮されたブラックホールができ上がります、とまで言ってしまうとさすがに本書を読んでいる人は「このつの話にはつきあってられない」と思うかもしれませんが、武術の達人を見てみると下腹部に高密度の一点がちゃんとでき上がっているのがわかります。スタートレックの特殊映像スタッフのように想像力を働かせましょう。思考が柔軟になって空間エネルギーを理解すると身体のみならず、周囲の環境も整い始めるので運まで良くなってしまうのです。ツイてる自分になってください。

◆ひとくちコラム　意識の南極星

「北極星があるのなら、南極星だってあるんじゃあないの？」と考える人がいたら正解、あるそうです。私は天文学の知識はまったくありませんので、ただの冗談のつもりで言っていたのですが、ネット検索したところ本当に出てきました。正式には南極老人星というそうです。

それで意識の北極星が前方斜め上60度の方向のわけですが、意識の南極星はどこなのかというと後方斜め上、およそ60度の方向なのです。ところがこの星が落下して首に衝突している人がよくいるんです。宇宙のちゃんとした方向に送り返してくださいね。

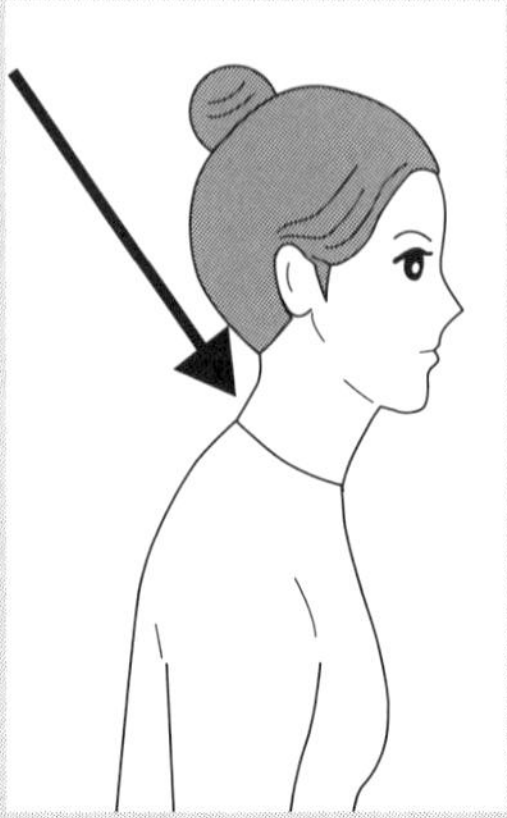

南極星が落下すると首が崩壊します。

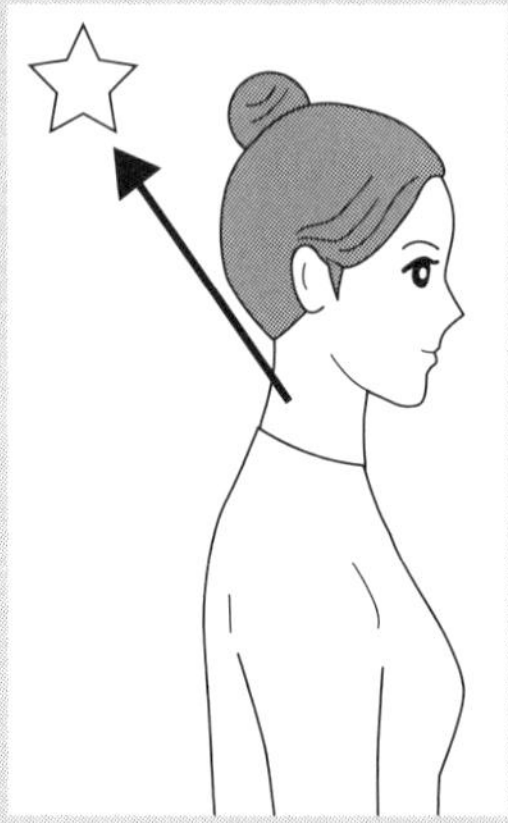

意識の南極星は、後方斜め上60度の方向に輝かせましょう。

第3章

実践
裏ワザの学び方
基盤作り編

1 〝裏ワザ〟だからできること

さていよいよ〝裏ワザの学び方〟の実践ですが、ここで「この本はなんで〝裏ワザの学び方〟なんだ?」と疑問に思うかもしれません。「正当な学び方、普通の学び方では何かいけないの?」と。その通りです。アレキサンダーテクニックの普通の学び方というのは、レッスン中に生徒はアレキサンダー教師の手による働きかけを通して、新しい体の使い方を体得するというのが前提で行なわれます。それは一般の体操や筋トレのようなものではなくて、またマッサージやカイロプラクティックのような治療とも異なります。感覚器官に働きかけて体に眠っているプライマリーコントロールを引き出すことが目的です。

自分の知らない未知なる体の使い方に気がついていくというのがレッスン中のプロセスなので、行き先を知っていて速やかにそこに連れて行ってくれる教師の手のガイドが不可欠というわけです。盲目的に探り歩いてみてもゴールにたどり着くことはまず無理だということですね。「でもFM・アレキサンダーは自分で見つけたんでしょ?」という質問があるかもしれません。確かにそうです。部屋に閉じこもって5年も6年もの間ひたすら、ああでもないこうでもないとかやってでき上がったのです。でもみなさんはこんなことやりたいですか? やっても三日続けばいいとこでしょう。だから普通のやり方ではレッスンに通って資格のある教師から手を通して教えてもらわなければならなかったのです。(ちなみにアレキサンダー教師になるには最低1600時間のトレーニングを受けるとされています)

そこで本書では、自分ひとりでアレキサンダーテクニックを学べるように従来の学び方を一新して、またクラニオセイクラル（頭蓋仙骨）システムの理論も大々的に取り入れることにしました。そして裏ワザとしての決定的な部分はアレキサンダー教師に代わって、あなた自身の手を使って自分の体に学習させるという方法です。アレキサンダーテクニックの手の使い方は、これまでアレキサンダー教師の専売特許であって長期のトレーニングを受けない限り伝授されることはありませんでした。確かに人様の体に軽々しく触れて「これがアレキサンダーテクニックです！」とかいうのは問題なので真摯にお勉強してもらうのは当然です。しかし自分の手で自分の体を触るというのなら誰も文句はないでしょう。この場合にはダメというほうがよほど問題ですね。

また今日では私がトレーニングに参加していた1998年とは違って、ネット動画をはじめ膨大な情報量により様々な角度からの分析が可能になっています。当時の参考資料といえば写真か秘蔵ビデオくらいしかありませんでしたが、今は武術の達人から天才ダンサー、そして野生動物の動きまで見たければいつでもどこでも見ることができる時代です。

そういった要素を積極的に用いて組み合わせて従来通りの教え方にとらわれることなく、どうやったらプライマリーコントロールを自分で引き出すことができるのか、ということに焦点を当てたのが本書で述べる〝裏ワザの学び方〟なのです。そしてそれを実行するにはやはり順番がありまして、まずこの第3章で操作方法の基盤を作る必要があるのです。

2　思うこと？

アレキサンダーテクニックはシンキング・アクティヴィティー（Thinking activity）と言われることがあります。プライマリーコントロールの引き出しは、何かをすることによってではなくて「思うことによる」ということです。なぜ「思うこと」になったのかというと、実際に体を動かす筋肉操作でやると、習慣的な筋反応が起こってしまうために、どうしても力みが生じてしまうので体の構造的なバランスは変化しないからです。直立不動の気をつけ！の緊張にはなっても、滑らかなとか流動的なとか心地よい体の状態にはならないのです。そこで「やること」を止めて「思うこと」という教え方になったのです。確かにこの考えは重要で、スポーツ界でもイメージトレーニングが頻繁に行なわれていて実際に体を動かすよりも、むしろ効果があるといわれています。ただしこれは単純に手足を動かしたりだとか表面上の動きには功を奏してくれるのですが、ダイレクションの五つの体各部の方向性では、たとえ思うことであっても絶対にダメ。なぜならこれらはプライマリーコントロールが働いているときに結果として体に表れる様相であって、方法そのものではないからです。車のスピードメーターの針を指でいじって時速１００キロにしたところで、車は走り出さないのと同じです。動かすためにはエンジンをかけてアクセルを踏みます。

3 ダイレクション

①首がユルんでいる
②頭が前に上に向かう
③背中が伸びて広がっている
④肩が体の横に向かう
⑤ひざが前に向かう

やってみるとすぐにわかりますが、ダイレクションの「首がユルんで頭が前に上に向かう」ことを思うと、ほぼ確実に首は固まってしまいます。意識が首の一部分に集中してしまうからです。たとえわずかな筋反応でも発生してしまえば、それはやってしまったのと同じになって、アンドゥーイングは起こりません。それでもやっている本人は大まじめなので、自分が固まっていることに気がつかないのです。知っている人は、そういうのを見るとアレキサンドロイドと言って皮肉っていました。一方、第5章の頭蓋仙骨体操と第6章のCRIブーストは方法を示すものなので、むしろシンキング・アクティヴィティーの方がしっくり決まります。

それではダイレクションについては思うことがダメとなると、いったいどうすればよいのでしょうか？それがアファメーションなのです。アファメーションも思うことには違いないのですが、その思い方がちょっと違うんです。

4 アファメーション

あなたの体のイメージを描写してくれませんか？

「ええと、首がガチンガチンで頭は重たいです。猫背で背中は石のように固まってまったく動きません」というようなイメージを持っているとしたら、とてももったいないことをしています。なぜならそのように思っていると、体には結果としてそのまま表れてしまうからです。思いは実現するんです。

アファメーションというのは最近の自己啓発やコーチングでは主流になっている方法です。これはアメリカのルー・タイス氏が先駆けとなって広まったものです。未来の自分はこうなんだ！と目標の設定をすることで、モチベーションを高めて自己実現を達成する手段です。高い効果がすでに実証されているので、野心家のビジネスマンのみならずアメリカ軍隊の兵士養成訓練でも使われているくらいです。

アファメーションは今の自分の枠の外に視点を向ける思い方なので習慣的な筋反応が起こらないのです。それどころか肯定的な感情表現の言葉を使ってヨイショしてあげれば自然とワクワクしますので、アンドゥーイングが起こりやすくなるんです。旅行の計画を立てていると楽しい気分になりますがあれと同じです。

アレキサンダーテクニックはプライマリーコントロールの引き出しが目的になりますので、ダイレクションの五つの言葉を使ってアファメーションにしてしまいましょう。

〈男性用〉

俺はアレキサンダーテクニックのマスターだ！
首はユルんでいて頭の乗り心地は抜群さ！
おまけに背中が柔らかく伸びて広がっているから、お腹もスリムでカッコいいんだぜ
肩は真横でひざは前、このエネルギー感がたまらないんだ！

〈女性用〉

私はアレキサンダーテクニックのスーパーガール
首はいつだってしなやかで頭の乗り心地最高！
そして背中が柔らかく伸びて広がっているから、お腹もスリムでとっても綺麗
肩は真横でひざは前、これが本当の私、このうっとり感がたまらなく好き！

これを毎日、何度も口に出して繰り返すわけです。「そんな大袈裟な、恥ずかしくてやってられません。だいいちこの文章、何のことだかワケわかんない」と思うかもしれませんが、そういうのはまったく関係ありません。ジブンノ　ワクノソトニ　ムケル　オモイカタハ　キンニクノ　リキミヲ　オコサナイ。だから変革が可能になるのです。どんな内気な人でも海兵隊の訓練に入ってアファメーションすると、ある

日気がついたときにはバリバリの殺人マシーンに変身してしまっているのと同じで（あんまり良い例じゃないですが）ウソも１００回言えばやがて本当になるのです。心の中で思っているだけよりも実際に口に出したほうがはるかに効果的なのですが、周囲に人がいる場合は変な人だと思われるので黙ってやりましょう。未来の自分を思い描きながらプライマリーコントロールの言葉でアレキサンダー宣言をしてください。

5　意識のモデル

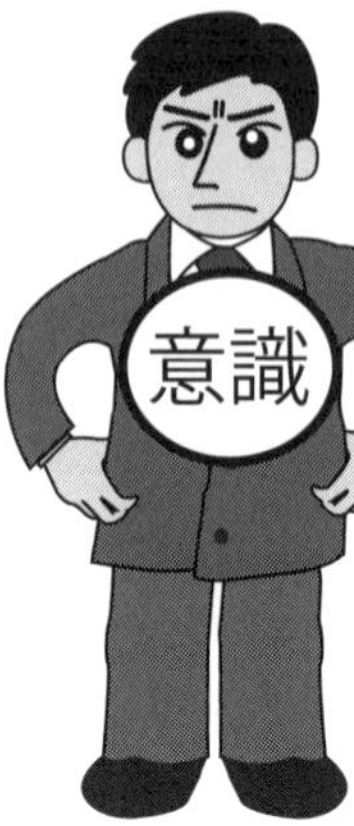

習慣的な筋反応をさせないでアンドゥーイングを起こすためには、アファメーションだけではなくて意識をコントロールすることが大切です。というより最終的にはこれが最重要項目になるんです。意識には形がありませんから、それに気がつけばサイズを自由自在に変えたりすることが可能になります。そこで四つの意識モデルを見ていきましょう。

1段階：かたくなな人の意識モデル

「あなたはどこですか？」という問いかけに、両手を自分の胸に当てて「私はここです」という人はこの意識モデルに相当します。意識が体の内にこもってしまうと、体は固まってしまいます。「ああ、明日の仕事どうしよう、もうダメだ。出来っこない」と悩み苦しんでいるときにはこんな感じです。体はガチガチで呼吸も浅くなっているので、頭の回転もにぶくなってしまいます。当然、運も悪いです。ろくなことがない日々の連続です。答えは案外すぐ目の前にあったりもするのですが、意識は内側に捕われているのでまったく見えません。胸部の檻に閉じ込められているのです。おまけに頑丈な鍵までかかっています。しかも内側から。巷ではポジティブ思考とかモチベーションがどうだとか言っていますが、このような意識状態ではまず無理です。

一時的にはできても決して継続することはできません。毎日がこういう閉じこもった感じだという人は、いったん問題から離れて目のつけどころを変えてみてください。両手を広げて体の前に差し出して「私は外です」と言いましょう。それがアファメーションです。

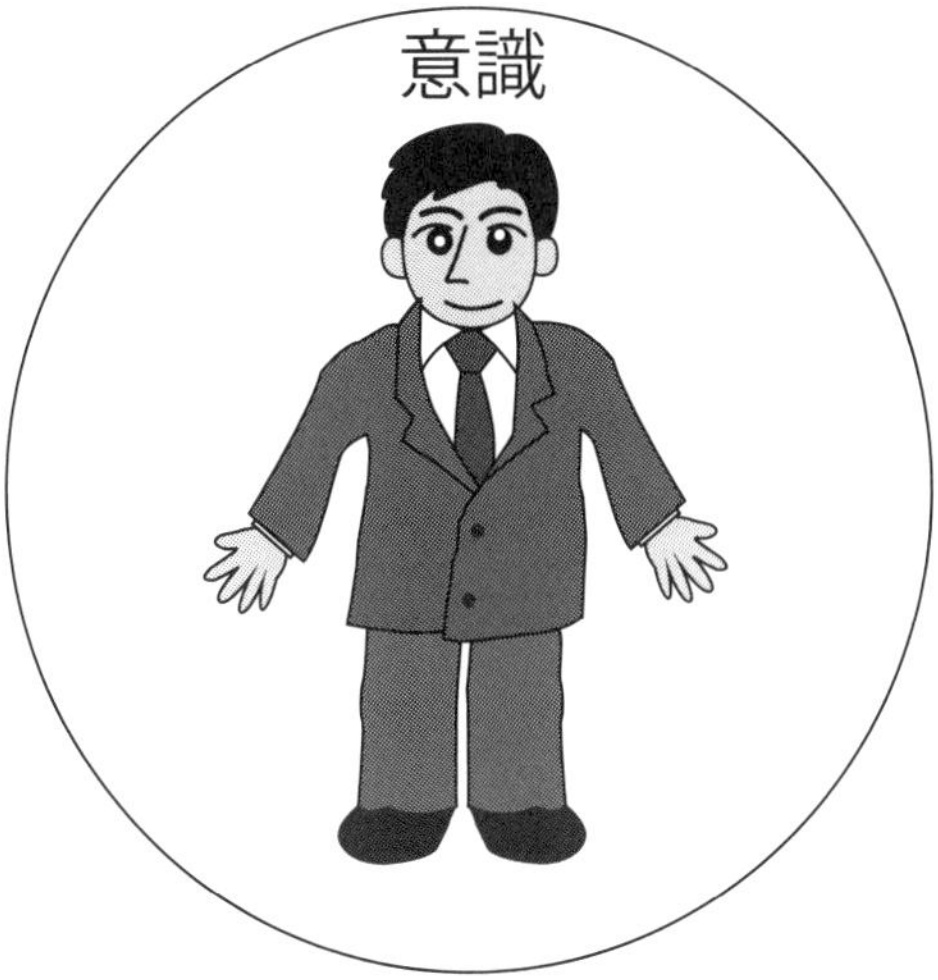

2段階：アレキサンダーテクニックの意識モデル

アレキサンダーテクニックは首の理解から始まる体まるごとの調整作用をつくるものです。ところが学び初めの段階で多くの人が首のことに集中してしまい、本来、手足も首と同一で切り離せないものだということをすっかり忘れてしまっています。頭の中は首一色。これでは先述したか

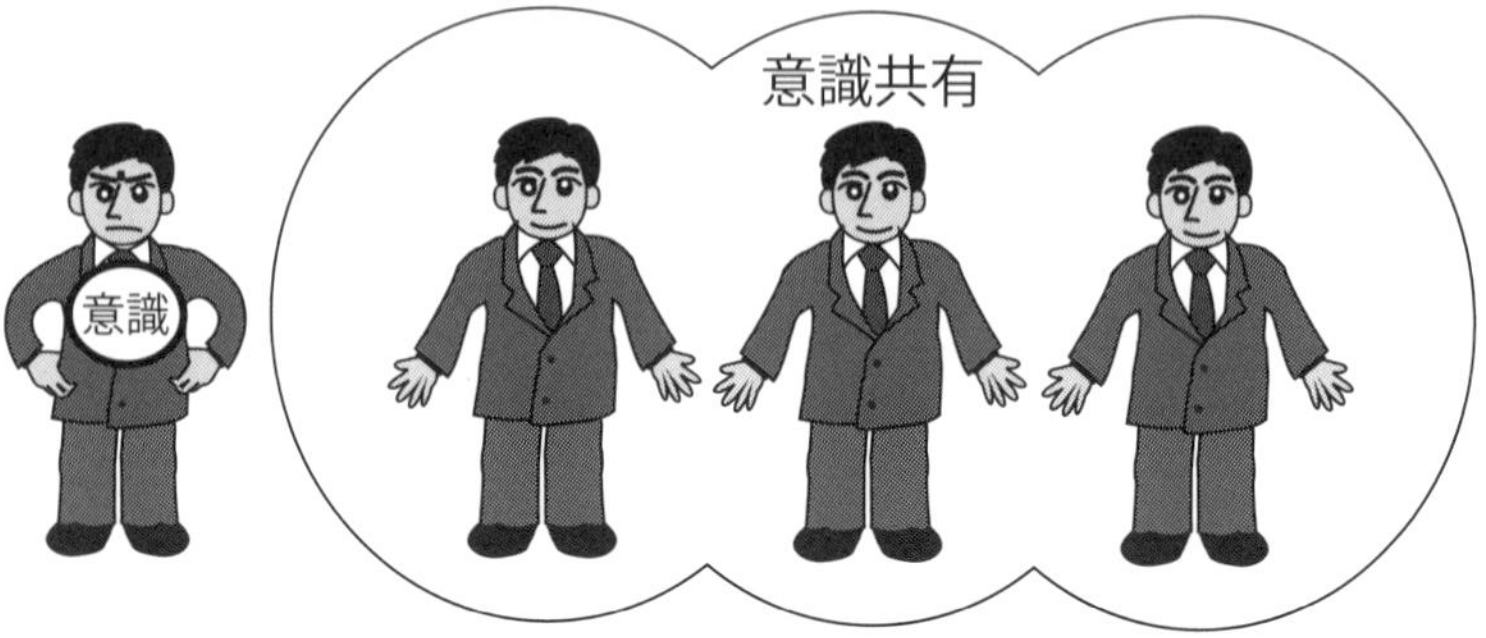

たくなな人の意識モデルとなり果ててはてしまい、せっかくのアレキサンダーテクニックもうまくいかなくなってしまいます。

そこで意識をいったん首から離れて外へ外へと広げていくのです。こういうと何だかすごく高尚なことのように思うかもしれませんが、そんなことは全然なくて単純に広くて大きいものを思い浮かべればいいのです。部屋の外のことからどこまでも広がる青空、太陽系、銀河系、さらには宇宙の果てだとかです。それだけで意識は首から離れて外に広がるわけです。そして体の締めつけもいくぶんですが柔らぐのです。ついでですが意識の広がりはオーラの広がりと同じです。想像力で自分の周りのオーラに綺麗な色づけをしてみましょう。

3段階：意識共有のモデル

意識が体の外に広がると同じような考え方をする人同士の間で共鳴し合ってエネルギーを増幅します。これは複数の人と一緒にする瞑想中によく起こる現象で独特の静寂感が空間に表れます。

１９６９年のアメリカで開催されたウッドストックというロック・フェスティバルのことです。当時のアメリカでは野外イベントといえば暴行や盗難が付き物だった時代です。数十万という根なし草のヒッピー達が会場に集まってしまい、そうしたやからに対しての反ヒッピー活動もあって、治安について懸念されていたのです。ところが開幕時にインドの有名なヨガのグルがステージで「愛と平和の瞑想を一緒にやろう」と聴衆に語りかけると皆、目をつぶって一斉に瞑想をしだしました。ベトナム戦争に疲れ果てていてさらにマリファナ吸ってハイになっていたので、愛と平和という言葉に共感した空間が瞬く間に現れたのでした。数十万もの人がサーッと静寂の中に入ると集中された空間のエネルギーが増幅して、開催期間中には犯罪はほとんどおこらなかったという警察当局としては異例の出来事となりました。きっと綺麗な色の意識オーラが広がっていたのでしょう。一方こうした中で、かたくなな意識モデルを持つ人は共有できずにいますので疎外感にさいなまれてしまいます。

また、悪い例としては職場や学校でのいじめで、集団で行なうと次第にエスカレートしてとんでもない凄惨な結末になってしまうことがあるのもやはり意識のエネルギー増幅、そしてこういうときには小汚いオーラが広がっていて、じめじめとした人間関係の意識で連携しているのかもしれません。人の心はその場その場で変わっていきますが、嫌な思いの波動が同調すると一気に増幅しておっかないことになるのです。こんなときには逆にかたくなな意識モデルを有効に使って同調しないようにするんです。悪い集まりには近づかないようにしましょうね。逃げるが勝ちです。

4段階：瞑想でぶっ飛んでいる意識モデル

深い瞑想時には意識が拡大してすべてを包括してしまうことがあります。この状態は般若心経でお馴染

意識

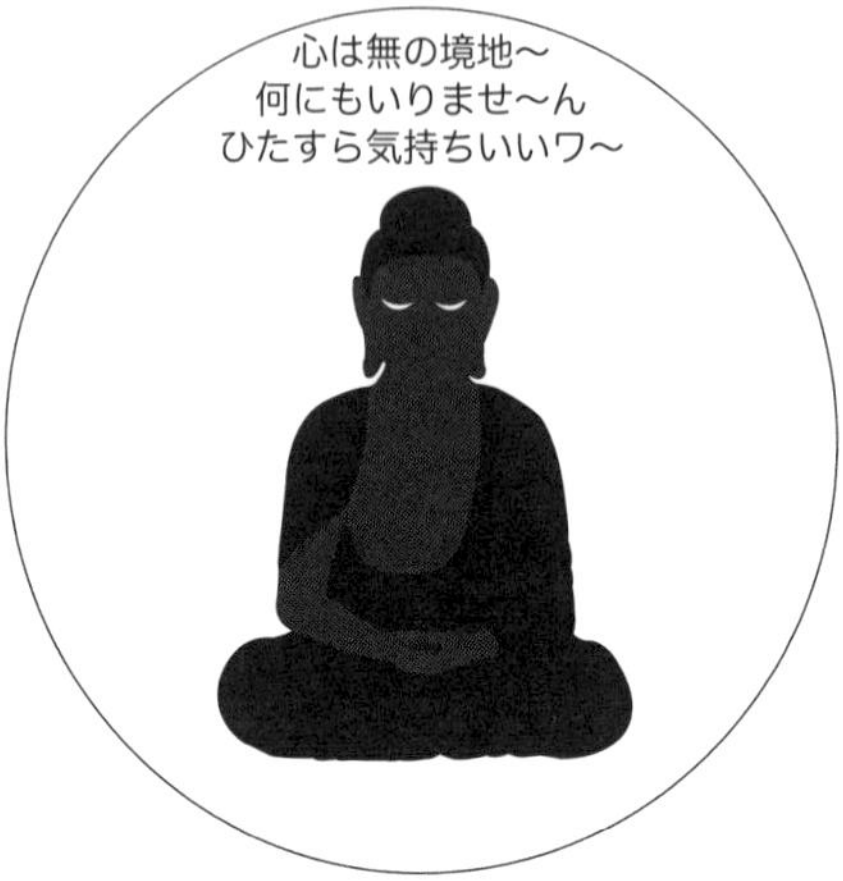
心は無の境地～
何にもいりませ～ん
ひたすら気持ちいいワ～

みの色即是空の「空」といいます。こういうときには心理状態が無の境地に入って肉体は完全に受動的になってしまうので、通常の行動にはおそらく適さないでしょう。生きるか死ぬかのサバイバル時は常軌を超えた行動を発揮して火事場の馬鹿力のように役にたつみたいですが、こんな感じでは一日中、窓から外をポーッと眺めている人と大差ありません。まるで夢遊病のようです。以前、六本木ヒルズで座禅のイベントがあって私もそれに参加したときのことです。ある会社員で営業担当の座禅熱心な男性が「仕事中もこんな意識状態の方がいいのでしょうか？」と質問したら講師のお坊さんは「そんなことやったら、あなた、すぐさま減給かどこかよそに左遷されてしまいますよ」という回答をして会場に笑いをつくっていました。

しかし、普段から瞑想を日課にして、こういう意識状態をつくれるようになると思考の制限を超えることができますので、隠れた能力を引き出すことが可能になります。この本を読んでいる人の中でアレキサンダー教師になりたいと思っている人もいるかもしれませんが、そういう人はぜひとも4段階の意識のコントロールができるようになってください。

◆ひとくちコラム　意識を外に広げるエクササイズ

意識を広げることは、私たちが子供の時にはよくやっていたんです。小学校で漢字を覚えるのに、指で空間に字を書いて練習しませんでしたか? あれをもう一度やりましょう。

自分の名前を指で空間に大きく書いてください。そうしたら、その周りに等身大よりもひとまわり大きいサイズの自分の外郭を指でふちどるように書いて、ひとがた《人形》をイメージしてください。頭から腕、そして胴体から脚のラインを描くんです。

次に色付けをしましょう。青か緑かピンクのうちで好きな色（明るい色なら何でもよいです）を選んでください。そして自分の手が柔らかい毛筆になったと思って、選んだ色の水性インクが入った容器に手を入れます。インクをたっぷりと手筆にジュワーっと吸いこませてください。想像でね。

それではこれから手筆で空間に書いた自分のひとがたを染めていきましょう。手首をしなやかに揺らしながら美しく色付けしてください。

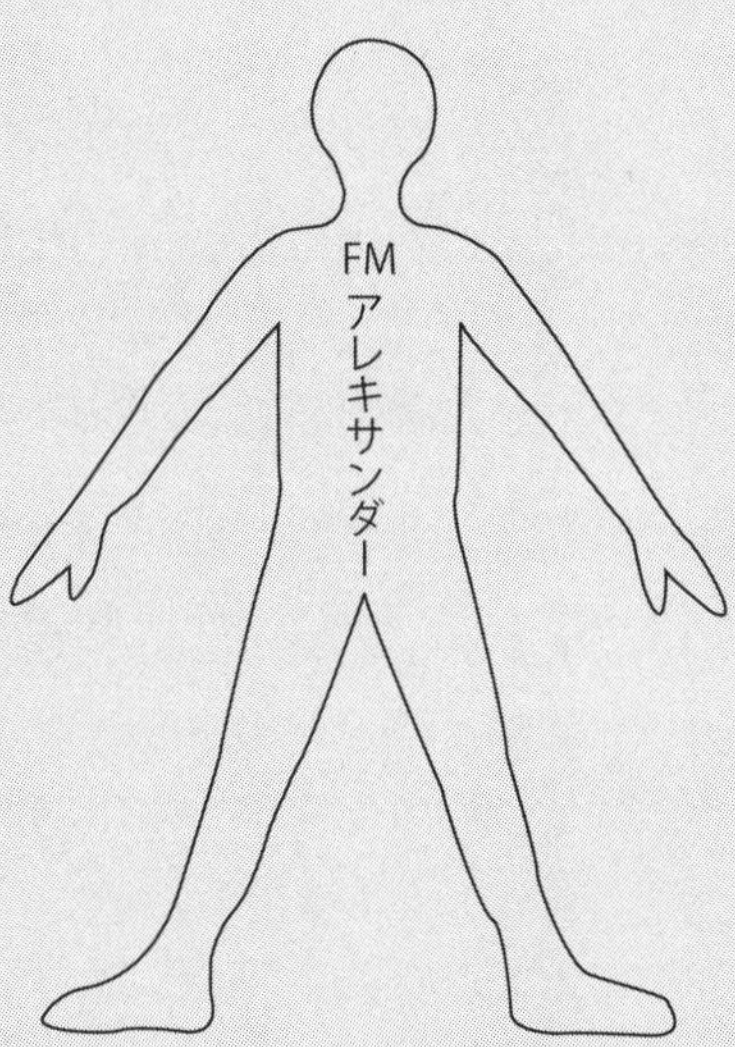

手抜きしないでくださいよ。ちゃんと手首からフワーッと毛筆のように動かしてくださいね。あなた自身の美術作品を作るのですから。仕上がったら前に歩いて、空間に描いた自分の分身と肉体の自分を一体化させます。そして両手を開いてこう言うのです。

「私は外です」

意識は外に広がりましたね。

6 皮膚感覚を呼び起こす手の使い方

ここからが〝裏ワザの学び方〟の真骨頂になります。自分の体を自分の手で操作して、体の連続性を作りだしてプライマリーコントロールを引き出すのです。といきたいところなのですが、ちょっと待った。抑制してください。先に進む前にもうひとつ理解しておかなくてはいけないことがあるのです。それが手の使い方です。アレキサンダーテクニックの手の使い方は非常に特殊なもので、マッサージやストレッチとは根本的に異なります。それを知らないで体に触ったところで、何か特別なことが起こるはずがありません。そういう意味ではこの項が本書中もっとも重要度が高いともいえます。流し読みしないで、ひとつずつ着実に理解してください。

1）ドゥーイング／ノンドゥーイング／アンドゥーイング

ドゥーイングというのは「すること(Doing)」で筋肉質の動きを意味します。そしてノンドゥーイングというのは「何もしないこと(Non-doing)」のことで虚脱状態のことです。最後のアンドゥーイングというのが「ユルめること(Undoing)」で皮膚感覚の動きです。これらの三つの使い分けがアレキサンダーテクニックの操作法の決め手になります。

ドゥーイング

これは筋肉質の動きで、物をギュッとにぎりしめるといったものです。一般の人がごく普通にやっている体の使い方ですね。マッサージやジムの筋トレはその代表格でしょう。アレキサンダーテクニックでは例外を除いて、少なくとも基本操作においてはドゥーイングは御法度とされています。やってはいけません。なぜかというと筋肉質の動きは体に力みを生じさせてしまうので、全体の流れを分断して腕は腕、脚は脚というようにパーツ化してしまうからです。ベテランのアレキサンダー教師はレッスン中にドゥーイングも部分的に取り入れて実にメリハリのある手の使い方をしますが、最初のうちは余計な力みを回避するために、まずはドゥーイングを徹底的に抑制することから学び始めるのです。

ノンドゥーイング

筋肉質の動きがダメだというので、ノンドゥーイングなのです。何もしないのです。しかしこれは虚脱であって、言い換えると死んだ状態と同じです。無気力でやる気ゼロです。何もしなければ何も起こりません。ときには何もしないでダラーンとするのも良いことではありますが、それは後で「セミスパインによる体の休め方」で行なわれます。どこで何をどう用いるのか。要は使いようなのです。役に立たないものはありません。

アンドゥーイング

するのもダメ、しないのもダメとくればいったいどうすればよいのでしょうか？　それがアンドゥーイングです。これは皮膚感覚による膜の流動的な動きで、これこそがアレキサンダーテクニックの基本操作の概念です。実は一流の芸術家にはアンドゥーイングはよく見られる手の使い方です。書道や陶芸はもちろん料理人から日本刀職人まで、常人の技術レベルを卓越した人の間では幅広く存在しています。

書道なら筆と墨を用意すれば、誰でもとりあえず文字を書くことはできますが、まさかそれを人前にさらすことはしたくないでしょう。浅草寺の御朱印の流れるような書きっぷりを見たことがありますか？　芸術作品をスラスラ一気に書きあげるには絶妙な筆圧やつかみ方があり、はたから見るとまるで手そのものに知性が宿っている、それがアンドゥーイングです。

陶芸なら粘土とロクロを用意すれば、うつわのような？　物体は作れるかもしれません。私も体験講座でとっくりを作ってみました。しかし万が一にもそれが美術館に置かれることはないでしょう。回転するロクロに乗っている粘土を触れるか触れないかの接触で瞬時に形状を次から次へと思いのままに変えてしまう、手と粘土が一体となった姿、それがアンドゥーイングです。

酢飯と寿司ネタがあれば私にだって不格好な寿司風おにぎりくらいは作れるでしょう。しかしそんなも

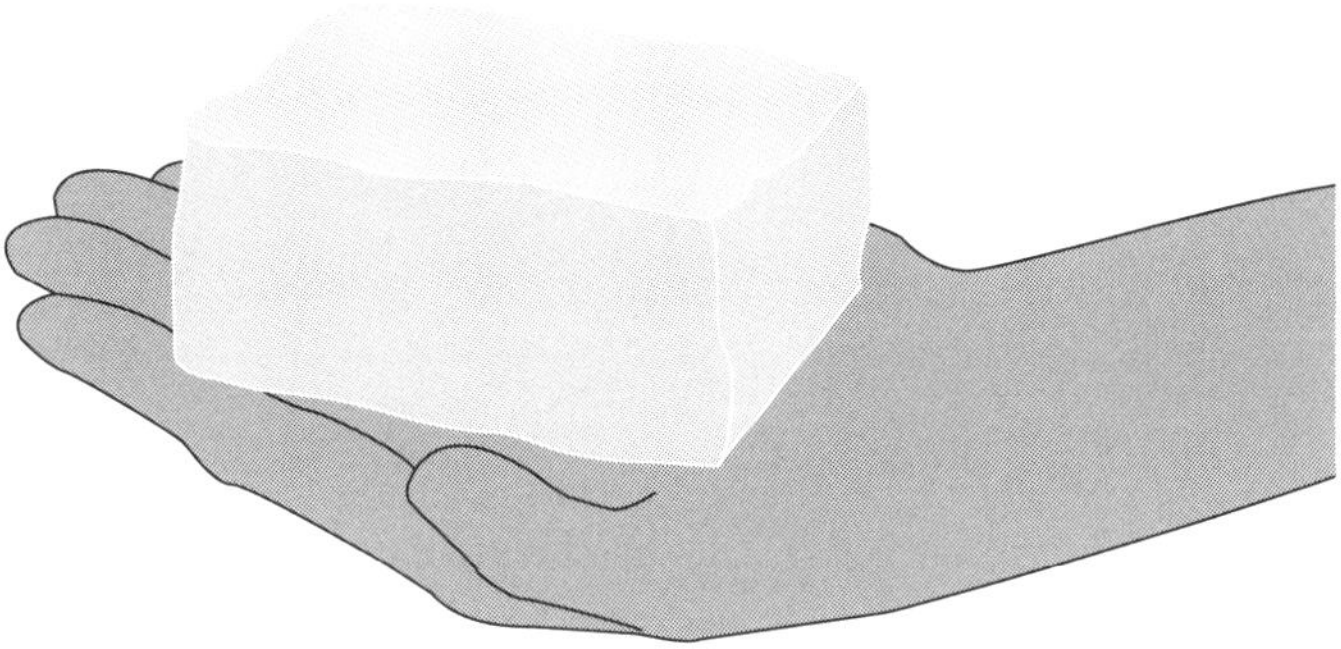

のは私は食べたくないし、他の人にだって決して食べさせたりはしません。なぜなら寿司職人ならではのアンドゥーイングがないからです。

という具合なのですが、多くの人は「やり方の極意を教えてほしい」と芸術活動をまるで家電の取り扱い説明書を読むかのように考えています。職人さんは気さくな方が多いので、聞いたら丁寧に教えてくれるかもしれませんし、運が良ければ秘伝の奥義書だって見せてくれるかもしれません。しかしこれでしめたものと思ったところで、言われた通りにやってみてもガラクタがまた一つ増えるだけでしょう。なぜならアンドゥーイングを知らないからです。アンドゥーイングはやり方うんぬんではなくて感じることなのです。頭でっかちの知識ではなくて、自分の経験を通して理解できるものです。そのとき手の感度をいかに高められているか、そこが問題です。

京都の高級料亭で職人さんが精魂こめて作ったというプレミアム豆腐を器から、わずかな傷さえもつけることもなく手ですくいあげるのを考えてみてください。（想像してください）そう、それがアンドゥーイングです。

目をつぶって手のひらに人から小鳥の羽を一つだけ落としてもらいましょう。そう、それを感じ取るのがアンドゥーイングです。

よく感じるためには手がユルんでいなくてはなりません。ユルむというのは脱力とは違います。極端に手が緊張している場合はブラブラッと揺らして一時的に脱力させるのもよいでしょう。しかしそれではユルんでいるとはいえません。部分的には力が抜けていても、いたるところ固まりっぱなしなのは明白です。ユルむというのは柔らかく広がっている状態で、つぼみが開いてフワッと花が咲くようなものです。そしてなおかつガラスに貼りつくカエルの手のように密着力がある状態です。そう、それがアレキサンダーテクニックのアンドゥーイングです。

わかりましたか？ えっ、わかるようなわからないようなですって？ そういう人は近くのコンビニでよいですから、さっそく絹ごし豆腐と木綿豆腐を買ってきて、手で傷がつかないように、それぞれそーっとつかんでみてください。違いがわかりますか？ 逆に「なるほど、こういうからくりがあったのか」と、ピーンと直感でひらめいた人は生まれながらの才能を持っています。こうした世界を知るための良いセンスを兼ね備えています。それでは次のアンドゥーイング・ハンドの覚醒方法に進みましょう。

2）アンドゥーイング・ハンドの覚醒方法

まずは左右の手のひらに3本の線をイメージします。1本目は5本のすべての指の第1関節に。2本目は指の付け根に。3本目は母指球と小指球にそれぞれ線を引いてください。そして手のひらを下にして両手をテーブルに乗せてください。このとき手は押しつけないで3本線を意識しながら、まるで粘着テープ

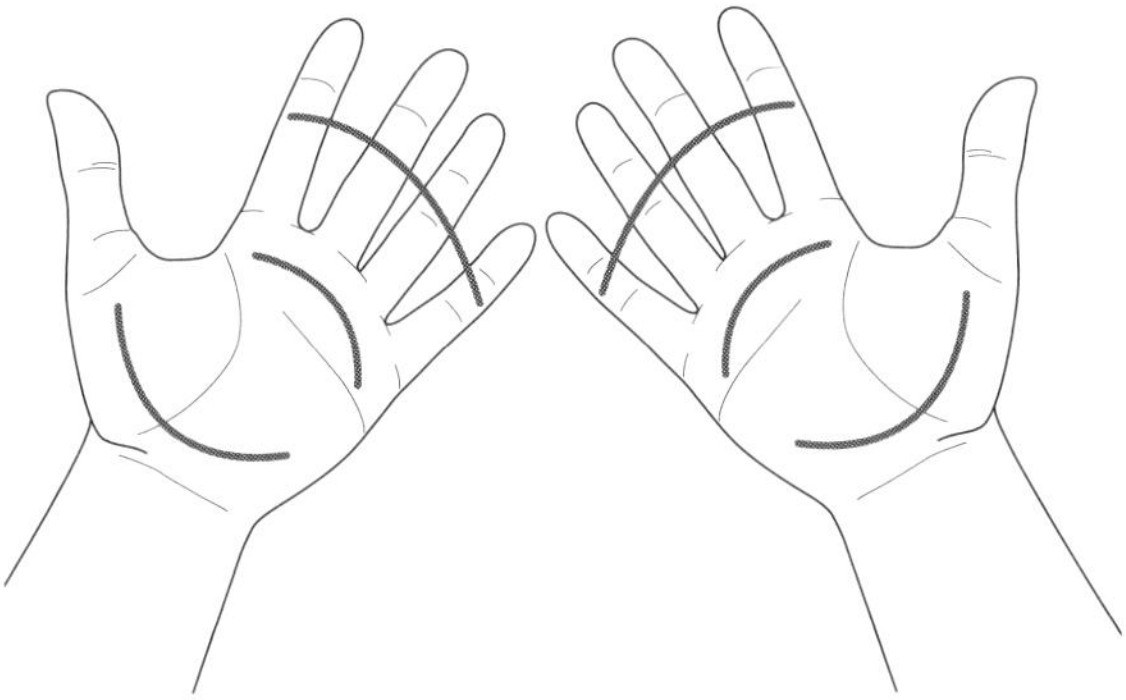

手のひらに３本線のイメージをする

でぴったり貼りつけるかのようにするんです。すると手のひらの中央が吸盤のようになって、ぺったりとテーブルに密着させることができます。

この密着感を維持したまま、そーっと手を左右に動かしてみてください。皮膚には流動性がありますから、わずかな範囲であれば手は動かすことができますよね。手がテーブルの上をすべって動いてはいけません。３本線をちゃんとイメージしていれば手のひらはテーブルに吸いつくように貼りつきます。手の動きを続けながら指を見てみると、これもわずかですが左右に回転するように動いているのがわかりますよね。手が極端に固まっている人はなかなかそのような動きは出にくいかもしれませんが、ゆ〜っくりと動きを繰り返しているうちに指の動きも表れてきます。

ここでクラニオリズミック・インパルス、ＣＲＩの引き出しを意図して動かしてみましょう。1周期は6秒から8秒なので3〜4秒で右に動かして3〜4秒かけて左に戻ってくる。こうした手と指の動きが頭頂からつま先まで伝わって、頭蓋仙骨システムの膨張と収縮を引き出しているのだということを思いながら、アンドゥーイング・ハンドの操作を続けてください。

さらに手を上下や斜めと色々な方向にそーっと動かしてみてください。そして次が肝心なところです。手を動かしながらテーブルの奥を感じ取るようにするんです。するとテーブルを触っている部分がまるでスライムのように溶け出しているかのように感じられませんか？　もちろん実際にはテーブルは溶け出すはずはありません。溶けたら化け物です。しかし感覚ではあたかも溶け出して触っている部分が液状化している。このような特殊な感覚の状態を変性意識といいます。そう、このときに表れている手の質感がアンドゥーイング・ハンドです。

さらに覚醒レベルを高めましょう。今、あなたは自分の手を見ていることでしょう。しかし視線がどこか一点に集中してしまうと首と手は自動的に固まってしまうのです。手は生き物ですから監視されると恥ずかしがってしまうんです。あなたも誰かにジーッと見られると困ったことになりますよね。そこで手そのものを見るかわりに手の外郭を観察してください。次に視野を広げてテーブルの外郭を見るようにしてください。さらに部屋の空間全体を見渡すようにします。

ついでに耳をすませて宇宙の音を聴きましょう。宇宙に音はないとか冷めたことを言ってはいけません。座禅の考案で似たのがあるんです。耳でとらえる周波数をちょっと普段と変えてみてください。

最後に意識を外へ広げましょう。意識を広げるには自分より大きいものを考えるとよいのです。巨大アリーナの天井だとか、それとも私のよくやる膨張収縮を繰り返す直径30メートルの頭蓋骨なんかを思い浮かべてください。明日の仕事どうしようだとか家族が心配でとか、アレキサンダーテクニックをやるのなら、そんなことを考えている場合ではありません。外へ外へとひたすら広げるのです。

これらを全部同時にやってください。このときあなたの意識状態はたいへん特殊なものになっています。

気が放射されてオーラが広がるというのはこういうことをいうのです。そしてそのときの自分の手のクオリティーに気がついてください。液状化して手とテーブルが一体化していることでしょう。そう、それが良質なアンドゥーイング・ハンドです。こうした訓練を毎日続けていくと、さらなる覚醒が生じて今まで見えなかったものが見えて、感じられなかったことが感じられてくるのです。ちなみにアレキサンダー教師になるためのトレーニングでは、3年間毎日こういった訓練をして脳内にアンドゥーイングの神経回路を形成させていくのです。

◆ひとくちコラム　パワースポットでアンドゥーイング

先日、北海道のある神社に行ったときのことです。拝殿の右側には20メートル級のスギの木が立っています。そこはその方面の人達の間では、ちょっとは知られたパワースポットなんです。私はよくアンドゥーイングの練習というか、まあ趣味のようなものでして、そうした場所にある木や石に手でベトベト触ってみたりとかよくやるんです。

いつも通りに、ただなにげなくそのスギの木に触れてみました。その瞬間、木は私の手の中でまるで呼吸でもしているかのように強烈な膨張と収縮を繰り返し始めたんです。まるで宇宙の生物にでも遭遇してしまったかのような私はギョッとして手を木から離しました。

しかしホラー映画でもあるまいし、そんなことは現実にはあるわけがない（汗）。絶対にありえない。何かの錯覚に違いない。アンドゥーイングで意識が特殊な状態になると感覚上での変わった体験は起こるのですが、そのときはちょっと慌てふためいてしまいました。私は両手で目をふさぎ耳をふさぎ口をふさぎました。そこで混乱しながらも抑制しながらうろうろ木の周りを歩いて冷静さを取り戻してから、再び木にアンドゥーイング・ハンドで触れてみたのです。すると、いやいや確かに膨張と収縮の動きが表れています。もちろん木そのものの動きではありませんが生命エネルギーの動き、ヨガでいうプラーナの動きを強烈に感じることができました。

樹齢数百年ともなると、相当な量のプラーナを蓄えているのでしょう。ヨガの呼吸法のことをプラーナヤといいますが、このスギの木は私の手、アンドゥーイング・ハンドを通してそれを教えてくれました。生き物はみな根源にある膨張と収縮のエネルギーを何らかの形で表しているのです。自然に触れてみれば学校で教えてくれることよりも、もっと多くのことを体感できるのですね。それ以来、私はさらに精妙なエネルギーの流れを感じ取れる手になりました。

パワースポットと呼ばれる場所は思いもよらない不思議かつ良い出来事がありましたと報告されているからこそ、そう呼ばれるのですから行けば面白いことがたくさん待ちうけているのです。足が痛くて歩けなかったのが、あそこに行ったらスイスイ歩けただとかはよく耳にする話ですね。山形県のある有名神社の神主さんは「ここはねえ、古来の智恵で選びに選びぬかれた場所なの。その辺のパワスポと一緒にしてもらっては困る！」と参拝者に説教していました。そんな場所があるんです。パワースポットであなたもアンドゥーイングしてみてください。きっと驚くべき世界を垣間見ますよ。

第4章

実践
裏ワザの学び方
操作編

Part 1 首からユルめて体まるごと調和させる

「あなたの首をユルめてくれませんか?」本書の冒頭であなたを困惑させた問いかけの答えがここにあるんです。首からユルめて頭の置き場所を変えて、プライマリーコントロールを引き出すと頭頂から指先、つま先までの全身が調和するんです。1回やればすべてOKという虫のいいものではありませんが、何度も練習を繰り返していくと薄皮を一枚一枚はがしていくようにですが、体の固まりはジェル状に溶け出していきます。するとそれにともなって手の感度も向上していくので良い操作が出来るようになります。それではアンドゥーイング・ハンドを使ってさっそくやってみましょう。

1 首攻略

首攻略には4種類の操作法を紹介しますが、どの操作もイスに座って行ないます。その際、足は床にちゃんと接地して、ひざとつま先の方向を一致させます。背中は直立させますが、ピーンと張りつめた状態にはしないでください。中には「どうしても緊張して固まってしまう」という人もいることでしょう。それはそれでよいです。ただしわざと力んで固めるのはダメです。そしてできれば鏡を正面に置いて自分の動きを観察しながら行なってください。

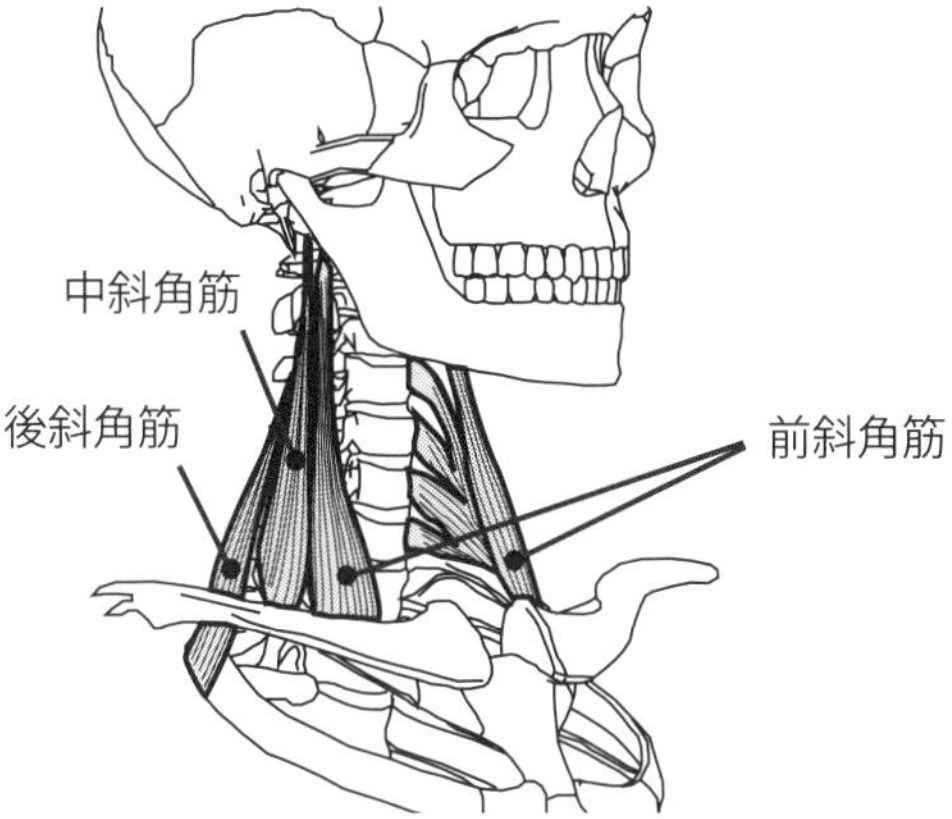

頚部両サイドの３種類の斜角筋

タイプ1：斜角筋

首の両サイドに触れるととても頑丈な筋肉があるのがわかりますね。斜角筋といって頚椎から肋骨につながっています。斜角筋は頭を微妙、かつ素早く多方向に動かすための主要な筋肉で、また呼吸での肋骨の動きにも関わっています。そのぶん無理な力みが発生しやすい筋肉で、左右の緊張度がアンバランスになっている人が多いのです。流動性が失われて石のように固まってしまい「あれ？これって筋肉なの？骨だと思っていました」なんてことを言う人もいます。

というわけで、アレキサンダーテクニックの引き金となる首攻略は、まず斜角筋から開始することにします。右指４本を首の右側、左指４本を首の左側に貼りつけてください。指の貼りつけ方というのは、押しつけるのではなくて皮膚のほんの表面、サランラップ一枚を触れるかのような要領でやります。親指は肩のどこか適当な位置に触れるようにしてください。すると左右の人差し指が首の土台に触れるようになり、頑丈な斜角筋をバッチリとらえることができますね。それでその上の首の皮膚を操作していきます。

操作中はアンドゥーイング・ハンドを思い出してください。指全体を首の両サイドの皮膚に貼りつけて首の奥を感じるようにしながら、左右の手の動きが前後に互い違いになるように、右手が前で左手が後ろ、右手が後ろで左手が前にゆう～っくりと動かします。そして皮膚の動きに眼と頭が連動して左右に回転するように動かしてください。

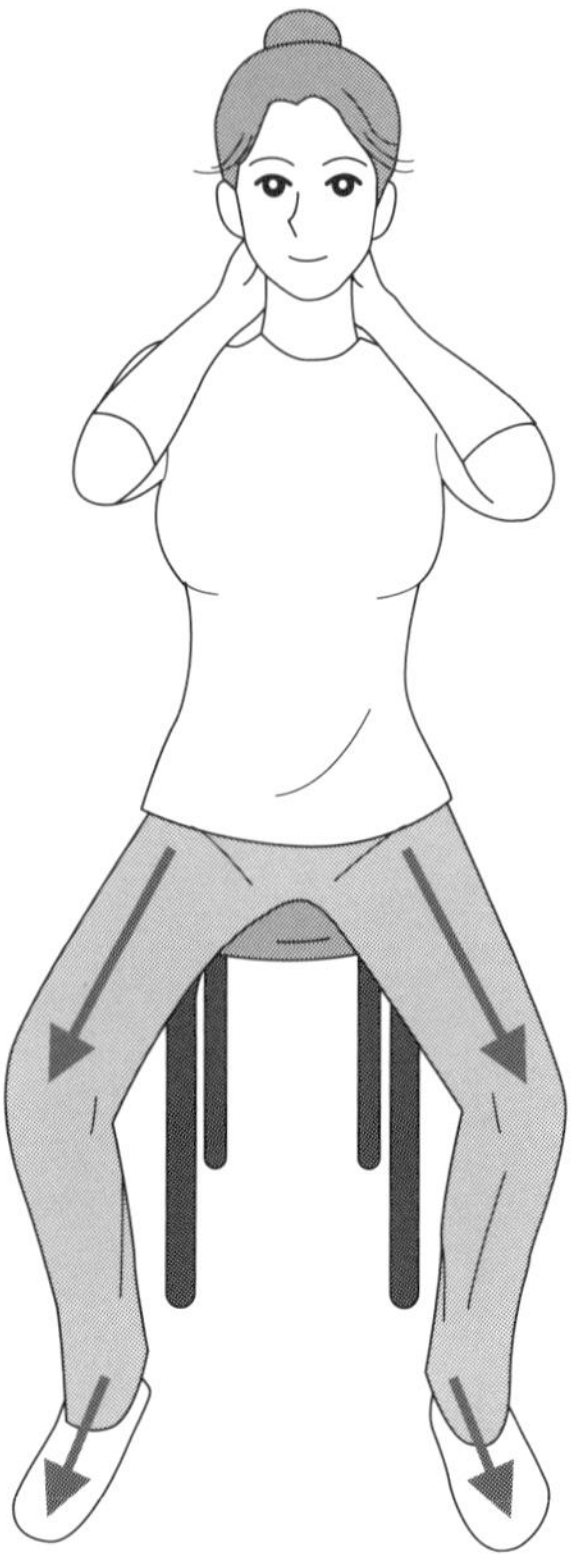
ひざとつま先の方向を一致させる

CRIを引き出す6秒カウント

CRIを引き出すことが操作の目的なのでタイミングを合わせましょう。1周期だいたい6～8秒間隔ですから3～4秒で行なって3～4秒で戻ってきます。ところが頭の中で数えると、たいてい時計時間よりも早くなってしまいます。時間の感覚は皆あやふやですからね。そこでサバを読んで片道6秒カウントの合計12秒にするとよいでしょう。時計のような正確さは必要ありませんが、とにかくゆう〜っくりと動かすこと。ここが肝心なのですが、なにしろ最初のうちはそれが難しいのです。チャカチャカ早回しにすると連続性を作ることは絶対にできません。

急がずに滑らかな動きを心がけて6秒カウントで頭を右回転、6秒カウントで左回転というように左右を行ったり来たりで繰り返してください。そして抵抗の少ない滑らかに動く方向に導いてください。動かす度に少しずつ頭のバランスが変化していき、皮膚の流れる方向も前後の動きから斜めや上下などどんどん変化していくのがわかるでしょう。手の触る位置も流れにのって好きなところに変えてみてください。意識を外に広げながら行なうことをお忘れなく。

この操作だけでも首はユルみますが、これはアレキサンダーテクニックですので、ここからさらに首と頭の連続性を背骨から骨盤へと伝えていかなければいけません。そこで首の操作で頭が右に回転するのに合わせて、骨盤をゆう〜っくりと座っているイスの上で後方に転がしていき、背中をわずかに丸まり気味にしていくのです。この時、視線を落としてポーッとしてはいけません。目をしっかりと開いて眼球を頭の動きに先行させるように動かしてください。

そうしたら首の操作を反転させて頭を正面に戻しながら、ゆう〜っくりと骨盤を前方に転がして背中を元の直立した状態に戻ります。今度は頭を左に回転させながら骨盤が後ろに転がって、再び反転させてニュートラルに戻します。頭と首の行ったり来たりに骨盤の動きを連動させてください。4周期ほど繰り返したら手を首から離してください。首がスッキリし始めてきましたね。

タイプ2：乳様突起

首のトップジョイントを理解することは基本中の基本です。

口を軽く開けて左右の乳様突起に指を貼りつけてください。指の腹（指紋の部分）を使います。やはり押しつけないで蝶々がとまっているかのような軽量タッチにします。第1章でやりましたが、乳様突起の位置は耳の穴の後ろで耳たぶの間でしたよね。左右の指で乳様突起を操作して、眼と頭を左右に回転させてください。首が固まっている場合はなかなかうまく動かないかもしれません。ただし金属の塊ではないので、まったく動かないということはないでしょう。1ミリしか動かなければその範囲内で動かせばよいのです。「わしのは0・1ミリも動かん」という頑固な人は、動いているつもりになってくれれば結構です。

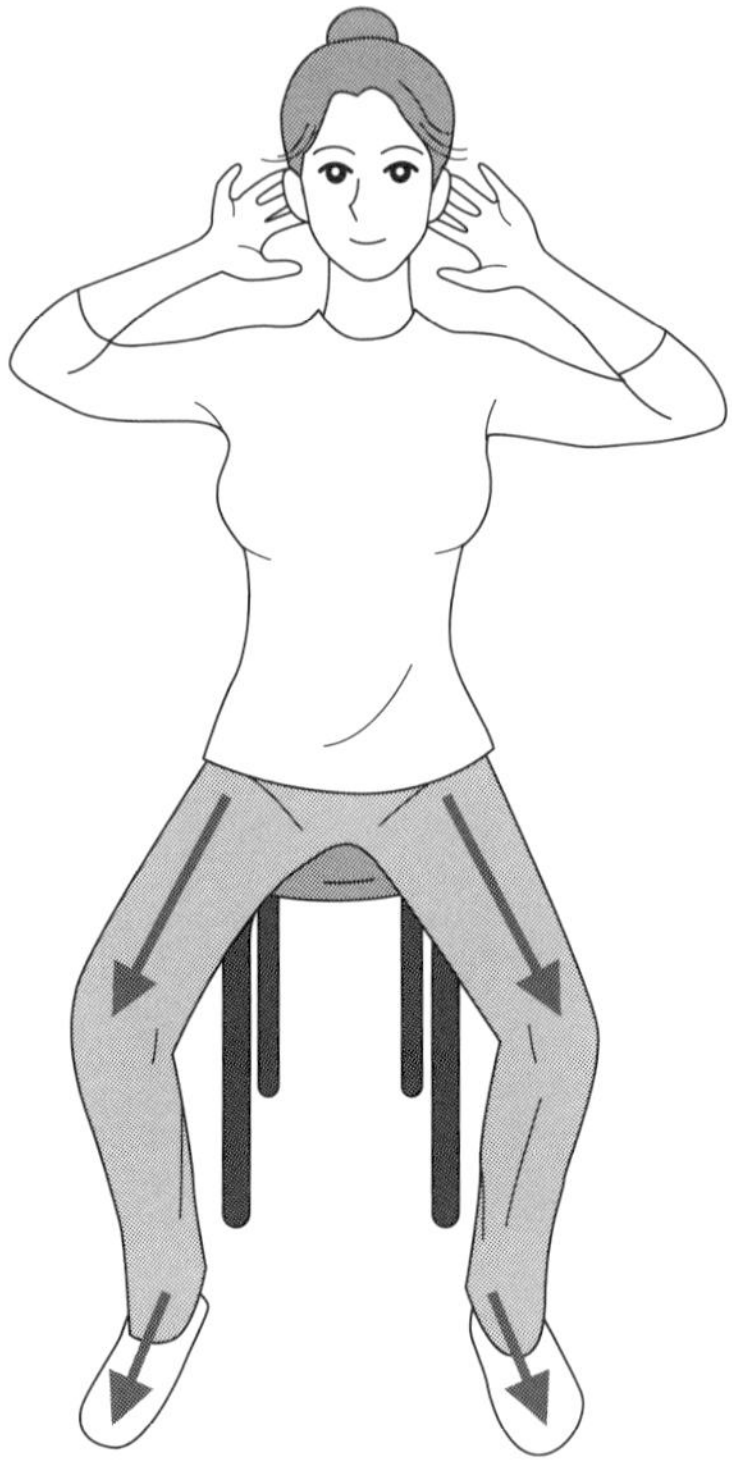

6秒カウントでゆう〜っくりと動かしてください。頭が左右に回転する動きはトップジョイントではなくて、第2頸椎の縦軸がメインになることを思い出してください。とらえ方をちょっと変えると固くて動かなかった首も途端に滑らかに動いてくれるかもしれませんよ。

これに先ほどと同じように骨盤と背骨を連動させるのです。乳様突起の操作を行ないながら骨盤をゆう〜っくりとイスの上で後方に転がして背中をわずかに丸まり気味にして、またゆう〜っくりと骨盤を前方に転がして背中を直立姿勢に戻していきます。やはり眼の動きを大切にしてください。ポーッとしないようにご注意ください。

タイプ3：頬骨下のくぼみ

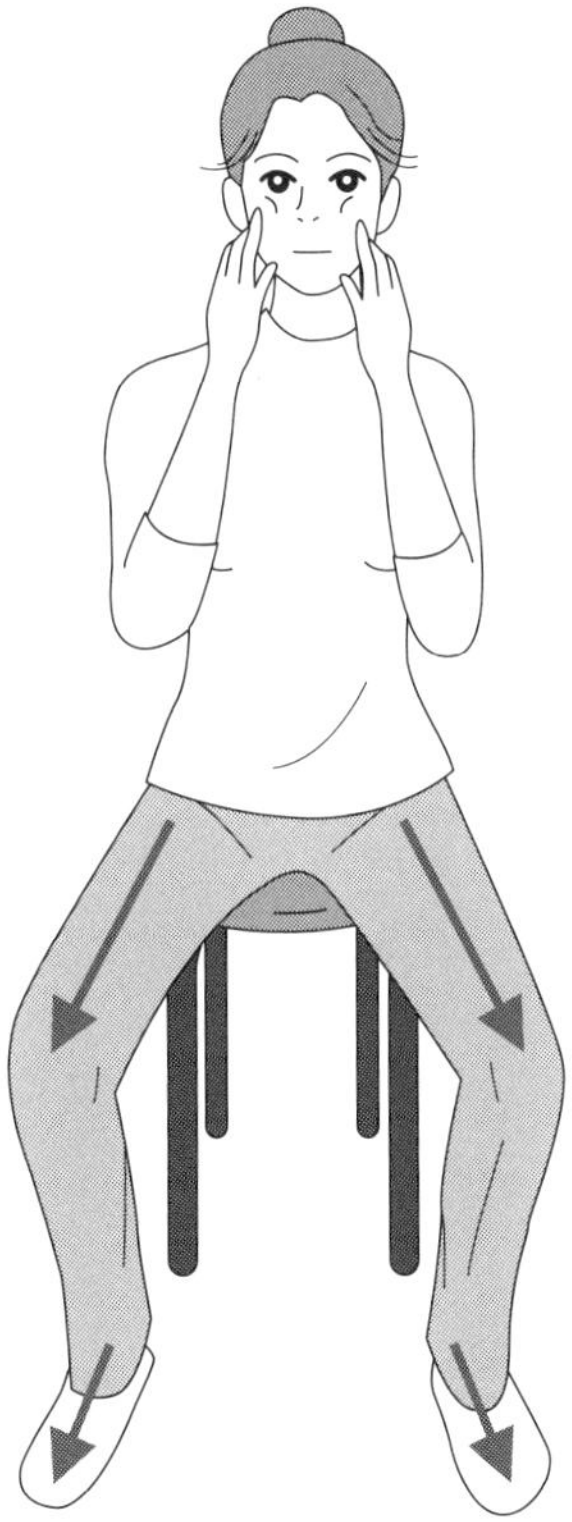

操作方法はタイプ2と同じです。指の腹の貼りつけ位置を頬骨に変えるだけです。人差し指と中指の指紋の部分を頬骨の下のくぼみに触れて、ふんわりとわずかに持ち上げ気味にして左右に頭を回転させます。やはり第2頸椎の縦軸の構造を思い出してから動かして、絶対に強引に持ち上げたりストレッチなどをしないでください。そして骨盤の動きと組み合わせます。

タイプ4：バケツの取っ手

第1章の「トップジョイントの位置」でさんざんやったバケツの取っ手を覚えていますか？ 知らないという人は今すぐ読み返してください。両中指を左右の乳様突起にそれぞれ触れて、親指は頬骨の下のくぼみに触れて、超軽量タッチの4ポイントを作ります。半楕円のラインを描いてバケツの取っ手になります。

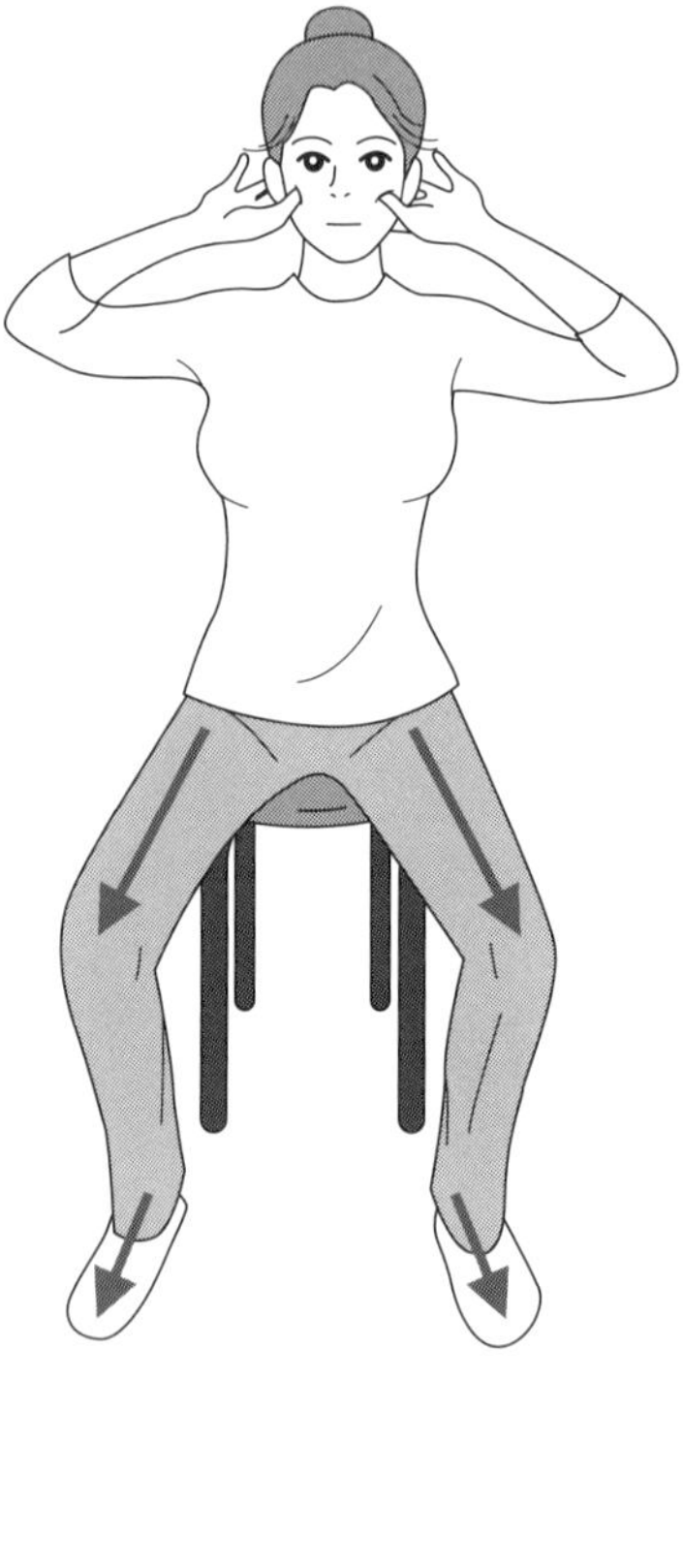

そして頭を左右に回転させながら、骨盤と背骨を連動させます。

これで全4種類完了です。イスからゆう〜っくりと立ち上がって歩いてみてください。首がユルんでいて頭がふわっと浮かんでいるかのような感じがしますね。

2 ヘッドクロック

FMは当時、生徒の頭を軽いタッチで触れて各方向に動かして、こんなことをやっていました。

FM「こっちかなあ〜?それともこっちか〜?いやいや、あっ、わかったぞ!こっちだあ〜!ワッハッハッハッハッ」
生徒A「ウワー!」
生徒B「……」

FMの手の操作は華麗で実に見事だったのですが、生徒はこういう芝居がかった演出につきあうのに次第に疲れてきました。まるでマジックショーで、いったい何をやっているのか教えてくれることはまったくなかったからです。

このマジックショーまがいのレッスンの裏ワザ解釈が、これからやるヘッドクロック(頭の時計運動)なのです。自分のいる真下の床に時計の文字盤を想像してください。正面が12時で後方が6時、右側が3

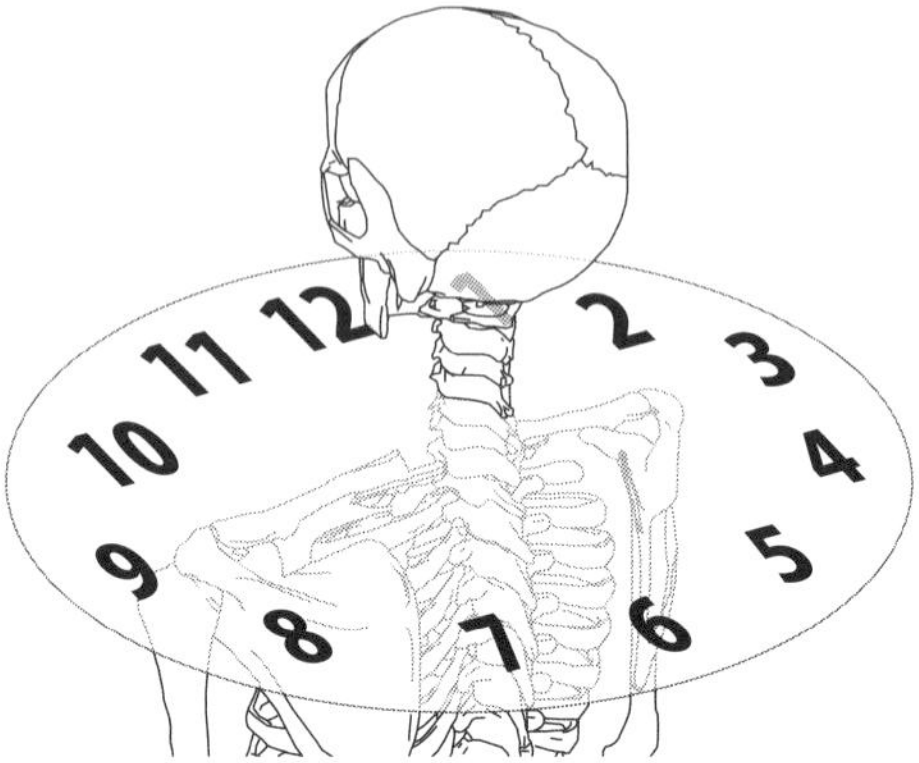

時で左が9時です。すると右斜め前には1時と2時、左斜め前には11時と10時があって、右斜め後ろは4時と5時、左斜め後ろは8時と7時になります。

イスに座ってでも立ち姿勢でもどちらでも構いませんが、人差し指と中指で4ポイントのバケツの取っ手を作ってください。左右の乳様突起と頬骨下くぼみに軽いタッチで触れてください。そして指の触れている皮膚をそおーっと前方、つまり12時の方向に動かします。頭も前方に突き出されていくことになりますが、人が目で見てわかるようなものではなくて、ほんのわずかな動きでよいのです。そうしたらそこから指の操作で後方の6時に向かわせるようにするんですが、そのとき直線的に移動するのではなくて、虹のアーチを描くように指でふわーっと持ち上げるようにしながら動かすのです。3〜4秒かけてゆう〜っくりと動かしてください。この12時と6時の行ったり来たりを3回程繰り返したら時計の針の中心、ニュートラルに戻ります。

次は1時の方向に頭を向かわせましょう。頭が右に傾かないように平行移動するように動かしてください。やはり人にばれないくらいの動きでこっそりとやりましょう。そうしたらそこから虹のアーチを乗り越えて7時に向かわせるのです。ゆう〜っくりとした操作で行ったり来たりを3回やってニュートラルに戻ります。

これと同じ操作で、次の間の時間を行ったり来たりで順番に行なっていきます。

2時と8時　3時と9時　4時と10時　5時と11時　6時と12時　7時と1時
8時と2時　9時と3時　10時と4時　11時と5時　12時と6時

終わったらニュートラルに戻ります。そして今度は反時計回りに行ないます。

12時と6時　11時と5時　10時と4時　9時と3時　8時と2時　7時と1時
6時と12時　5時と11時　4時と10時　3時と9時　2時と8時　1時と7時
12時と6時

ここまでは頭は平行移動で動かしましたが、次は右にゆう〜っくりと傾けてみましょう。そして左にも傾けてみます。トップジョイントから慎重に頭を横に傾かせるようにしてください。このとき力を抜ききって脱力状態にあると、第4頚椎辺りから頭がカクンと傾いてしまってトップジョイントへの働きかけができなくなってしまいます。力んで行なうのは良くありませんが脱力しきるのもダメということです。難しいと思うかもしれませんが、こういうときは頭頂から地面までの体の中心線を意識すると簡単にできるものです。意識は使いようです。

操作を続けましょう。

右斜め前倒しと左斜め後ろ倒し

左斜め前倒しと右斜め後ろ倒し

最後に頭を第2頚椎の縦軸を思い出しながら、左右にゆう〜っくりと回転させます。これでヘッドクロック完了です。

3 頭と首の最適化

ヘッドクロックで固まった首も少しずつですが解放されてきていることでしょう。そこでFMがレッスンで生徒に「わかった！こっちだあ〜！」といったのは、どっちの方向なのでしょうか？その答えが「頭が前に上に」なのです。言葉で頭が前に上と言われてもなんだかわかりませんが、とにかくこれを頭と首のバランス最適化といいます。そしてこれをアレキサンダー禅問答といいます。

タイプ1：頚部両サイドの後方60度

良い姿勢について書かれた資料を見ると、その多くは頭は胴体の真上に向かわせて一直線にさせようとする指示が多いようです。アレキサンダーテクニックからすると、これは良い姿勢でも何でもなくてただの緊張姿勢です。頭頂の髪の毛をつまんで持ち上げるようにとかありますが、それをやると背骨が引き伸ばされて自然なS字ラインが失われてしまいます。背骨に無理のない頭の位置は普通に思っているよりも前にくるのです。

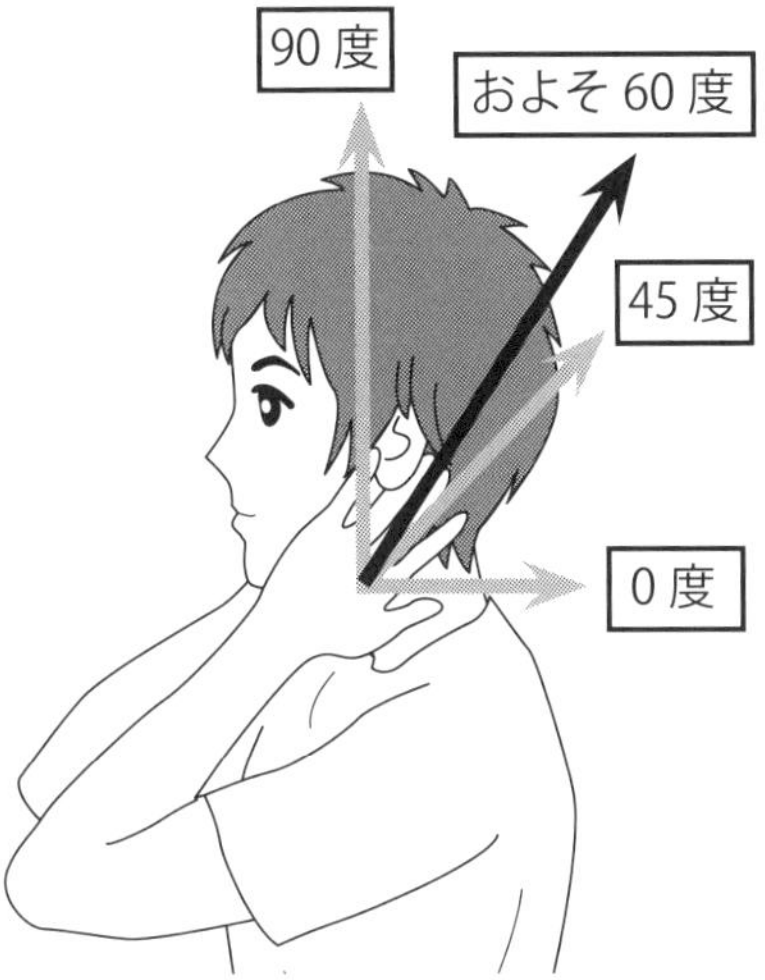

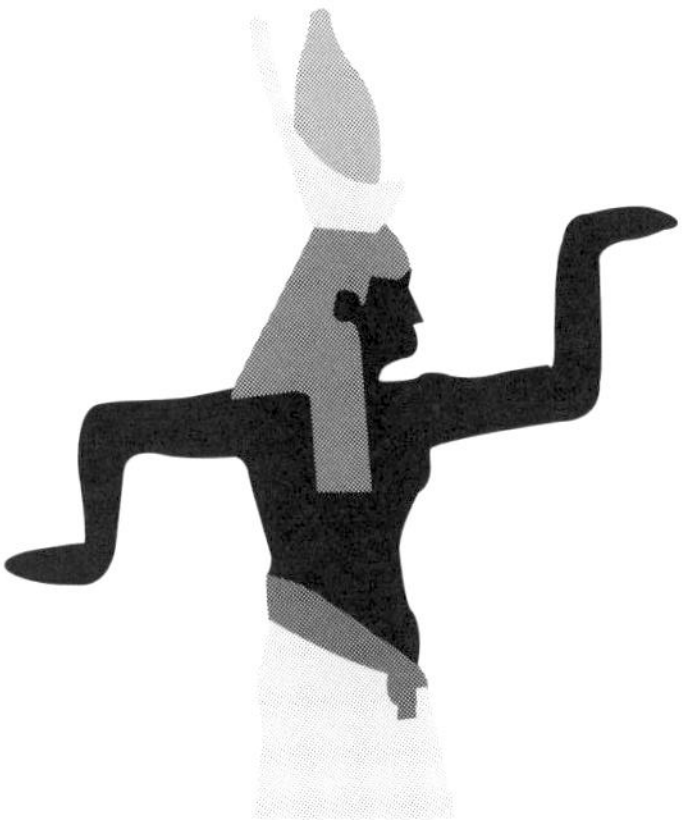

というわけで古代エジプト人のように顔を前方にゆう～っくりと突き出してみてください。アゴが上がらないように注意してください。それで歩いてみましょう。これだといくらなんでも変な人ですよね（笑）。

さてここからが本題です。上に向かわせるわけです。顔を前に突き出した古代エジプト人のままで、両手を首の左右に軽く触れます。そしてそおーっと手を後方60度斜め上、つまり意識の南極星に向かって皮膚をなでていくのです。頭の後ろ水平方向が0度、頭頂方向が90度とするとその中間は45度になりますね。60度というのだからもう少し上向きの方向になります。別に分度器をわざわざ持ち出してきて計測をする必要はありません。だいたいでよいのです。そのかわり手の操作を慎重にしてサランラップ1枚をなでるような極軽量タッチでゆう～っくりと動かしてください。最後にフワーッと手が首から離れて最適化完了です。

あまりの簡単さに声も出ないでしょう？　手品のトリックというのはこういうものなんです。一瞬の出来事だったので何が起こったのかわからないという人もいるかもしれません。そこ

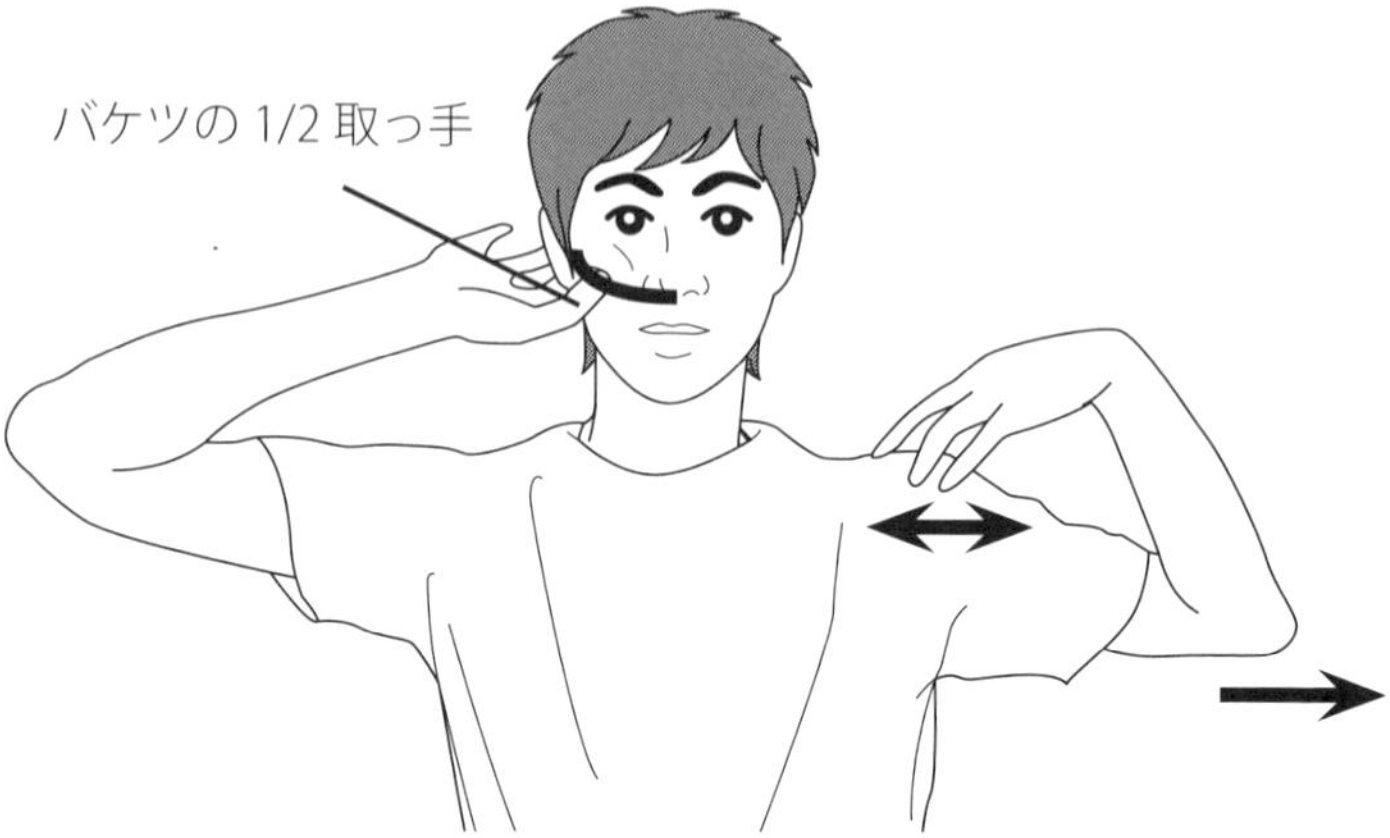

肘を横に突き出して、肩のはじっこに触れる。

で鏡の前でもう一度行なってみてください。するとあら不思議。喉の前にほど良い空間があって胸が開いているでしょう。両肩も左右に流れています。さらに気がつくと首がどんどん伸びてきているはずです。頭はやじろべえのようにトップジョイントの上でふわっとバランスが取られています。

タイプ2：バケツの1／2取っ手と鎖骨

タイプ1の最適化操作はインスタントで即効性がありますが「やりかたが汚い、野蛮だ」と言う根っからのアレキサンダーファンのために、タイプ2ではもう少しアレキサンダーテクニックらしい手の操作で精妙なやり方をしてみましょう。

イスに座って中指を乳様突起、親指を頬骨下くぼみの4点に触れてバケツの取っ手を作ってください。そこで左手を離すと右指だけのバケツの1／2取っ手になりますね。消えた左側の取っ手はイメージで作ってください。そして左指で左肩はじっこにフワッと軽く触れるようにします。左肘が横に突き出るようにするとちょうど指が鎖骨の関節に触れるようになります。

手の配置が決まったら、ここからが操作です。左指でそっと左肩の皮膚を右方向、つまり体の中心に向かってわずかに動かすと同時に、中指でバケツの1／2取っ手の支点をわずか1ミリだけ、フワッと持ち上げるようにするんです。わずかに顔が下向きになって視線は床に向かいますね。これをゆう〜っくりと慎重に行なってください。そこで操作を反転して、左指を元来た位置の左外に戻して中指の支点は静かに下げてください。顔は上がって視線は正面に戻ります。これを繰り返します。

そしてこの操作と同時に骨盤を後方にゆ〜っくりとわずかに転がしていくのです。目に見えるような大きな動きではなくて、かすかな動きです。そうしたら手と指の方向付けを反転させて骨盤と一緒に元来た位置にこれまたゆう〜っくりと戻ってきてください。手の組み合わせを変えて反対側でもやりましょう。

●引き寄せの手

操作中の手と指のコンタクトですが、皮膚から浮かし気味になるくらいが好ましいのです。触れているか触れていないかスレスレのところです。手が磁石になって皮膚を引き寄せる、そんな感じです。洗面器に水を入れて軽く手で触れて静かに持ち上げると、水は表面張力で手に張り付いて3ミリ程度なら膨張しますよね。私たちの体は70％以上は水分なのでそれと似たようなことは起こせるのです。引き寄せの法則ならぬ引き寄せの手で導いてください。あなたの思いはきっと実現しますよ。

タイプ3：逆バケツの1／2取っ手と鎖骨

左右の腕が顔の前でクロスされるように左指で右顔にバケツの1／2取っ手、右指で左肩はじっこに触

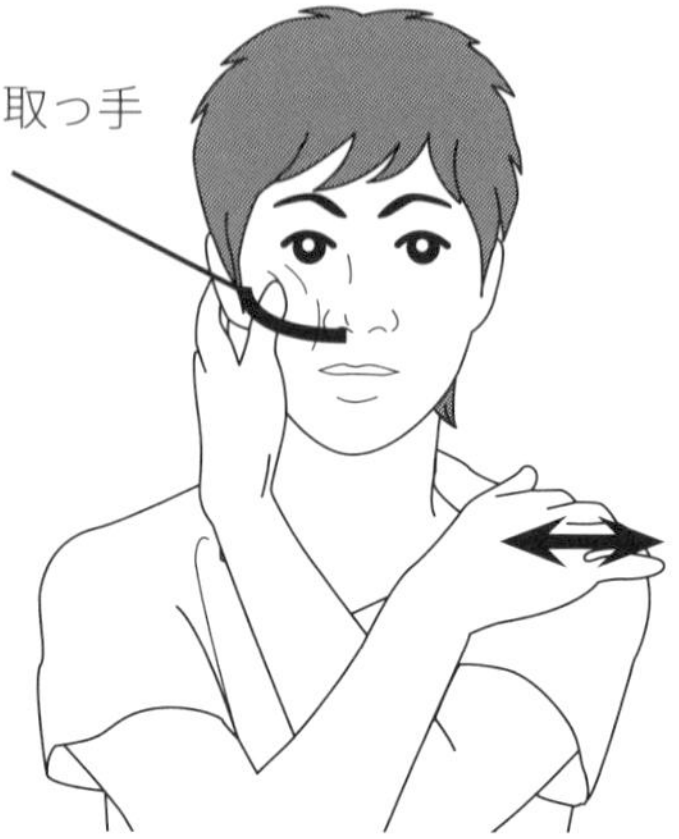

肩のはじっこの皮膚を操作する。

れてください。手の配置がタイプ2と逆になりますが、操作と方向付けは同じです。左手の中指でバケツの支点をフワッと上に方向付けて顔がわずかに下を向いて視線が床、同時に右指で左肩皮膚を体の中心に向かって右に方向付けます。それに合わせて骨盤を後方にゆ〜っくりと転がしましょう。そして反転して顔が正面で左肩は左外、骨盤は前方に転がって元の位置に戻ります。やはり手の組み合わせを逆にして反対側でもやってください。

これで頭の最適化は完了です。このときあなたの首は少しずつですが、それでも徐々にユルみ始めて、頭の置き場所は体に対して前に上に行き始めるのです。アレキサンダー禅問答の回答は体感を通して理解されるのですね。

4　意識の抑制

このように手を使って操作をしていくと身体各部の調整作用が表れるのですが、その間に体に隠れていたしこりのような塊が浮上してくることがあります。よく「肩の奥の方にコリ固まったゴリゴリしてるのがあるんだけど、これなんとかならないのかしら？」とか言ってる人がいますが、そういう部分です。すると多くの人はそれを解消しようとやっきになって、知らず知らずのうちに力んで筋肉質の刺激を発生させてしまうのです。このときの刺激はまったく強烈で、人によってはマッサージかストレッチでもしているかのような独特のゴリゴリ感や痛キモ感を味わうのですが、これはワナです。外側の意識空間は消え去って、部分的な固いしこりに完全にとらわれています。甘い香りに引き寄せられた昆虫が食虫植物のえじきになるようなもので、それをやっている限り100年経っても体が調和することはありません。

ワナにはまるのを回避するために意識の抑制をしてください。第2章の意識の北極星を思い描いて空間をもっと感じるようにしてください。とはいえ誘惑に打ち勝つにはそう簡単なことではなくて、私も意識が体の外に定着するまでは甘いワナについつい引っ掛かってしまうことが何度もありました。そういうときには、いったん停止して散歩でもしてから再スタートしてください。

ここで極めて大事なことですが、今抱えている様々な問題を受け入れて我慢してください、と言っているわけではないのです。やるべきことは意識を広げて、そうした問題を見ぬふりをして手放すことなんです。どうやったら問題を解決できるのかではなくて、どうやったらよりよいものが手に入るのかが鍵なのです。部分的な問題にこだわり続けている限り習慣的な筋反応は決して止むことはありません。それが神経系のからくりなんです。そこに気がつくとアンドゥーイングが起こります。そしてプライマリーコントロールが発動するんです。体の内に秘めた調整力が働き始めて、本当は問題など最初からなかったということが実感されるのです。筋肉質のドゥーイングを回避して皮膚感覚を養っていくのはそのためなんです。

5 呼吸の仕方

よく「動作中の呼吸はどのようにするのか？」という質問があります。ＦＭは当時、人からブリージングマン、つまり呼吸の達人と呼ばれていました。卓越した手の操作でプライマリーコントロールを引き出すと即座に深くて良質な呼吸に改善されたからです。よくある呼吸法では数を数えながらとか、意思の力で呼吸を制御しようとします。アレキサンダーテクニックでは呼吸は意思の力で呼吸するのではなくて、観察力によって行なう受動的なものです。

呼吸は体の動きにまかせて行ないます。逆にいうと体の動きを妨げない呼吸をしてください。息を詰めると当然、体の動きは固まりだしますので良くありません。ＦＭ・アレキサンダーによると肋骨の特に側面の膨張と収縮の動きを観察すると、肺の空気の出し入れは大気圧によって自動的に行なわれるそうです。

そして大切なのは空気量ではなくて、体に取り入れるべきものは生命エネルギー源の氣、プラーナなのです。だから深呼吸のように空気を目一杯吸い込む必要はありません。そういうのは決して有害ではありませんが、ここではかえって役に立ちません。

◎観察

イスに座ってください。そして左右の指の背面を肋骨下部の側面にそれぞれ触れてみます。膨張と収縮を繰り返しているのを手で感じとることができますね。膨張するときには別に無理に吸い込まなくても空気は勝手に入ってくるし、収縮すると吐きだそうとしなくても自動的に出て行きます。さらに観察をすると、息が入って肋骨の側部が膨張するときには背骨も一緒に連動して伸びていき、収縮して吐き出されるときには背骨は縮んでいくのがわかるでしょう。さて、ここで呼吸の動きに合わせて、手で体の操作をしてみましょう。

タイプ1

肋骨が膨張して空気が入ってくるときには、触れている指の背面を後方にわずかに動かして背中をやや丸まり気味になるように誘導してみてください。そして肋骨が収縮して空気が出ていくときに指の背面を前方にわずかに動かして背中をやや反り返り気味にしてください。そうすると呼吸は胸部よりもむしろ背中側で行なわれるのがわかりますね。

タイプ2

次に手の操作を反転させて呼吸をしてみます。つまり肋骨が膨張して空気が入ってくるときに、指の背面を前方に動かして反り返り気味にします。そして肋骨が収縮して空気が出ていくときに、指の背面を後方に動かして丸まり気味に導いてください。今度は背中よりも胸部で呼吸が主になります。

ここで質問です。タイプ1の背中側でする呼吸と、タイプ2の胸部でする呼吸ではどちらが浅く、またどちらが深い呼吸になるでしょうか？ 答えはあなた自身の観察を通して見つけてください。他人の言うことを鵜呑みにするよりも、自分の経験が一番信頼できるのです。

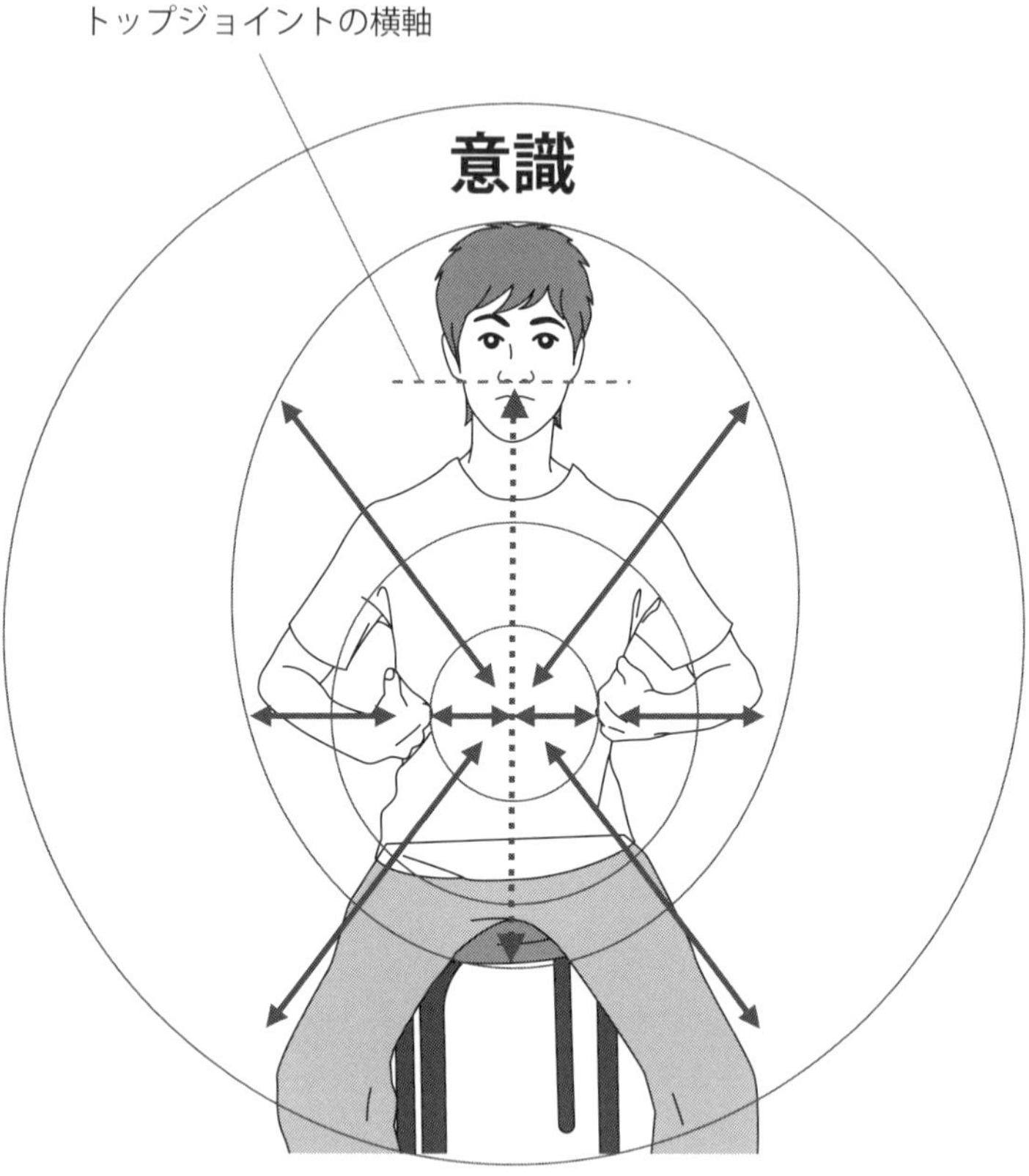

指の背面で肋骨の膨張と収縮を感じてみる。中心は両手で触れた任意の２点の間に現れる。そのときやるべきことは、意識の北極星を思い出して、空間の膨張と収縮をイメージすること。

6 八方除け運動

さて頭と首の次ですが、今度は骨盤と頭の関係性を学んでみましょう。

八方除けというのを知っていますか？　身の回りにあれこれ問題が発生して八方ふさがりのときに神社でしてもらうお祓いのことです。そこで使われるのが八方位が書かれた方位盤です。風水でも使われるので見たことくらいはありますよね？

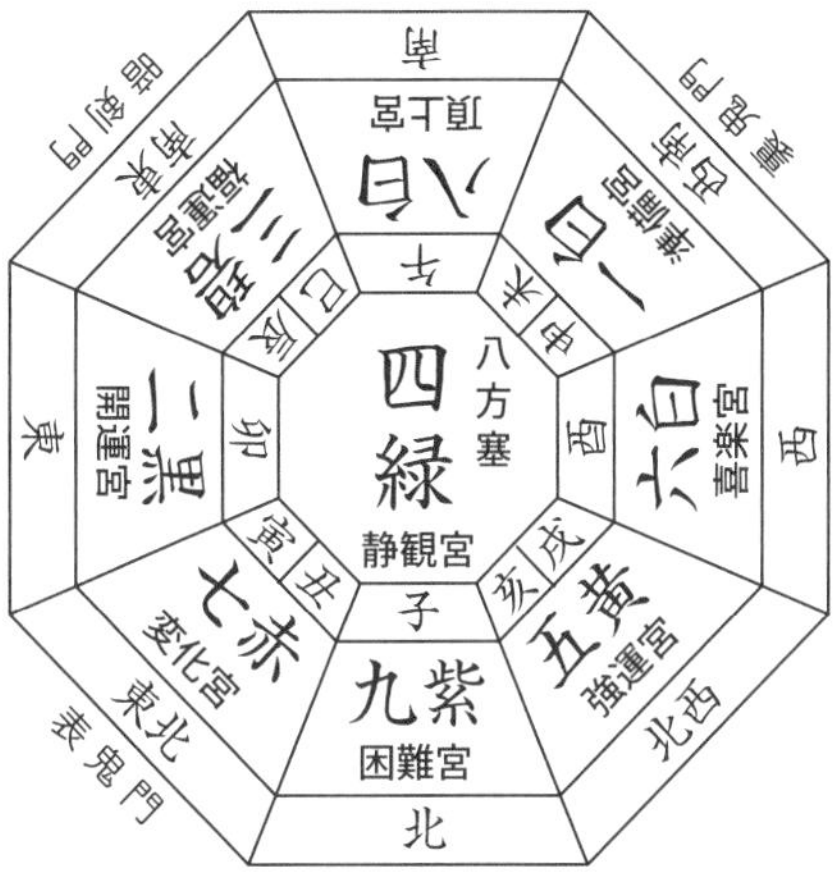

この方位盤を今自分の座っているイスの下の床に置いてほしいのです。実際にやる必要はありません。想像で置いてください。そして方位を定めましょう。正面が北、背面が南、右手が東で左手が西です。ということは右斜め前が北東で左斜め前が北西、右斜め後ろが南東で左斜め後ろが南西になりますよね。分かりますか？　こういう方位感覚は簡単そうでも、いざとなると顔を手で覆って大混乱してしまう人が結構います。「話を聞かない男、地図を読めない女」という脳科学の本がありますが、この件に関してはもしかしたら男性よりも女性の方がいくぶん苦手なのかもしれません。ちなみに私の場合は右と左を区別するのが苦手で、この本を書いてい

る間にも左右の書き直しが幾度とありました（汗）。

◎基本型

それではさっそくやってみましょう。まず坐骨を支点にして胴体を直立して座ってください。坐骨が分からないという人はお尻の下に両手を置いてください。それが坐骨です。坐骨を確認したら両手を骨盤側面の左右の腸骨に貼りつけます。指先は正面を向くようにするとよいです。それで手の操作で腸骨の皮膚を後方にゆう〜っくりと動かすようにして骨盤を後方、つまり南方に車輪のように転がすのです。そうしたら次は北に6秒カウントで転がします。これを行ったり来たり同じタイミングで南北間を繰り返すのです。これに眼と頭の動きを連動させるわけです。つまり骨盤が南に転がると背中が丸まって頭頂は北を向き、骨盤が北に転がると背中は反り返って頭頂は南を向かせるのです。

ここでの注意点ですが、背中が丸まるときには頭と背中と骨盤のラインは横から見ると弓形になるようにイメージしてください。ちょうどみぞおちが中心になってそこに矢が突き刺さっていると思えばよいでしょう。とはいうものの自分では弓形のつもりが、外から見ると何といびつなラインになっていることでしょうか。感覚は当てにならないのです。だからＦＭ・アレキサンダーは鏡を見ながら自分の動きと感覚を修正していったのです。ここであまり厳しくチェックを入れるとやる気が失せてしまいますので、とりあえずは今自分が持ち合わせている感覚を働かせて、綺麗な弓形を目指して動かしてください。

背中が反り返る動きのときは、丸まるときと比べると背骨の可動性が構造的にかなり制限されています。卓越したヨガの行者様は確かに前も後ろも自由自在にグンニャリ曲げることができるようですが普通はあ

南北（前後の動き）

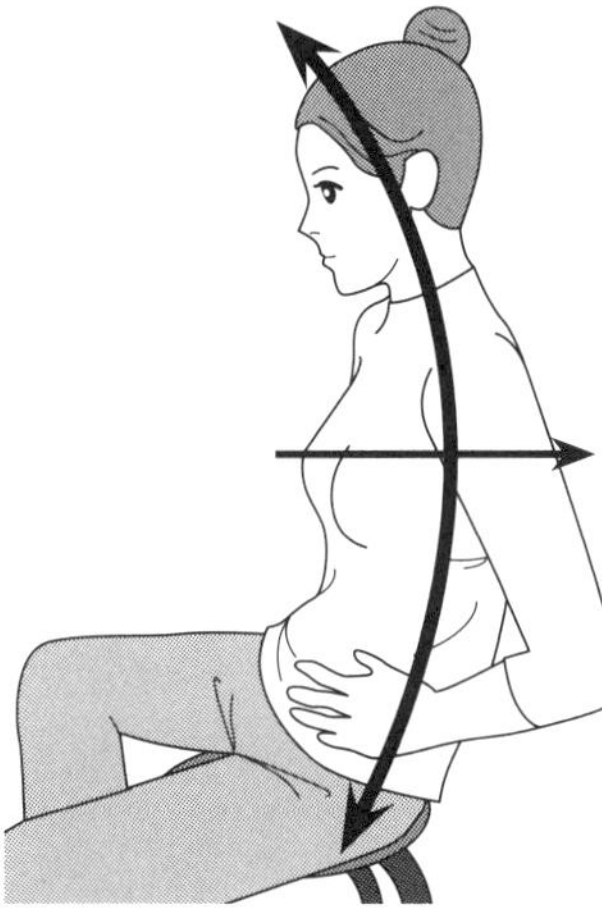

南に丸まる

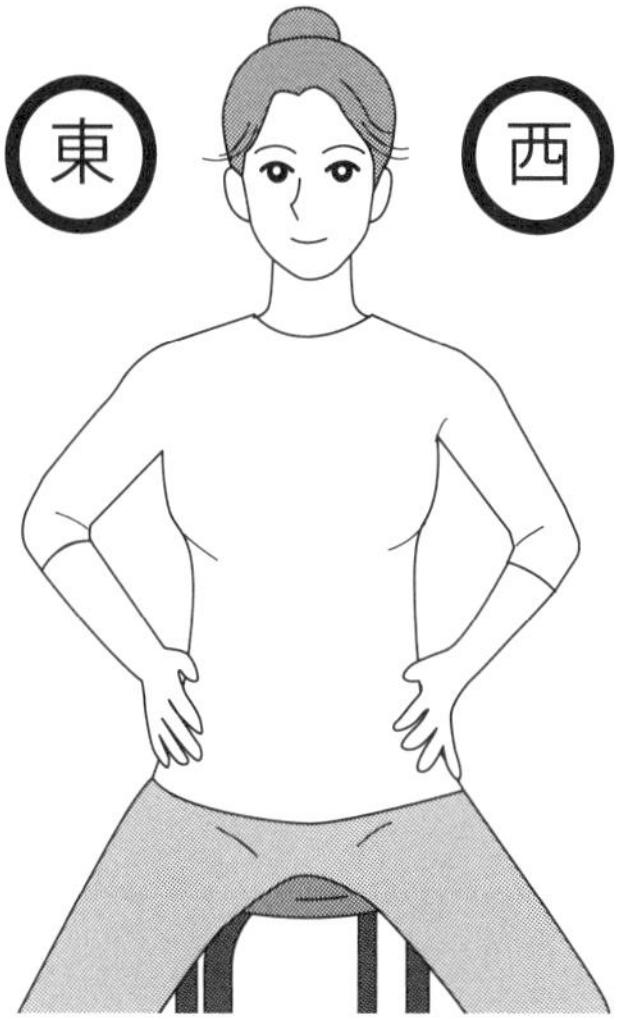

基本ニュートラルポジション

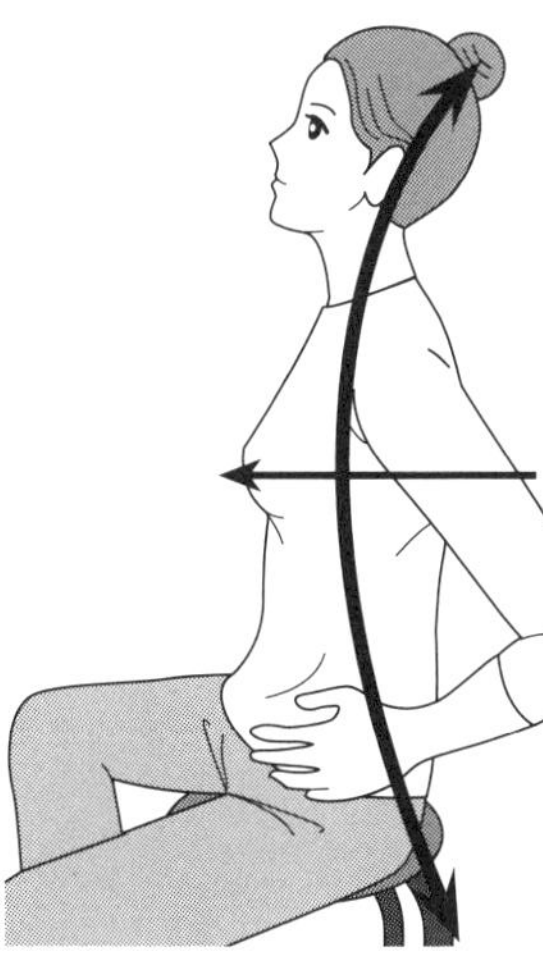

北に反り返る

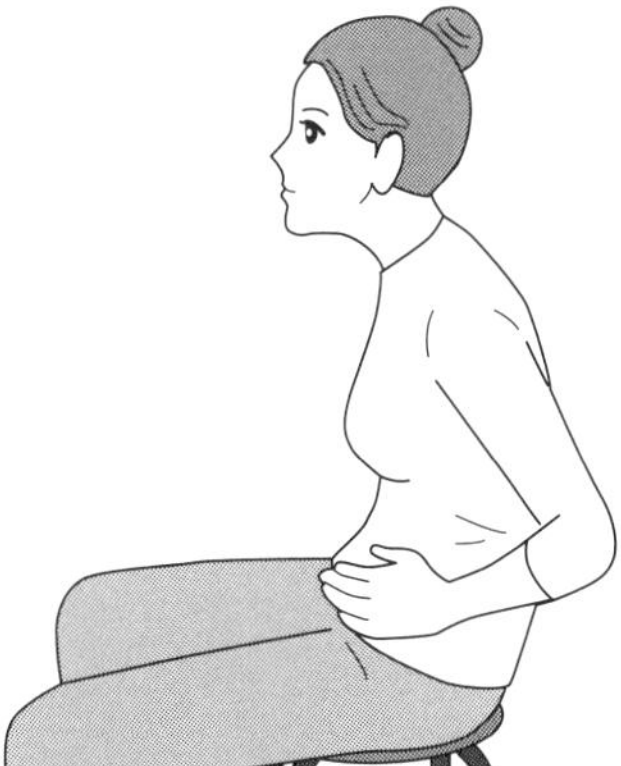

悪いやり方：首が固まって弓形が歪んでいる。

南東ー北西（斜めの動き）　東西（左右の動き）

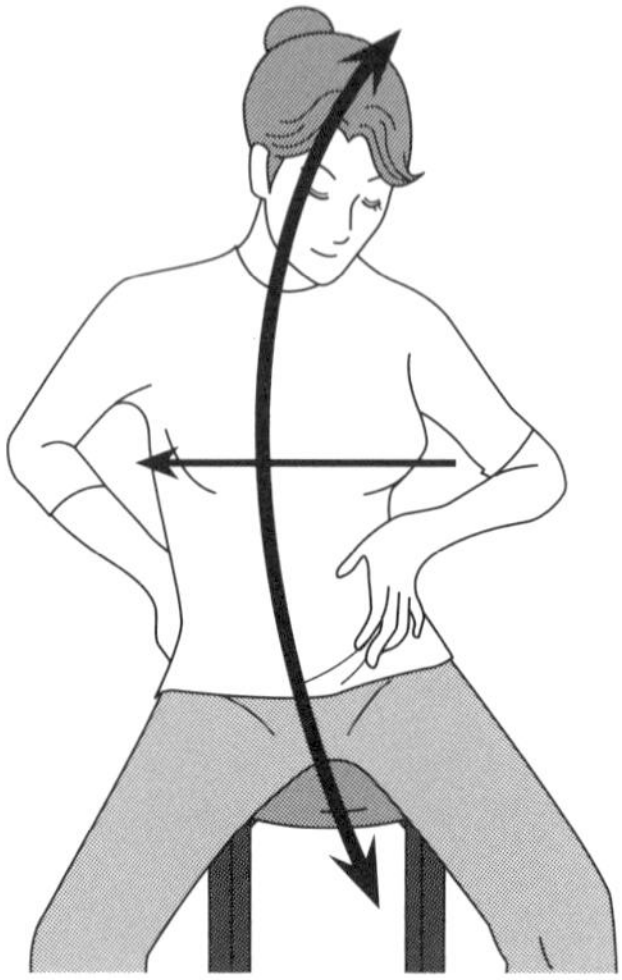
南東に丸まる

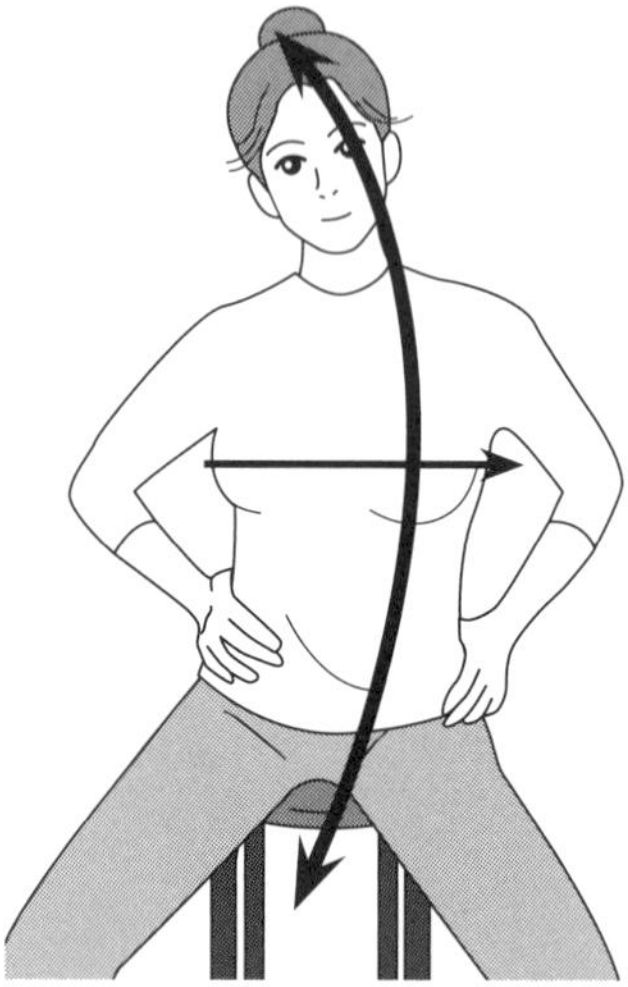
西に丸まる

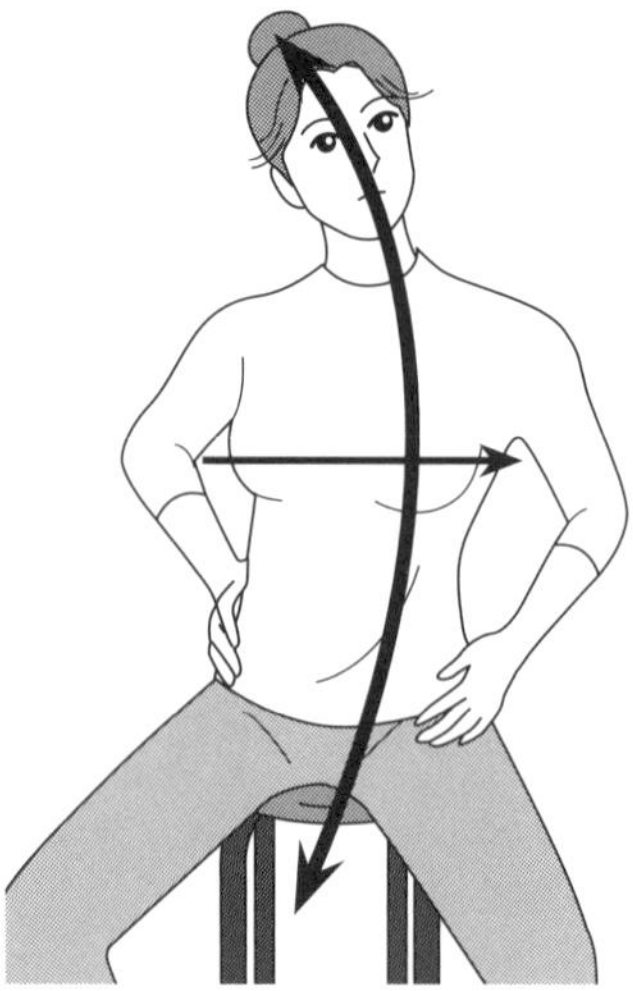
北西に反り返る

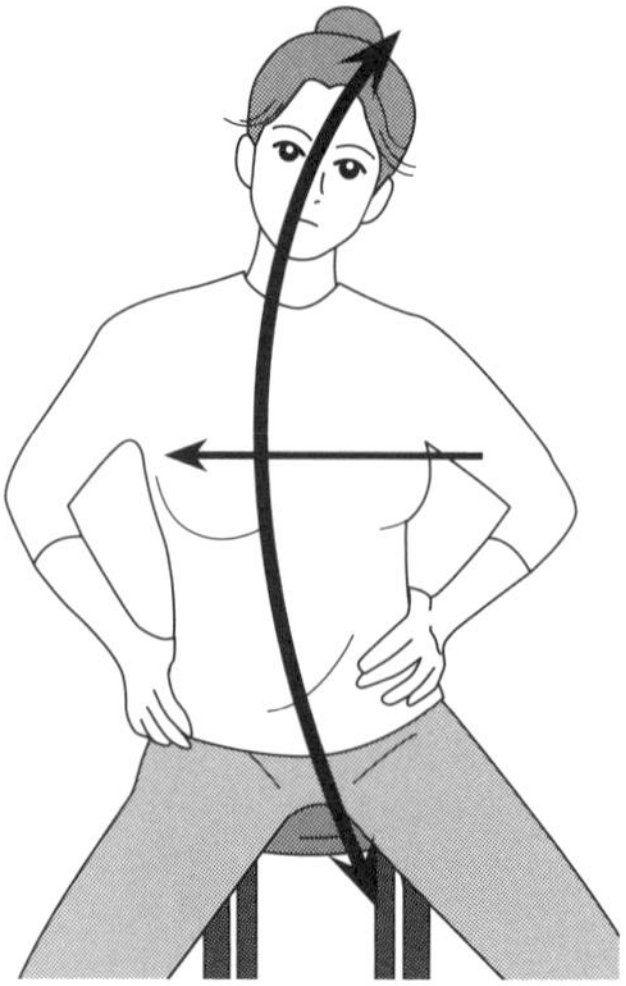
東に丸まる

あはなりません。イメージトレーニングでやるのは私も好きでよくやりますけど、少なくともここでは実際に肉体を無理に曲げてはいけません。楽な範囲で動かしてください。

それでは次。東西間に骨盤を転がしてみましょう。今度は頭と背中と骨盤ラインが横に弓形になるようにします。まずは右手で右腸骨を持ち上げると右の坐骨は浮き上がって骨盤は左側、つまり西に傾きますよね。そして左手で左腸骨を持ち上げると左の坐骨が浮き上がって骨盤は東に傾きます。これに頭と背骨を連動させてください。骨盤が西に傾くと頭頂は東向きで、左の肋骨は西に突き出されます。骨盤が東に傾くと頭頂は西を向き、右の肋骨は東に突き出されます。これをゆう〜っくりと滑らかに繰り返してください。

これで東西南北の4方位の弓形の動きが出来ました。それではこの要領で残りの4方位、南東―北西、南西―北東をそれぞれ行なってみましょう。やることは同じです。綺麗な弓形を心がけて6秒カウントで斜め方向に行ったり来たりをするだけです。地図を読めないという人も、ゆう〜っくりと動かせばできるはずです。ただ急ぐと失敗します。たとえ綺麗な弓形を作れても連続性が途切れてしまうからです。

◎応用型

操作をさらに展開させて頭と背骨と骨盤の連動性を高めていきます。

タイプ1：骨盤

イスに座ってください。足はやや開いて床に着地させておいてください。左手の指先を左そけい部につけて左手のひらが左下腹部に貼りつくようにします。右手のひらは右側の殿部に貼りつけてください。そ

タイプ1　骨盤操作による動きの2パターン

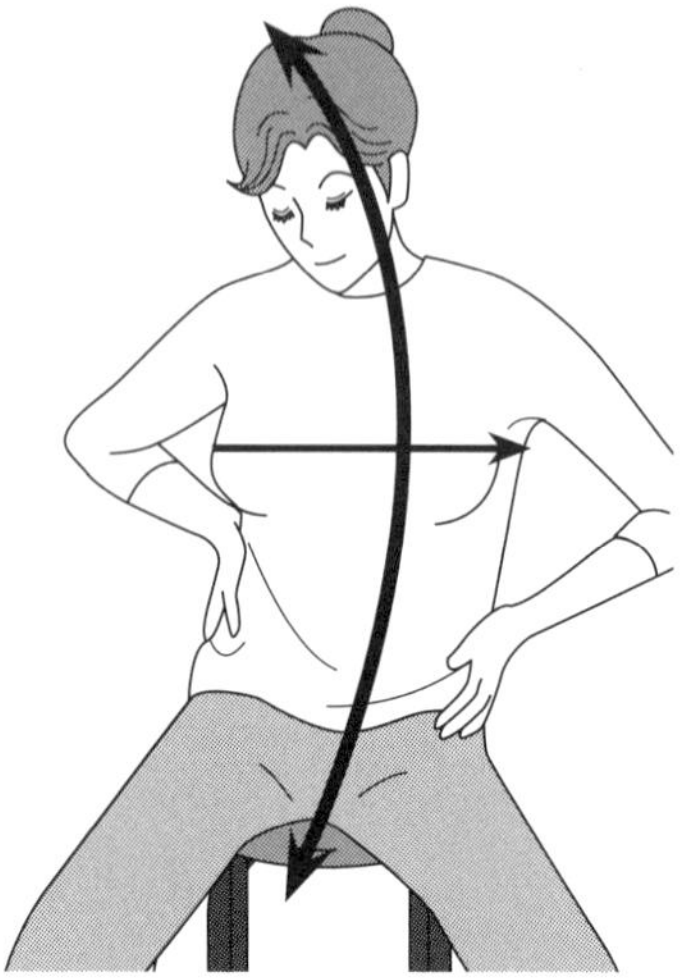

背中は南西に丸まる

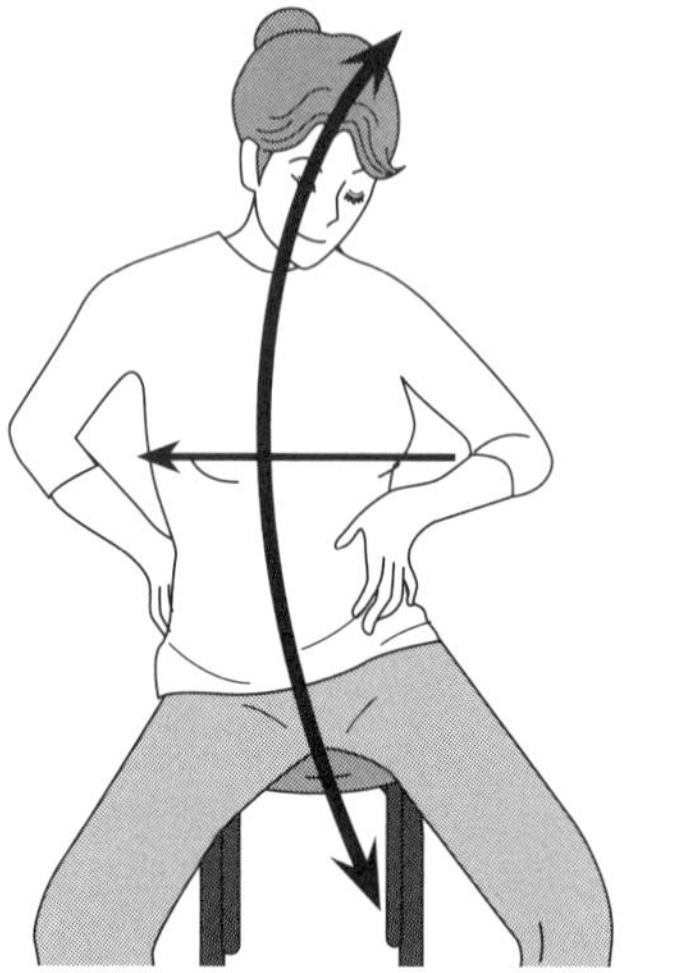

背中は南東に丸まる

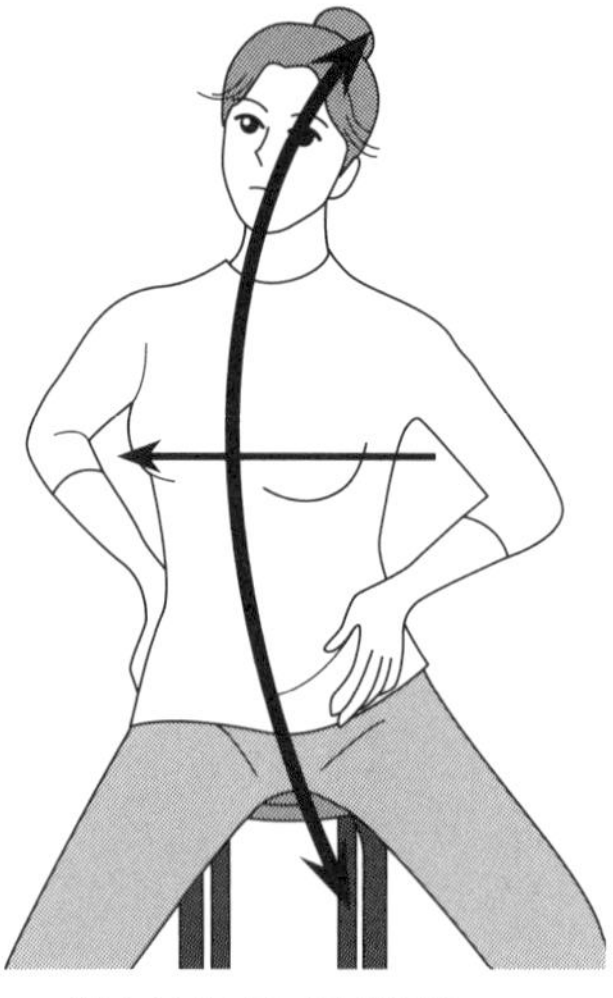

背中は北東に反り返る

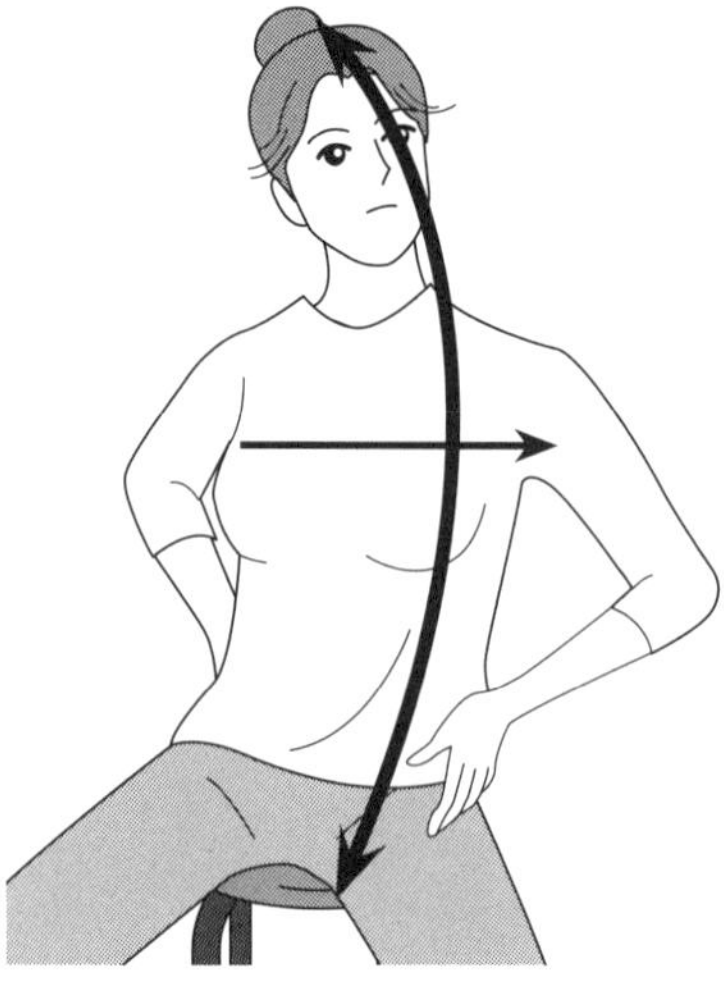

背中は北西に反り返る

して左手で下腹部を右斜め後ろ、つまり南東向きに持ち上げます。そして骨盤が右斜め後ろの南東に転がるように操作します。やはり頭と背骨と骨盤のラインが弓形に丸くなるようにします。方位盤を見て各方向を理解してください。

そして今度は右手で殿部を左斜め前を狙って持ち上げて、骨盤を北西にゆう〜っくりと転がします。弓形に反り返りますね。これを行ったり来たりで3回行なってください。

次に両手の位置はそのままにして、骨盤を左斜め後ろの南西に転がるように操作してください。次はやはり反転して骨盤を北東に転がします。6秒カウントで行ったり来たりを3回行ないます。頭と背骨と骨盤で綺麗な弓形を作るように連動させて動かしてください。手の組み合わせを変えて反対側でもやってください。

タイプ2：頭

タイプ2はタイプ1の骨盤操作で行なったことをそのまま頭の操作で行ないます。左手のひらが左こめかみで右手のひらが右耳後ろの後頭部です。

右手で後頭部を左斜め向きに持ち上げると頭は北西に傾いて、背骨との連動性から骨盤は右斜め後ろの南東に転がります。やはり弓形に丸くなります。左手で左こめかみを持ち上げると左斜め前の北西に向かって弓形に反り返ります。タイプ1と同じように、北西―南東、北東―南西を行ったり来たり6秒カウントで3回行なってください。

そうしたら次は、方向転換で頭が北東で骨盤が南西に向かわせる動き3回ですね。そして反転すると頭

タイプ２　頭の操作による動きの２パターン

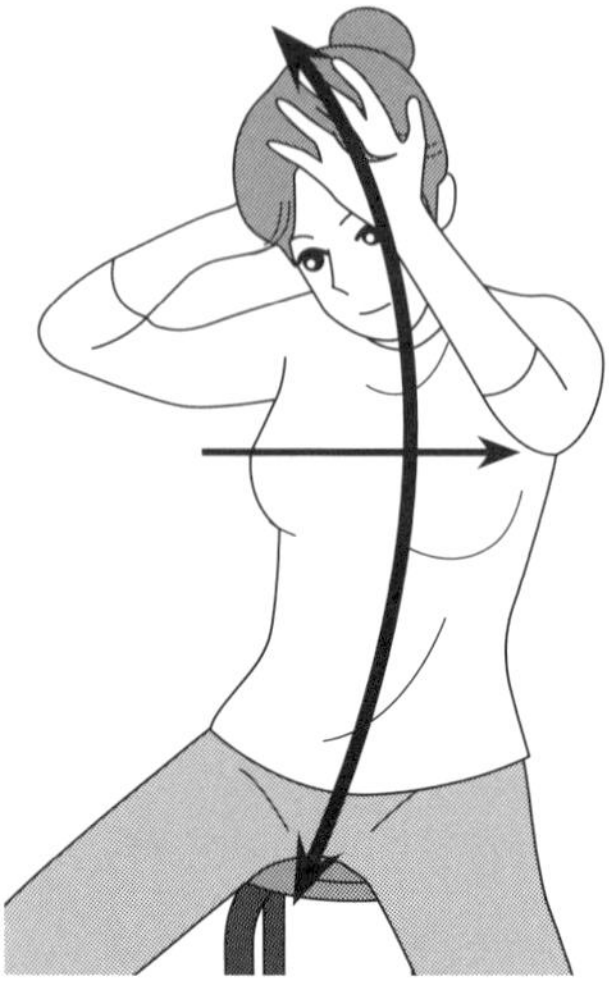

背中は南西に丸まる

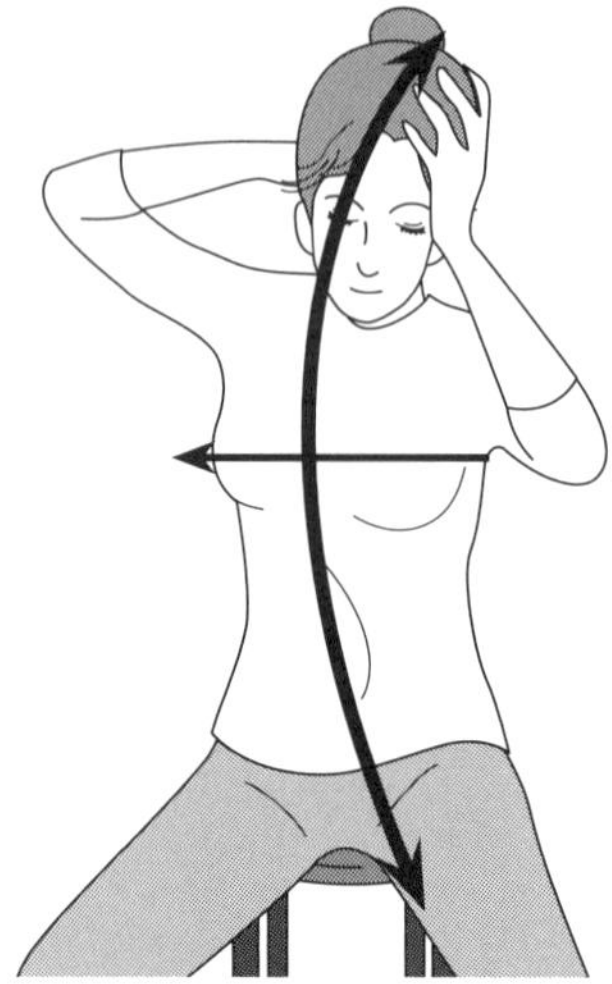

背中は南東に丸まる

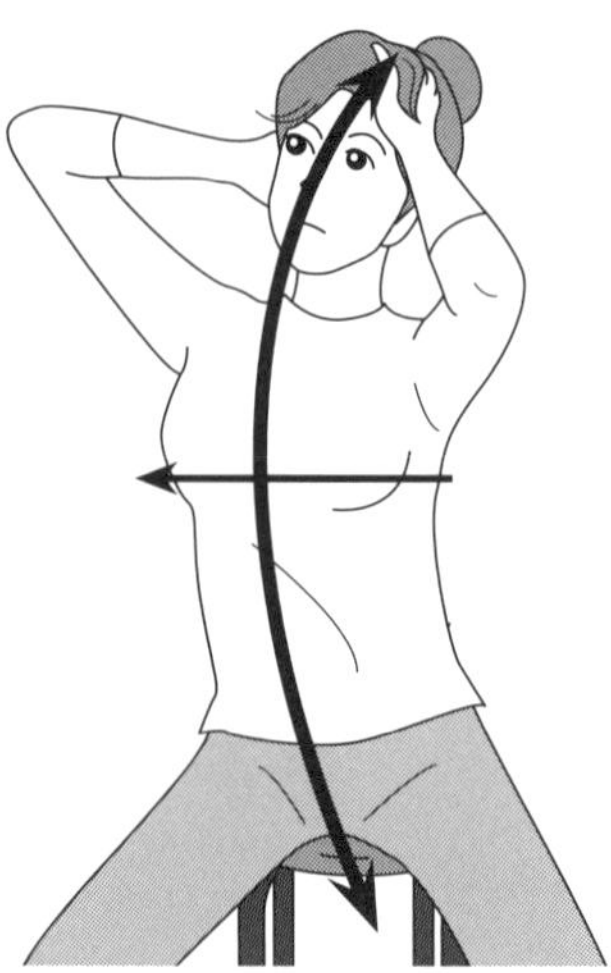

背中は北東に反り返る

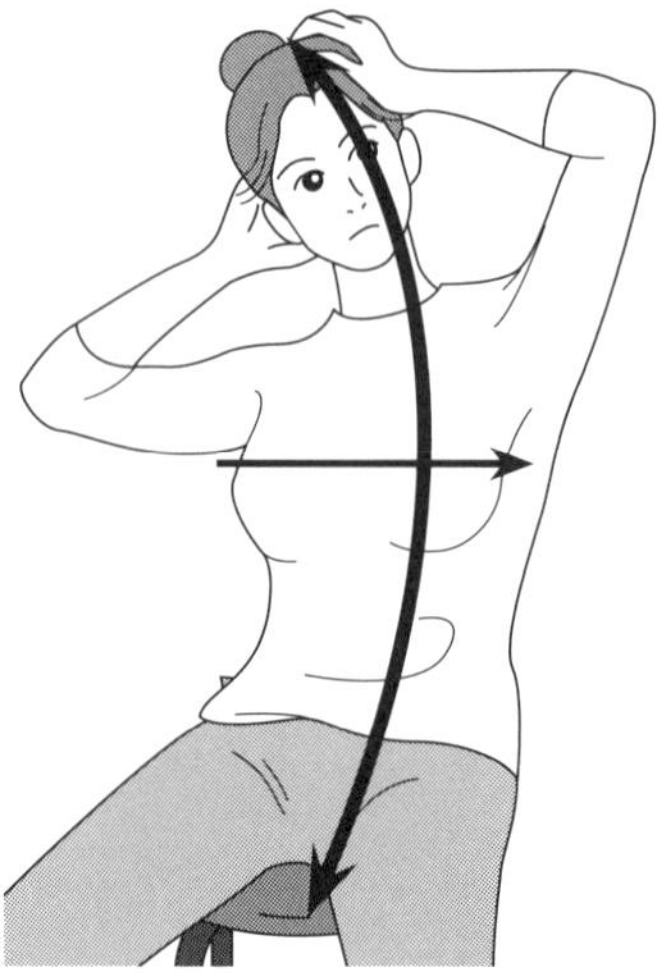

背中は北西に反り返る

は南西で骨盤は北東に向かいます。

タイプ3：頚部

同じ操作を頚部で行ないましょう。左手の指全体を首の左斜め前側の皮膚に貼りつけます。右手は首の右斜め後ろ側に貼りつけます。右手で首の皮膚を上にやると、頭が北西で骨盤は南東に向かいます。左手で首の皮膚を上にやると、頭は南東で骨盤は北西に向かいます。

終わったら方向転換して、頭が北東で骨盤が南西です。反転すると頭は南西で骨盤は北東です。

タイプ4：肋骨

同じ操作で、手の位置を肋骨にします。左手は左側肋骨です。手の位置は左斜め前になります。そして右手は右背中側の右肋骨ですね。ゆうーっくり動かして綺麗な弓形を作ってください。八方ふさがりの人もこれで安心。あらゆる方向に問題回避をすることができることでしょう。「ところでFM・アレキサンダーは八方除けって知っていたんですか？」まさか、知るわけないでしょう。これが裏ワザの学び方。

タイプ3　頚部操作による動きの2パターン

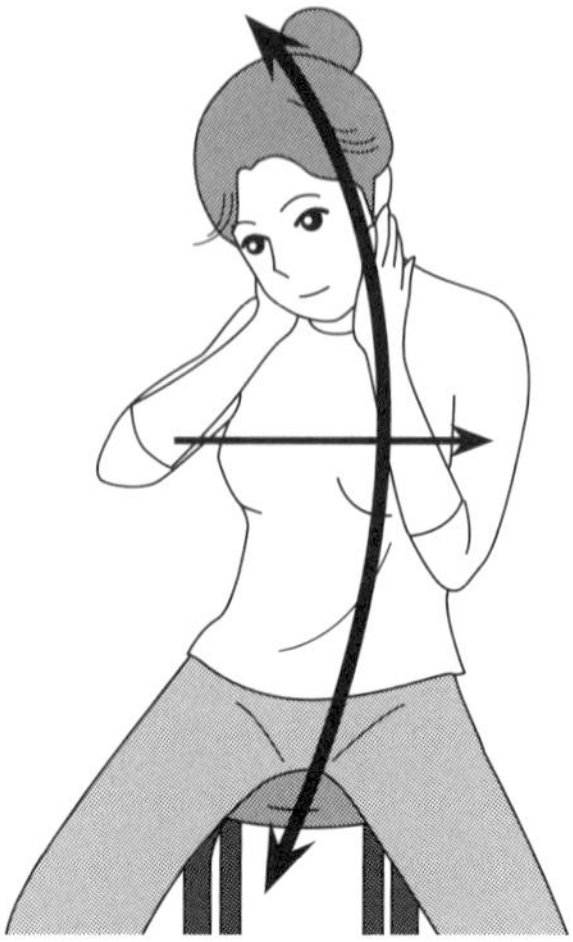

背中は南西に丸まる

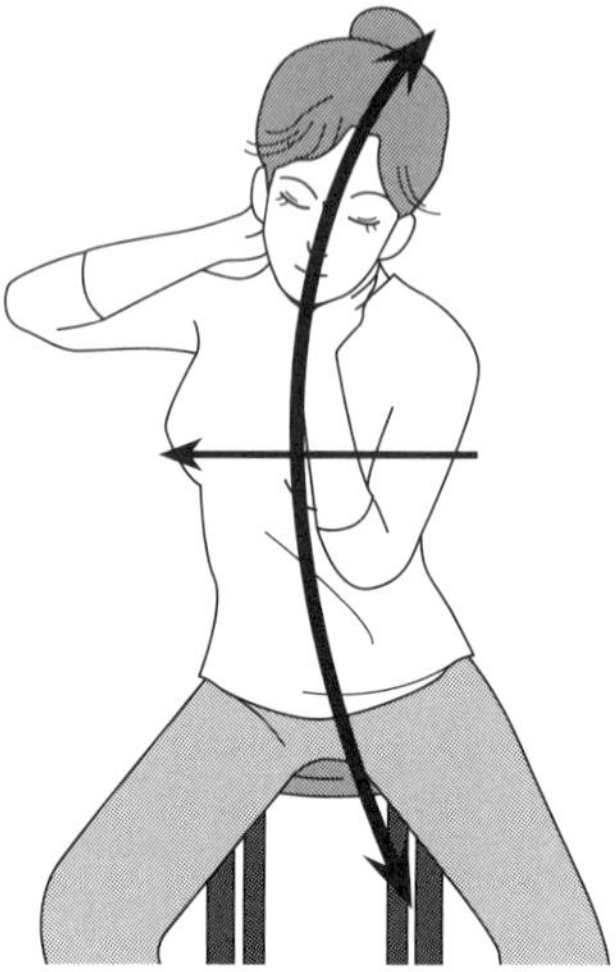

背中は南東に丸まる

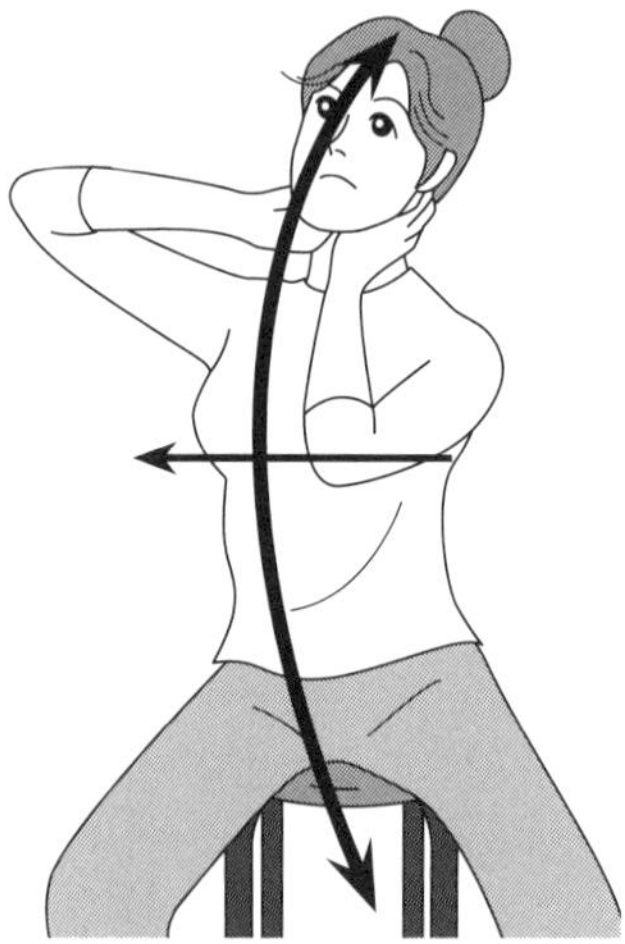

背中は北東に反り返る

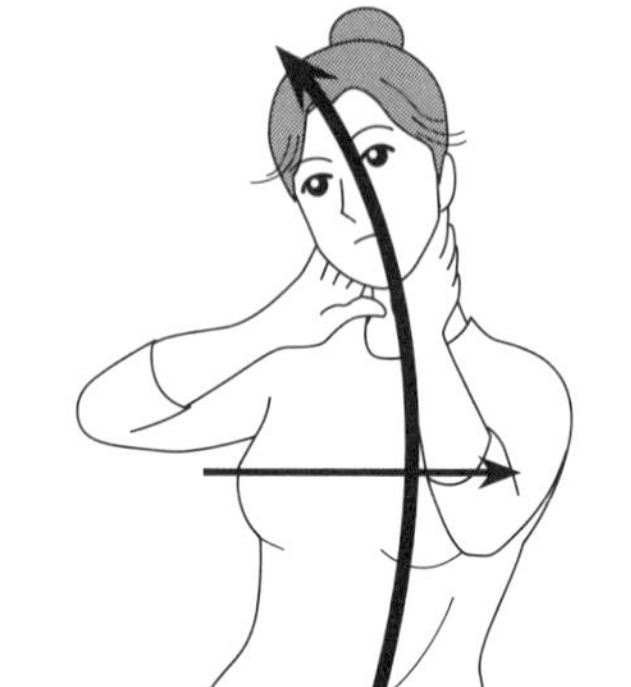

背中は北西に反り返る

タイプ4　肋骨操作による動きの2パターン

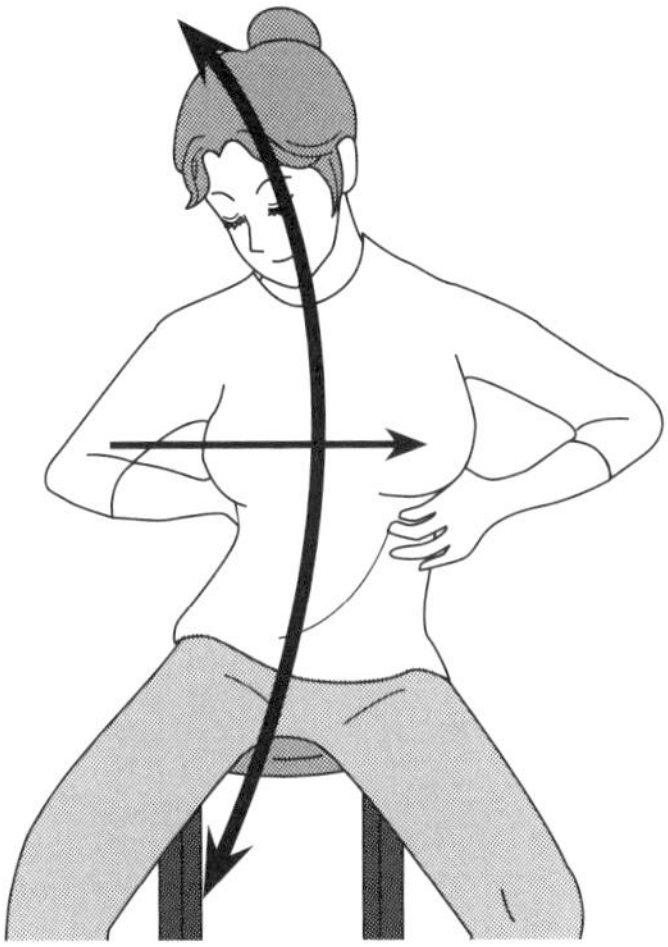

背中は南西に丸まる

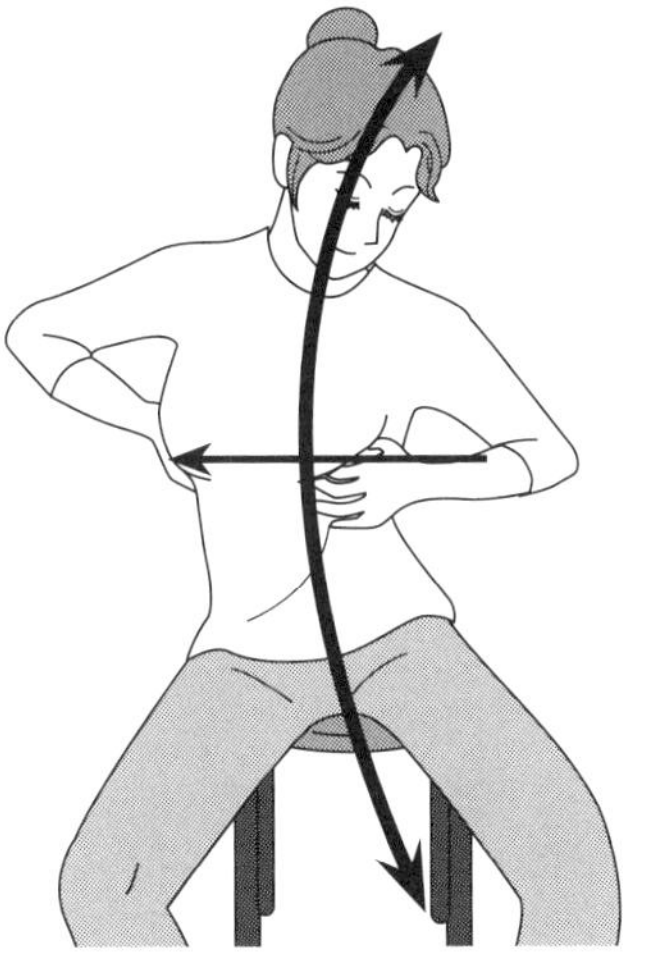

背中は南東に丸まる

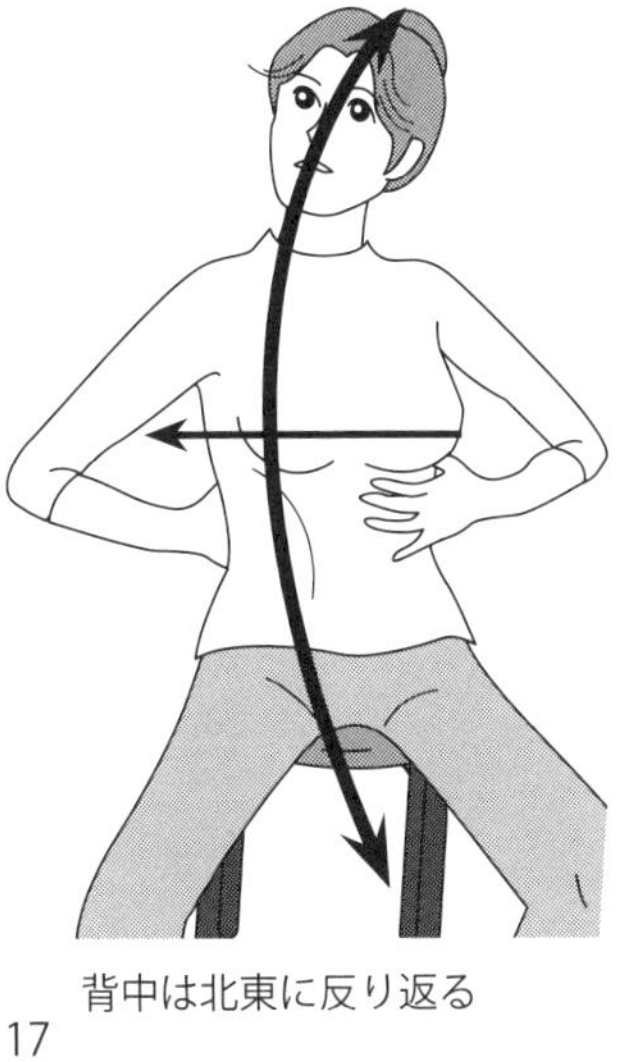

背中は北東に反り返る

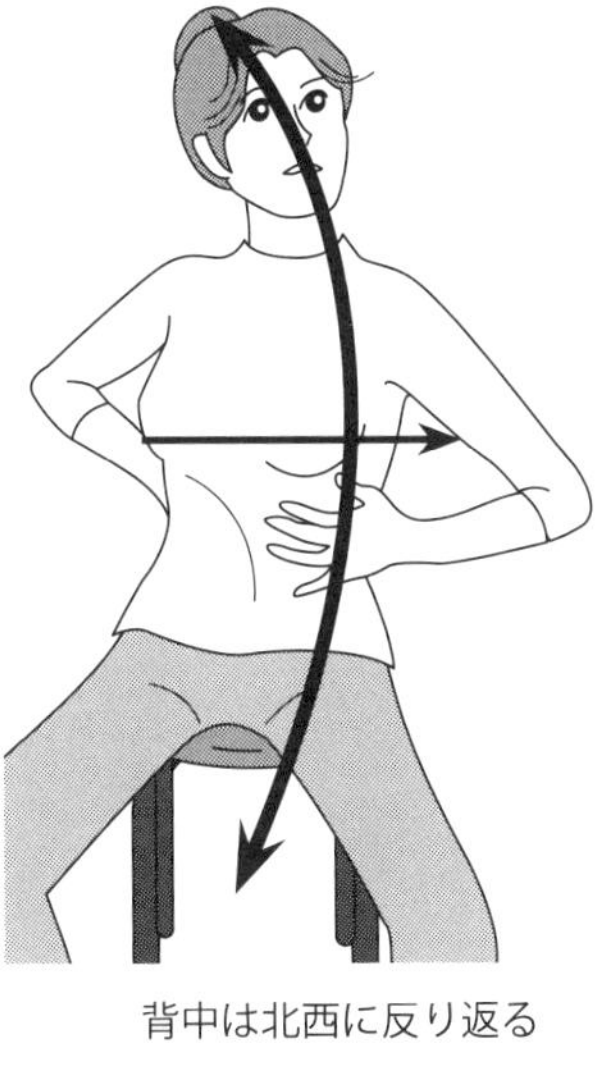

背中は北西に反り返る

◆ひとくちコラム　セミスパインによる体の休め方

もしもあなたが仕事でもっと高いパフォーマンスを上げることを望むのなら、休息は絶対に取らなければいけません。長時間の働き詰めはかえって仕事の能率を下げて、ときには普通だったら絶対にあり得ないような大失敗までやらかしかねません。さらに深刻な場合は過労死にまで至らせてしまうことが実際に起こっていますので、たとえ周囲の人から睨まれようとも忙しい人ほど休息は何が何でもとらなくてはいけません。

さて、そのときの休息方法なのですが、いざ休むといっても休み方がわからない…そんな人が多いのではないでしょうか。アレキサンダーテクニックではその方法としてセミスパインを勧めています。やり方はいたって簡単です。平らなところで仰向けになってひざを曲げる。頭の下にはアゴが上がらないように本を重ねた適度な高さの代用枕を置きます。足は肩幅よりもやや開いて床に着けます。そしてひざは閉じないで天井を向くようにします。これだけです。

ただしセミスパイン中は余計なことは一切してはいけません。テレビを見ながらなどは言語道断です。仕事のことを考えたりするのもダメです。何も考えてはいけません。とまで言うと逆にストレスになるので、とりあえずはつまらない思いに集中しなければよいでしょう。すると毎日やっているうちに背中の緊張度が徐々に変わってきて、体各部の力を抜くことが自然にできるようになります。そのとき感じる気持ちよさは格別で額にスースー、風が通るのを感じたりするようになります。一日にこまめに何回やっても構いません。

痩せた人で仙骨が床に当たって、いごこちが悪いという場合はマットを敷くとよいでしょう。キャンピン

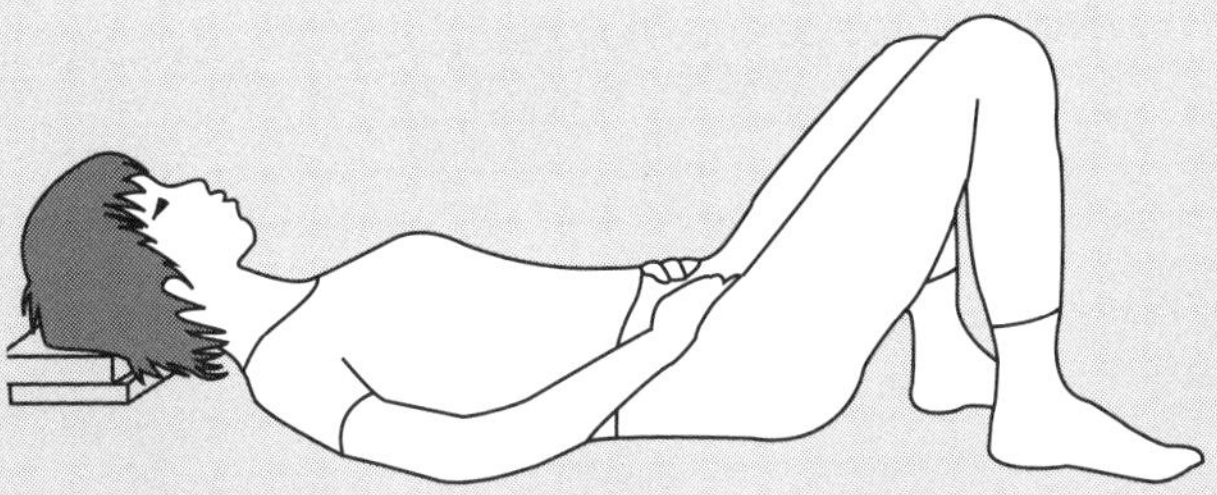

グ用のマットは安値で使い勝手が良く、またそれほど邪魔にもならないのであると便利ですよ（柔らかいベッドの上でやると腰が沈むので、セミスパインの効果を得ることができません）。

上級操作としては両手を頭皮にそっと触れて頭蓋骨をユルめていくこともできます。引き寄せの手をしながら、こっそりと頭皮をわずかに動かしてあげると頭蓋骨はそれだけでフワーッと広がってきます。ただし、これをうまく引き出すには手の感度が十分に高まっている必要があります。アンドゥーイングを理解して、これまでの一連の操作をやっていれば出来るはずです。この操作は深い瞑想状態に導きますので、脳内の活動が変容して特殊な体験をすることがあります。休日などには日に当たりながらポカポカ行なうと、気分はもう竜宮城さながらの、うっとり夢心地で体と心の深い領域を癒してくれます。羽目を外しすぎて玉手箱は持ち帰らないでくださいね。

Part 2

頭蓋骨をユルめる

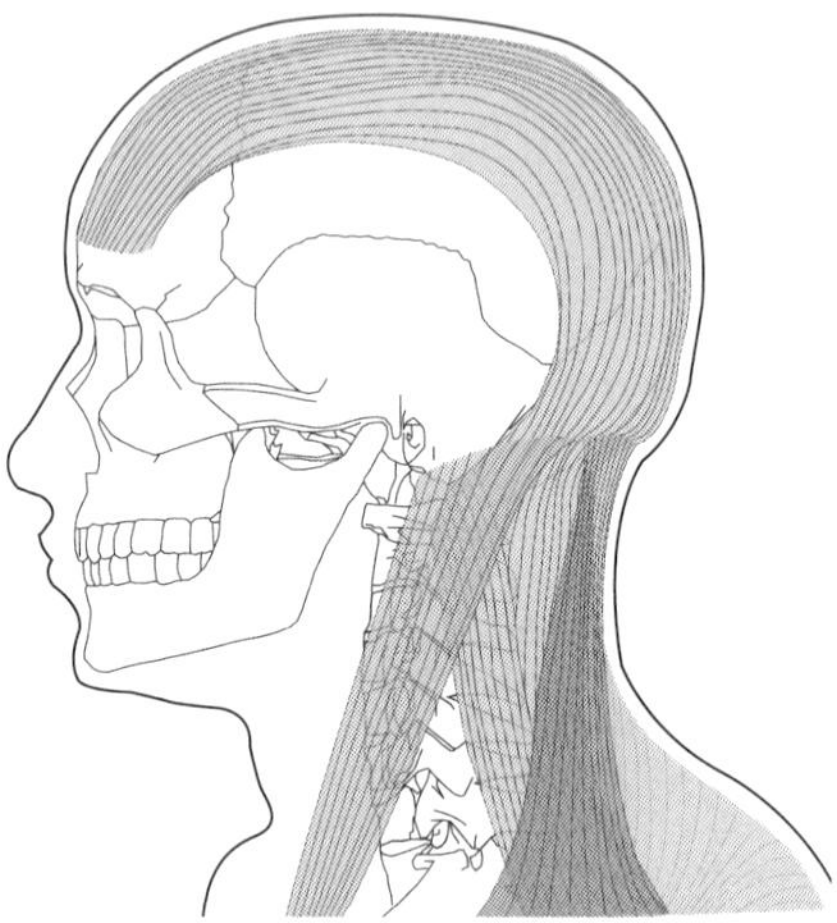

額から頭頂、後頭部、首をつなげる筋膜で覆われている頭蓋骨

22個の骨で構成される頭蓋骨ですが、過度のストレス環境にさらされて固く締めつけられていることが今日ではたくさんの人に見うけられます。第2章の「クラニオセイクラル（頭蓋仙骨）システムの導入」でも触れましたが、ここが固まると頭蓋骨のすぐ下で脳神経を覆っている硬膜の膨張と収縮を妨げてしまうので心身の状態は悪化してしまいます。そして日常生活のパフォーマンスは著しく低下してしまうのです。

また頭蓋骨は背骨に沿って首から続く筋膜で外側から覆われているので、首と頭はお互い持ちつ持たれつの関係になっているんです。だからアレキサンダーテクニックでトップジョイントを解放して頭の置き場所を変えるには、同時に頭蓋骨をユルめることが得策なのです。そうすることで頭蓋仙骨システ

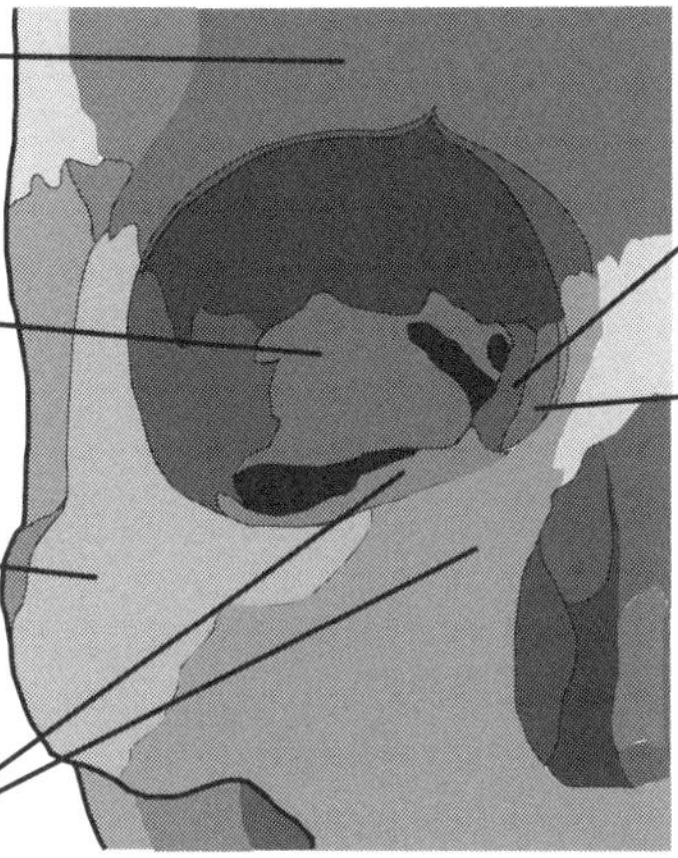

右目の眼窩

ムの膨張と収縮の動きを引き出す良好な環境となって、ＣＲＩの高いエネルギー増幅が可能になります。

1　眼窩をユルめる

眼窩というのは眼球が納まっているくぼみのことです。眼窩には頭蓋骨の異なる骨が6個（前頭骨、上顎骨、頬骨、涙骨、篩骨、蝶形骨）も密集している部分で、なにかと固まりがちになります。そうすると眼球を圧迫してしまうので視力低下を招いてしまいます。眼窩をユルめると目の見え方も大きく変わりますよ。

左手を額に貼りつけて小指が右の眉毛に沿うようにします。右手の人差し指、中指、薬指の3本の指紋の部分を右の頬骨にそっと触れてください。そして触れている皮膚が右の眼窩に向かって収縮していくことをイメージしながら、左右の手と指でゆう～っくりと操作します。抵抗の少ない方向を感じ取って収縮させていきま

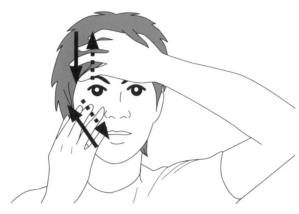

眼の周りの皮膚に軽く触れて、収縮と膨張を促す。

動かし方のコツ
収縮時：頬の皮膚はこめかみを狙う。膨張時：頬の皮膚は鼻下を狙う。

しょう。そうしたら反転して今度はゆう〜っくりと膨張させていきます。ただし絶対にグイグイ引っ張ったりしてはいけません。動きはごくわずかでよいのです。最初は手と指で皮膚を動かし始めますが、ＣＲＩを引き出すことを意図してこの操作を繰り返していると次第にそれが浮上してきて、逆に手と指の方が皮膚に動かされていく感じになります。手を離して左右の目の見え方を比べると明らかな差が出ていることがわかりますね。左側でも同様の操作をして視力をアップさせてください。

2　鼻骨から篩骨へ

篩骨《しこつ》は左右の眼球の間に位置する骨で完全に外から隠れている骨です。この骨も眼窩を構成する骨のひとつなのでユルめると視力改善が期待できますが、それと同時に操作上、鼻骨もユルめることになるので鼻の通りが良くなります。ちなみに嗅覚神経は鼻腔から篩骨を通って脳内に直結していま

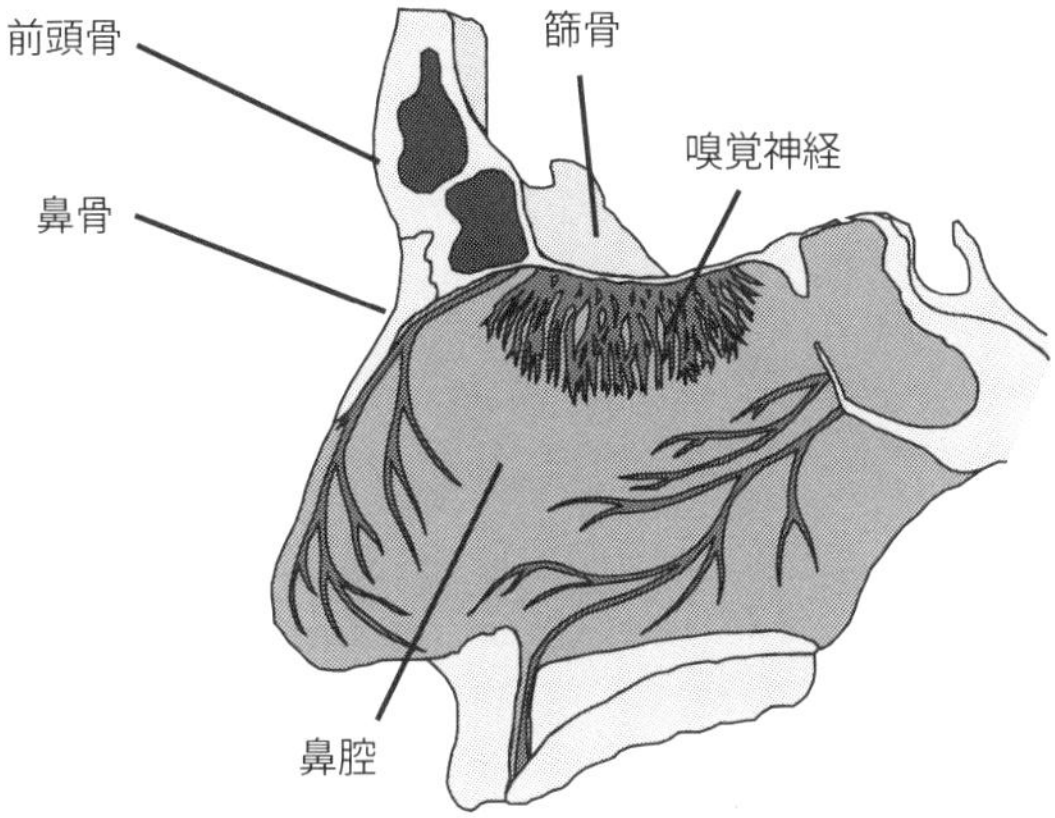

鼻の内部

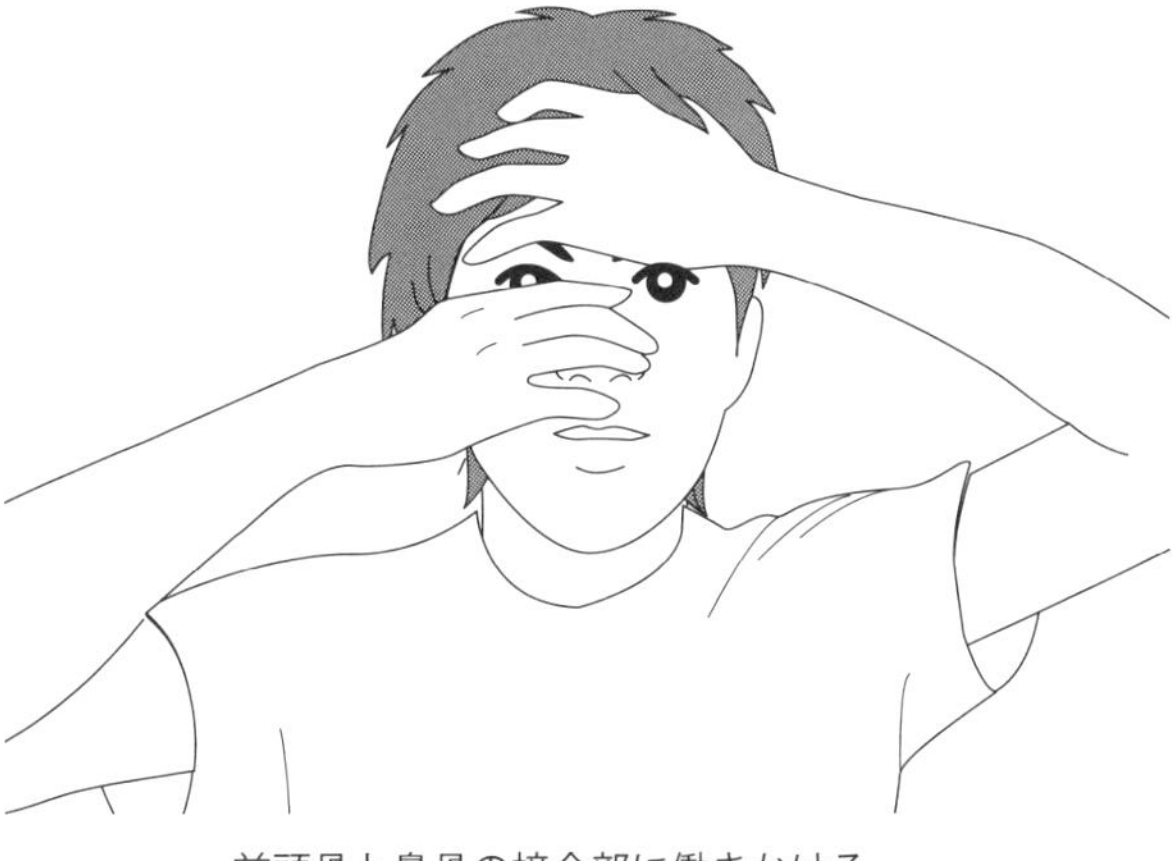

前頭骨と鼻骨の接合部に働きかける。

す。脳内に直結しているということはつまり本能に影響するということです。しかも就寝中にも休まずにずっと働きっぱなしなんだそうです。寝るときには良い香りを近づけましょう。

左手を額に貼りつけてください。小指ラインが両眉毛に沿うようにするとよいです。そして右手の人差し指の腹と中指の第1関節の部分を鼻骨に触れて、ちょうど左手と右指で前頭骨と鼻骨の接合部をはさむような配置にします。ゆう〜っくりと左手を左方向、右指を右方向という具合に互い違いに行ったり来たりして動かします。やはりグイグイ引っ張ったりしないで、抵抗の少ない方向に導いてください。互い違いに動かしながら篩骨がユルむのをイメージすると奥深い解放が起こります。

手の組み合わせを逆にしてください。今度は右手が額で左指が鼻骨です。ゆう〜っくりと互い違いの方向に動かすのですが、ここで先ほどの動きのニュアンスがガラッと異なるのに気がつくでしょう。触れる位置や動かす方向は同じでも、手の組み合わせを変えると反応は大きく変わってしまうのです。

3 蝶形骨をユルめる

知覚度を高める

蝶形骨《ちょうけいこつ》は昆虫の蝶のような変わった形状をしている骨で眼球の後ろ側に位置しています。ちょうどこめかみがその両端になります。この骨には脳下垂体や視床下部といった生命維持に重要な器官が乗っかっていて構造的にもデリケートな部分です。それにもかかわらず強いストレスにさらされてか、こめかみを指

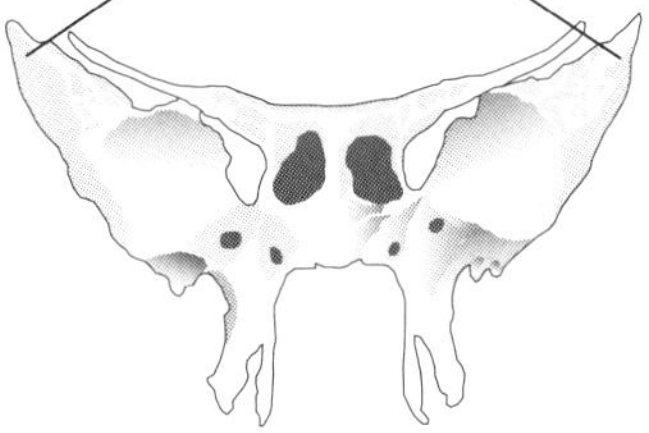

蝶形骨の正面

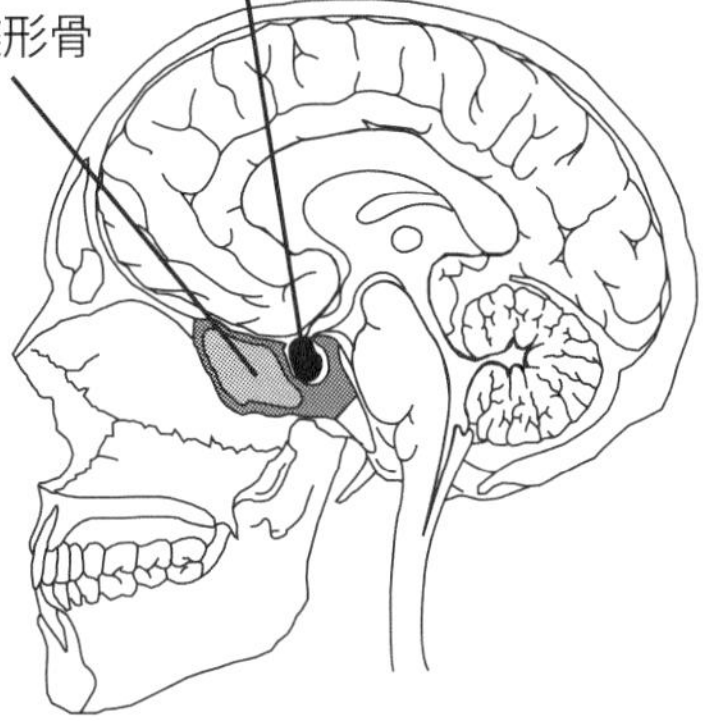

蝶形骨の位置

でグイグイ強押ししている人を時々見かけます。もしそうなら手遅れにならないうちにやめましょう。一時的に気持ち良く感じても実はますます自分の体を悪い方向に追い込んでしまっているのです。ちなみにあの力石徹の死因もやはり蝶形骨の強打によるものでした。

まず蝶形骨の知覚度を高めましょう。乳様突起と頬骨下くぼみの4ポイントとくると、第1章でやったあのバケツの取っ手ですが、ここでは半楕円ではなくて線の引き方を変えます。右の乳様突起をA点、右の頬骨下くぼみをB点、左の頬骨下くぼみをC点、左の乳様突起をD点として、それぞれの点を指でポンポンと軽く叩いて印をつけてください。そして想像でA点とC点の間に直線を引いてください。さらにD点とB点の間にも直線を引いてください。すると対角線となって2本の直線で交わった点ができますね。そこが蝶形骨の中心であり、また頭蓋システムの動作上の中心となります。そこに気がついたとき、なぜか「あっ！」と嬉しい気持ちになったらうまくいっています。ここはそういう部位なんです。

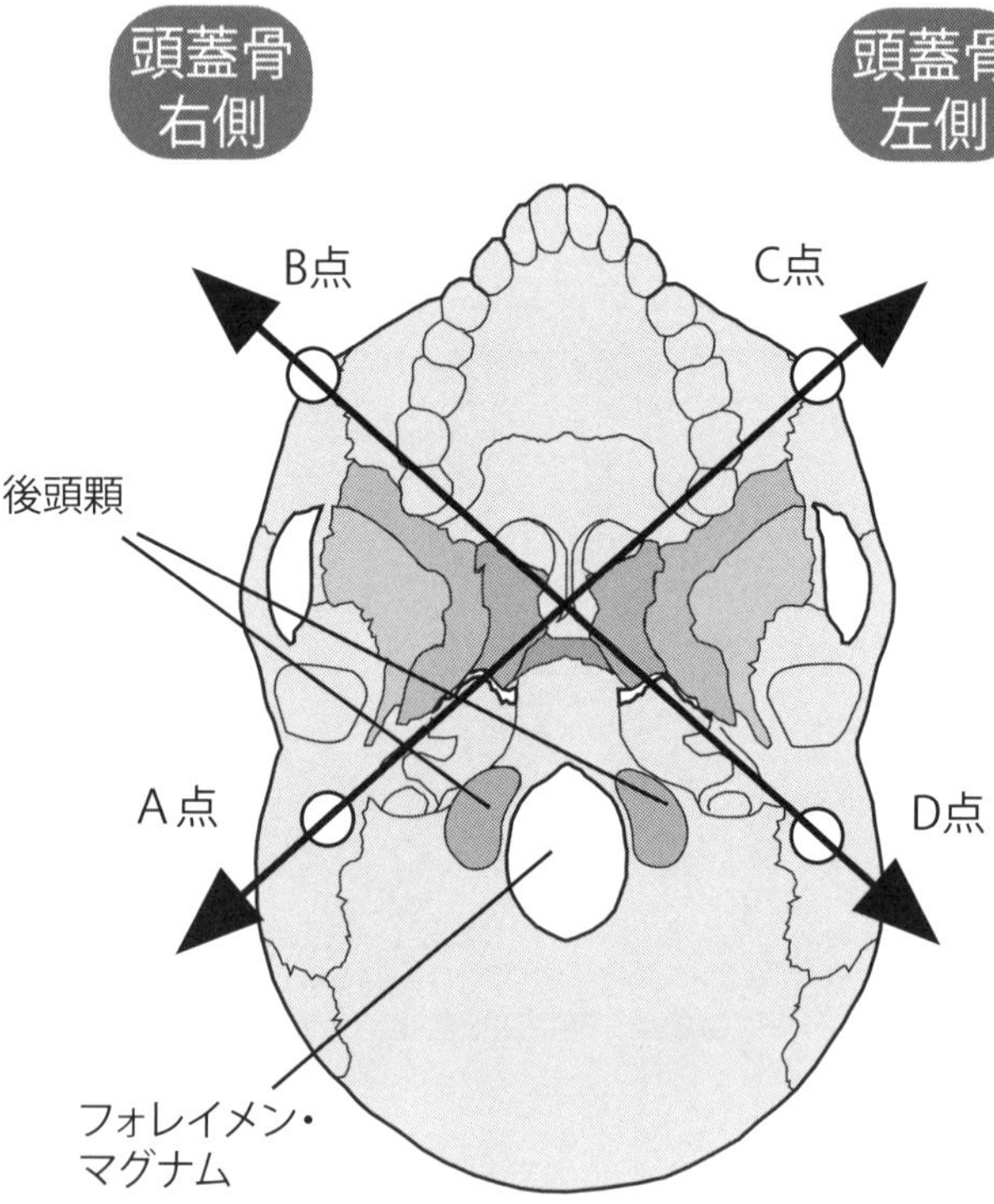

蝶形骨の中心を対角線により求める

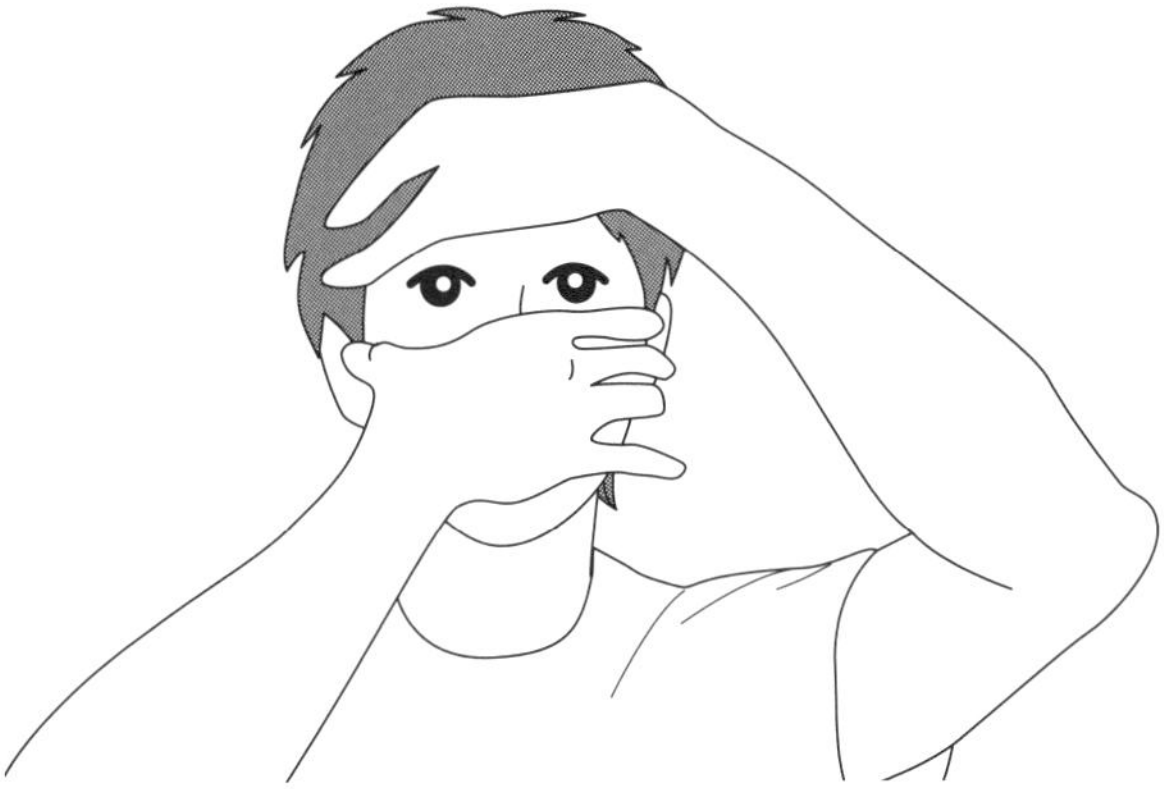

前頭骨と左右の頬骨を動かして、奥に位置する蝶形骨をユルめる。

操作方法

それでは左手を大きく開いて額を覆うように貼りつけてください。親指が額の左側、人差し指と中指の2本は右額に来るようにします。右手もやはり大きく開いて左右の頬骨に貼りつけてください。人差し指と中指が左頬骨で右親指が右頬骨に来るようにします。左手で皮膚を左回転、右手で皮膚を右回転させるかのように、互い違いにゆう〜っくりと慎重に操作してください。行ったり来たりを繰り返しながら抵抗の少ない方向を探していくと、単純に左右の回転ではなくて上下や斜め方向に導かれていきます。流れるままに動かしていくと蝶形骨はユルみます。クラニオセイクラルセラピーでは頭蓋骨の膨張と収縮は蝶形骨が中心になって動いていると考えています。だから中心であるこの骨をユルめると頭全体が解放されてしまうことが可能になります。ただしなにぶんデリケートな部位ですので、やっきにならないでください。過度の操作は、やり方によっては一時的なものにし

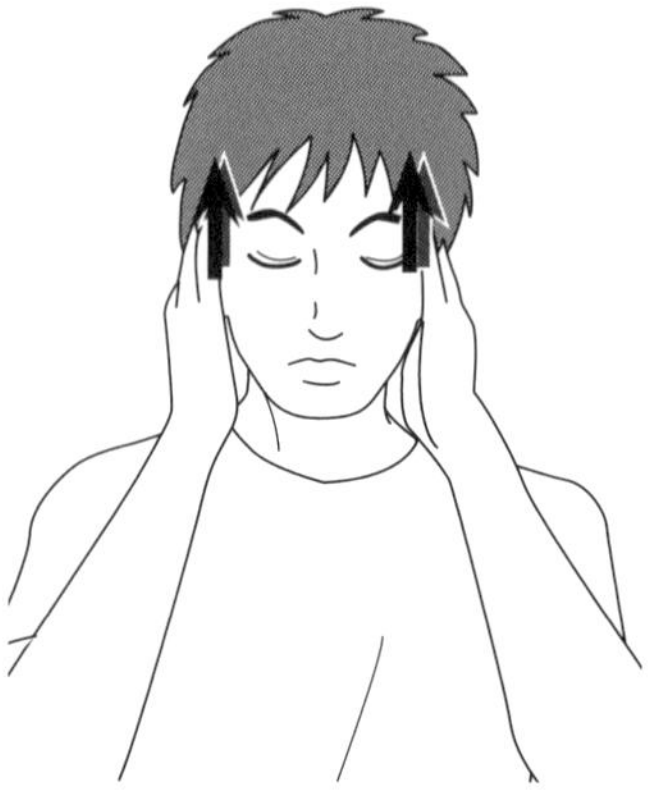

顔を下に向かせながら、こめかみ皮膚を上に動かす

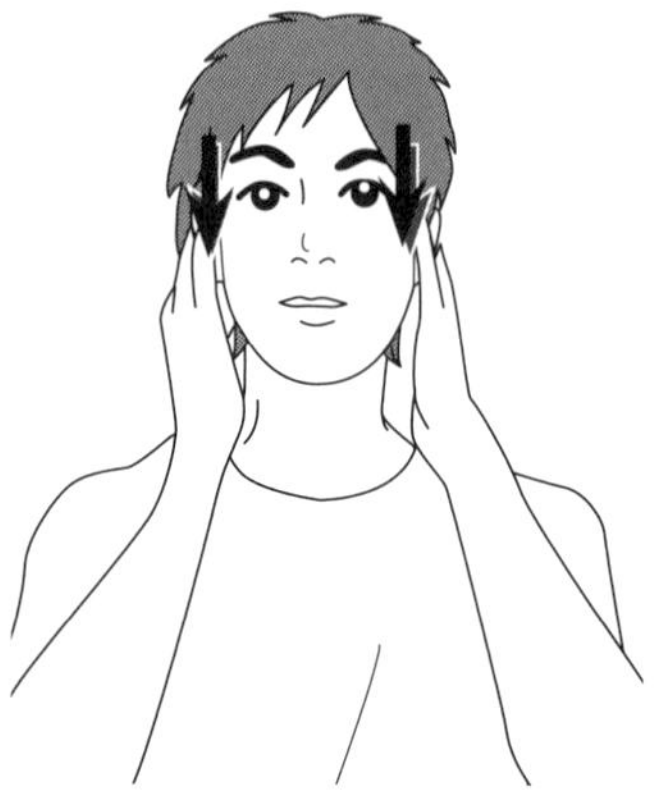

顔を上に向かせながら、こめかみ皮膚を下に動かす。

ろ頭痛を引き起こすことがあります。ほどほどにしましょう。

CRIと同期させる

蝶形骨をユルめたら次はCRIと同期させましょう。人差指と中指と薬指の第1関節付近を左右のこめかみにそれぞれ貼りつけてください。そうしたら6秒カウントで眼と顔をトップジョイントから動かして上を向かせるのですが、そのときに右側のこめかみの皮膚を指で下に動かすのです。そして反転して眼と顔を下に向かせると右側のこめかみ皮膚を上に動かしてください。再び眼と顔を上に向かせます。今度は左側のこめかみの皮膚を下に動かします。反転して左側のこめかみ皮膚を上に動かします。この操作を何度か繰り返してください。そうしたら最後に顔を上に向かわせるときに左右両方のこめかみの皮膚を同時に下に動かしてください。反転して顔を下に向かわせると左右のこめかみ皮膚は上に動かします。

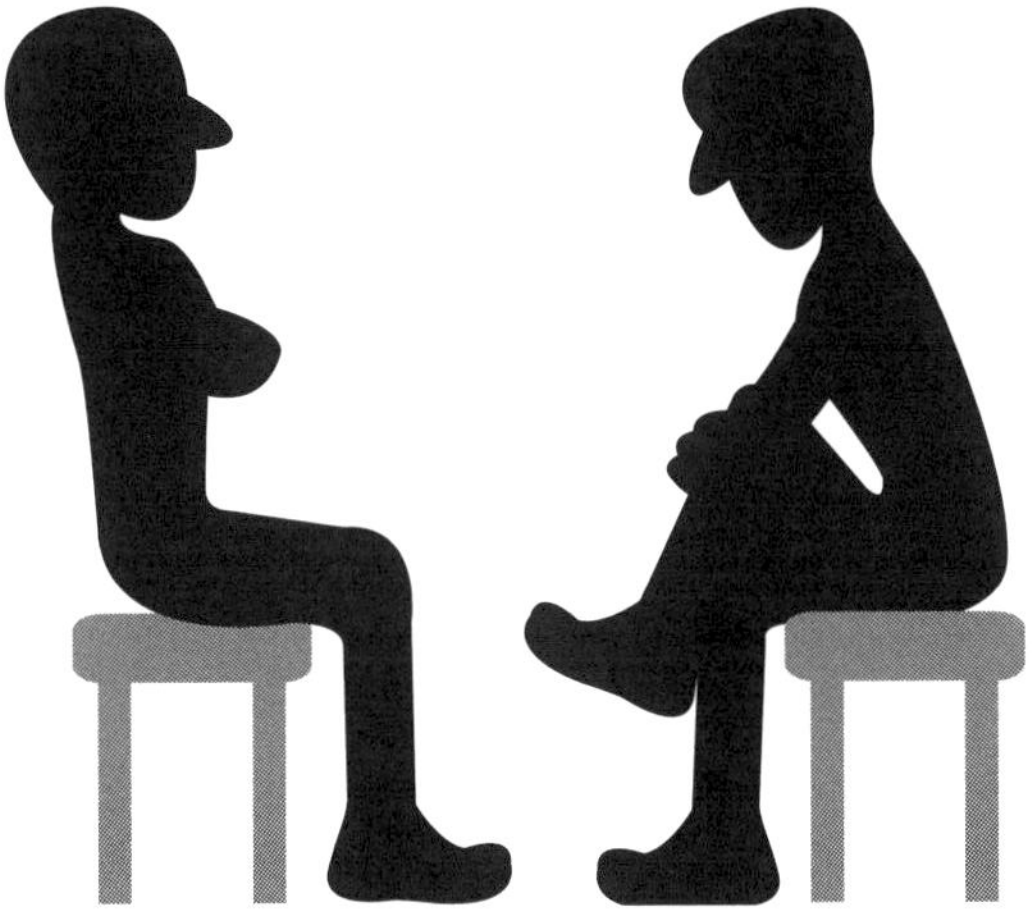

◎チェアワーク

チェアワークはイスに座る立つという動作を通して頭と首、背中に一連の流れを作っていくものです。F・M・アレキサンダーは生徒にこのチェアワークを行なって、体に眠っているプライマリーコントロールを引き出していました。イスに座る立つという動きは誰でもやっている簡単なことだと思うかもしれませんが、体のバランスと筋肉の緊張度を適確にコントロールするとなると、人間工学の分野から見ても実はかなり高度な動きなのです。だから多くの人はちゃんとイスに座ったり立ったりできているように見えても、本当は体に無理な力みを発生させて歪んだ状態にさせてしまっていることがたいへん多いのです。その顕著な部分が首に生じる緊張です。それが1日に数十回と繰り返されて、そんな生活を数年も続けてしまえば歪みは重なっていき、その人の体つきの個性となってしまうのです。そうなると本来備わっているはずのプライマリーコントロールは否定されて、ＣＲＩは体の奥底に封じこまれてしまいます。さらにメンタル面でのストレスが加わるとどうなるのかというと、悲しくもそれが私たち現代人の姿なのです。それではアレキサンダー式のイスの座り方と立ち方をこれから実践してみましょう。

イスを用意する

チェアワークを行なうにはイスを選ぶ必要があります。座部が極端に柔らかかったり傾斜しているものは適しません。またオフィスチェアのように回転したりキャスターが付いているものも体が安定しないので良くありません。定食屋にあるような丸イスのスツールが最適です。

足の位置

イスに座ったときの両足の位置は肩幅よりもやや開いて置きます。そして、ひざの方向とつま先の方向を一致させてください。ピッタリと閉じているよりもこの方が安定感が向上して股関節も解放されます。ところがそれをオフィス仕事の女性に言うと、足を開いて座るなんて社会のマナーに反したようなことはできないというのです。確かに人前にいるとき、特に面接のときなどは素直に従うのが賢明でしょう。しかし何かの作業中や自宅にひとりでいるときにまで足をピッタリ閉じていなければならない必要はあるでしょうか？　社会のマナーというのは理由があってできたものだと思いますが、同時にそれが自分の体を歪ませる原因にもなっているのです。人前に出るときはそれにふさわしい体の使い方をする。作業中にはそれにふさわしい体の使い方をする。必要のないときには制約を解いて、もっと好き勝手に振るまう自分に

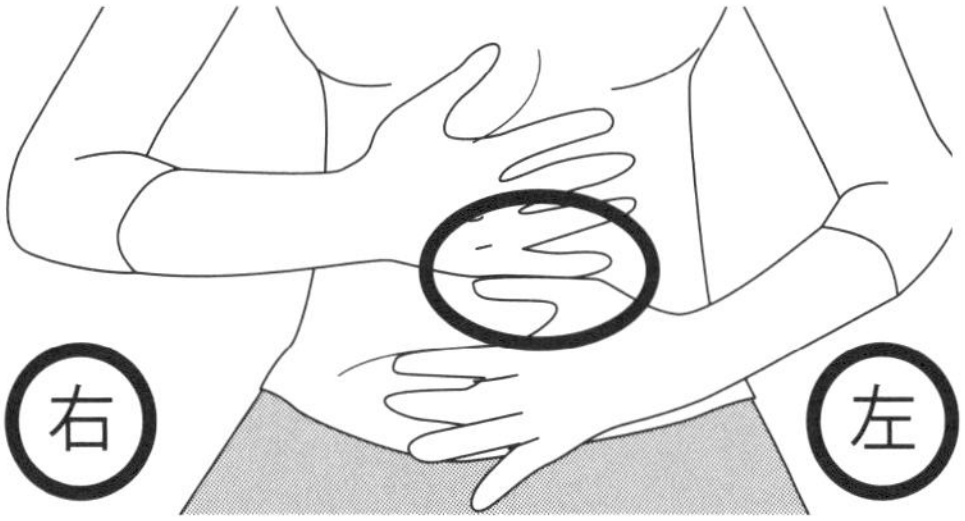

まず、自分の前で小指と親指の接触ラインをつくる。

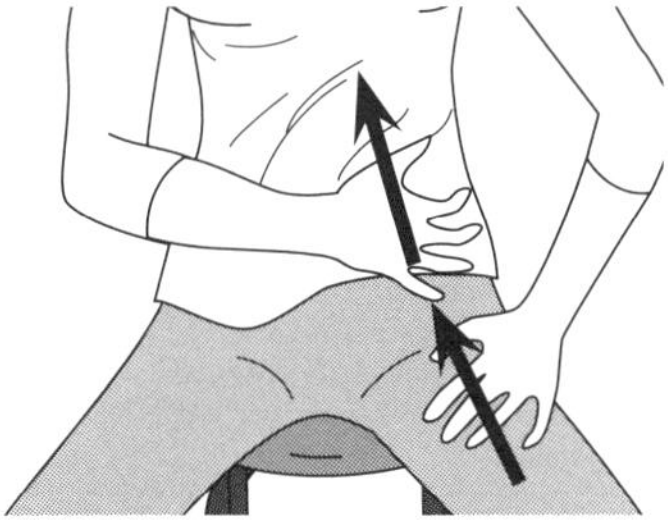

下腹部を持ち上げながら大腿部はそけい部に向かう。

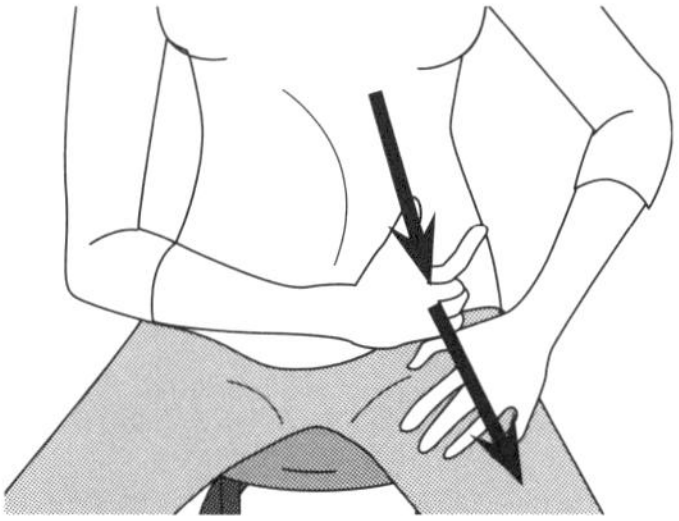

下腹部と大腿部の皮膚を元に戻すと骨盤は前に転がる。

なる。このように体の使い方をひとつひとつの行動において区別することが本当の意味での自分の体への配慮であり、また習慣的な体の使い方から抜け出す第一歩になるのです。

1　頭と胴体一体型チェアワーク

タイプ1：そけい部の使い方

それでは足を肩幅くらいに開いてイスに座ってください。ひざとつま先の方向性は一致させます。右手は左下腹部を覆うように触れて、左手は左大腿部に貼りつけてください。そうしたら右手で下腹部のブ厚い皮下脂肪をゆう

〜っくりと持ち上げましょう。同時に左手で大腿部の皮膚をそけい部に向かわせるのです。すると骨盤はわずかに後方に転がりますよね。

今度は手の動きを元の位置に戻していくと、骨盤は前方に転がってます。この操作を繰り返してください。動きに合わせて眼と頭を連動させましょう。骨盤が後ろに転がるときは視線を床、骨盤が前に転がるときは視線が天井に向かうと良い動きになります。これと同じことを右側のそけい部でも行なってください。

イスから立ち上がる

再び右手は左下腹部、左手は左大腿部に貼りつけます。先ほどと同じように下腹部持ち上げと大腿部の操作をゆう〜っくりと繰り返してください。さて、ここで質問です。これからこの手の操作に合わせてイスから立ち上がるのですが、どちらのタイミングで立ち上がるべきでしょうか？

下腹部を持ち上げて骨盤が後方に転がるときに立ち上がるのか？
それとも下腹部を元に戻しながら骨盤が前方に転がるときに立ち上がるのか？

下腹部を押し下げて骨盤を前方に転がしながら立ち上がると答えた人は、お尻を突き出して腰を反らせてしまうことになります。正解は下腹部を持ち上げながら立ち上がるでした。骨盤が後方にわずかに転がりながら胴体を前に傾けていって立ち上がってください。このとき反動をつけてはいけません。ゆ

イスから立ち上がる

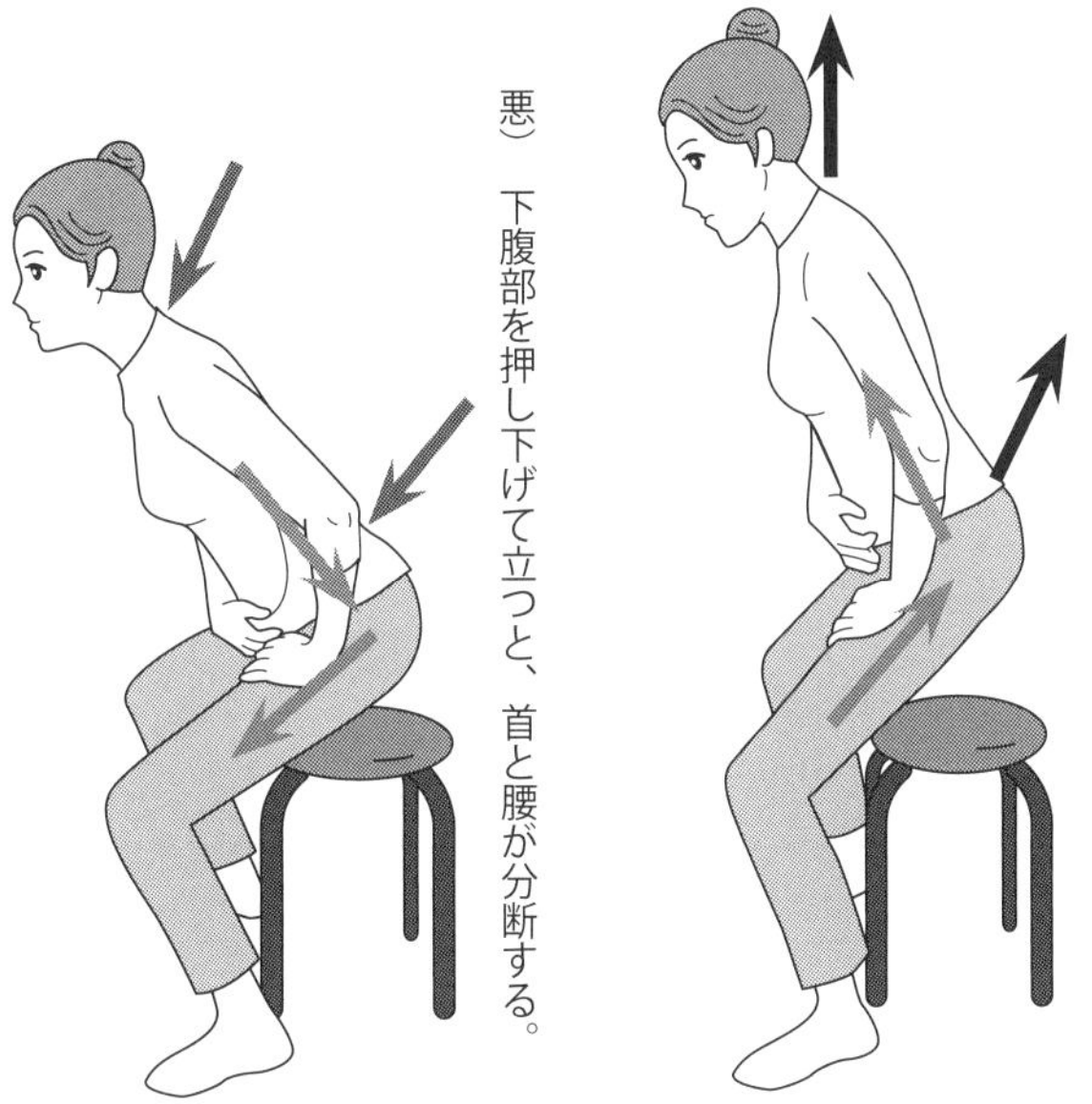

良）下腹部を持ち上げながら立つと、体に連続性が現れる。

悪）下腹部を押し下げて立つと、首と腰が分断する。

う～くりと滑らかにお尻をイスから浮き上がらせて上昇していきます。アゴが上がらないように注意してください。流れに乗ってうまく立ち上がれましたか？

イスに座る

質問の二つ目です。今度は左右の手の操作に合わせてイスに座るのですが、どちらのタイミングで座りますか？

下腹部を持ち上げて骨盤が後方に転がるときに座るのか？

それとも下腹部を元に戻しながら骨盤が前方に転がるときに座るのか？

「ええと、立つときには下腹部を持ち上げたのだから、座るときは逆だろ」と答えた人はバランスを失ってお尻がイスの上にドスンと墜落してしまうタイプです。二問ともハズレの人は普段から、そのような体を固めてしまう動き方をしていたのです。正解は立つときと同じく、下腹部を持ち上げながら座るです。

それではやってみましょう。立った位置でそけい部と下腹部の皮膚を上に方向付けて胴体を前方に傾けていきます。やはりアゴが上がらないようにご注意ください。動きに合わせて両ひざをゆう〜っくりと前に突き出していきます。ひざを突き出す方向はつま先と一致させてください。ここでお尻は滑らかにイスに向かって下降していくので、動作の途中で停止してもバランスを失わないのがわかるでしょう。

この操作を右側そけい部でも行なってください。何度も繰り返して体に学習させるのです。このような立ち上がり方と座り方は無駄な力みが発生しなくて、頭と骨盤との連続性を理解していくために、ぜひともマスターしてください。一度動きがわかってしまえば、まったく知恵の輪を外すようなもので、なぜこれが出来なかったのか馬鹿馬鹿しくさえ思えてしまうのです。

タイプ2：頭と下腹部の使い方

そけい部の使い方で骨盤の動きを理解したら、次は頭とのつながりを作っていきます。乳様突起と頬骨下のくぼみの4点に指を触れてバケツの取っ手を作ってください。そうしたら左手を離して、右そけい部に移動します。これで右中指が右側の乳様突起で右親指が右頬骨下くぼみの2点で作られるバケツの1／2取っ手になりました。残り半分の左側取っ手はイメージで作ってください。それで左手は4本の指先が右そけい部の皮下脂肪に軽くくいこむようにして、手のひら全体で右下腹部に貼りつけてください。

右手でバケツの１／２取っ手を左右にわずかに回転させながら、左手で下腹部をゆう～っくりと持ちあげて胴体を前方に傾けていくのです。アゴが上がってはいけません。だから視線はこの時点では床を向いています。このとき頭と首、背中と骨盤には一連の流れが作られます。ここで胴体をゆう～っくりと元の直立状態に戻します。視線も正面に向かいます。手を組み替えて左側でも行なってください。

イスから立ち上がる

それではもう一度、右手でバケツの１／２取っ手を作って、左手を右下腹部にそれぞれ貼りつけてください。そして先ほどと同じく、頭を左右にわずかに回転させながら、下腹部を持ち上げて胴体をゆう～っくりと前方に傾けていきます。そのとき左手でもう少し下腹部の持ち上げを強調していきながら、お尻をイスから離して静かに上昇させていってください。ひざが徐々に伸びていきながら胴体の傾きは直立に向かいます。そして完全に立ち上がったときには視線は正面を向いています。手を組み替えて左側でも行ないます。

モンキー

イスの前に立って右手で右頭のバケツの１／２取っ手を左右にわずかに回転させながら左手で右側の下腹部を持ち上げていきます。下腹部の方向付けはイスから立ち上がる時も座るときも同じで、常に持ち上げるようにするのです。この部分を下に垂れ下げたくはないでしょう？　同時に両ひざをゆう～っくりと曲

イスから立ち上がる

1　バケツの1／2取っ手を作って、下腹部を持ち上げる。

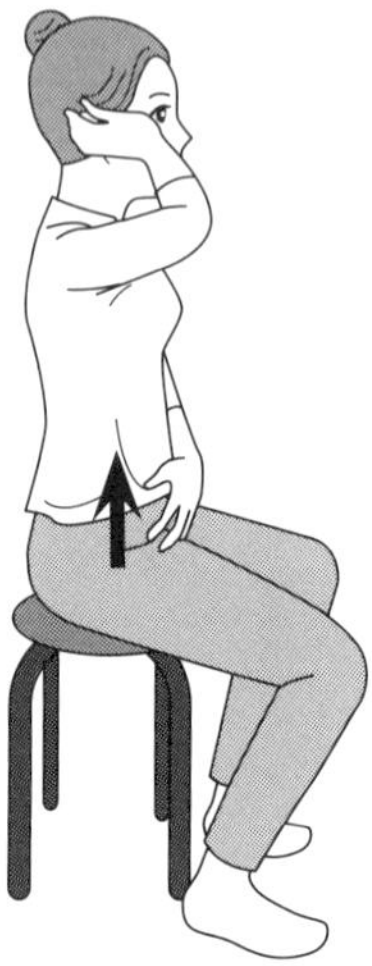

3　下腹部の持ち上げを強調すると、お尻がイスから浮き上がる。

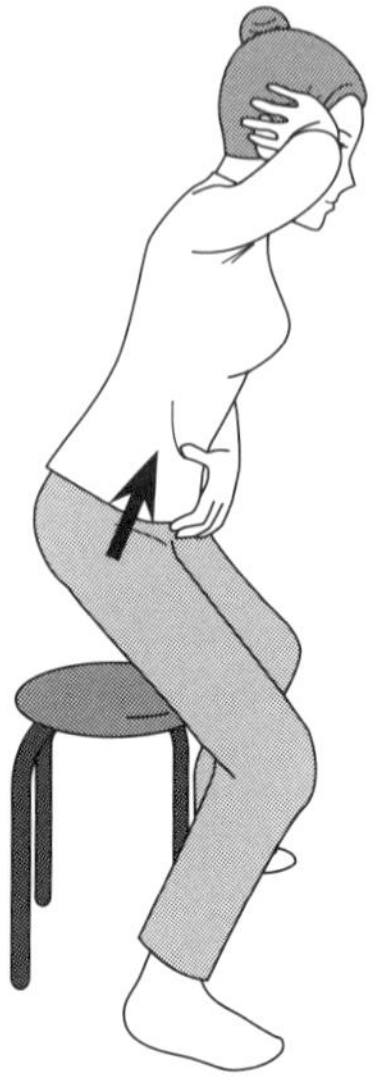

2　頭のサポートと下腹部の方向付けを維持したまま、体を傾ける。

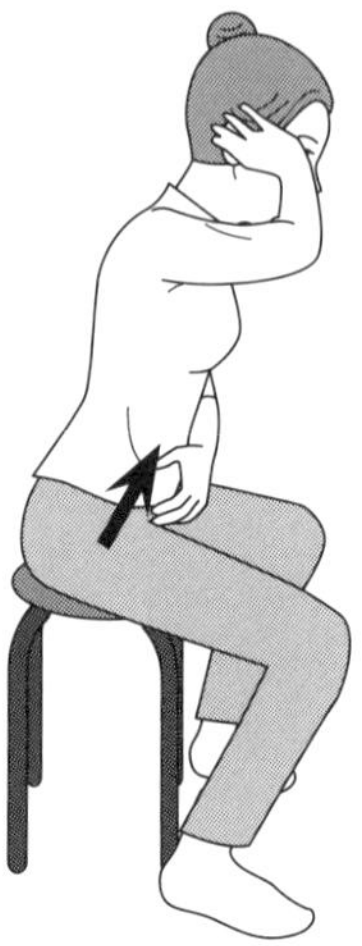

4　立ち上がり完了

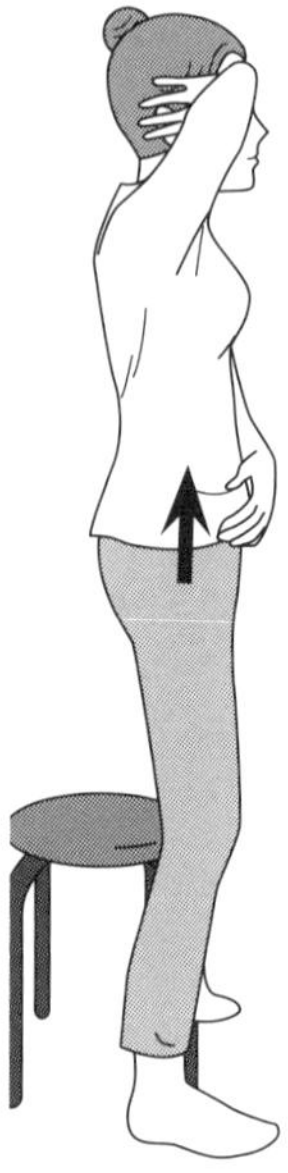

モンキー

両手のコンビネーションで頭と胴体を左右に回転させてみる。

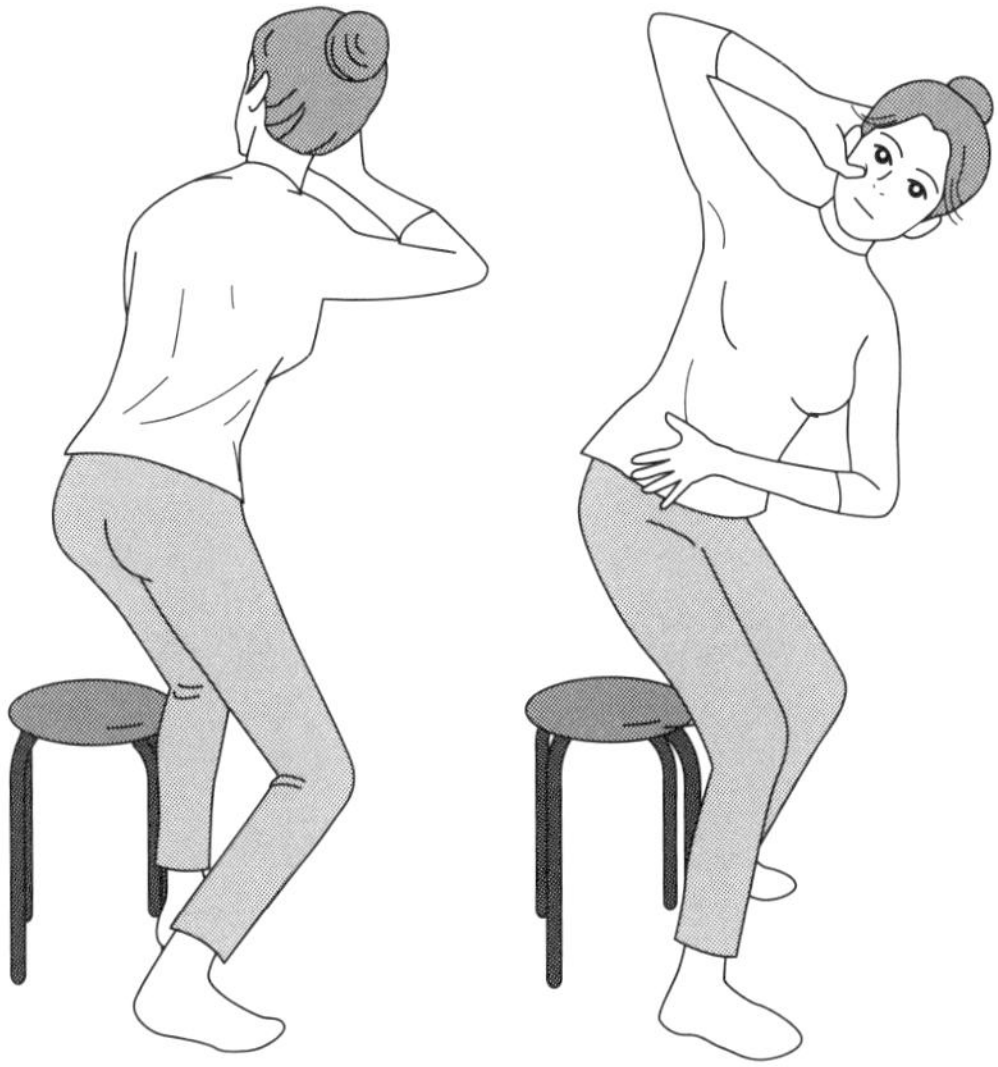

げて前に突き出していきながら、胴体を傾けていきます。

その状態で動きを一時停止してみてください。そして、その姿勢のまま左右の足の裏のバランスが安定するように調整してください。このときの体のバランスをアレキサンダーテクニックでは猿みたいなのでモンキーといいます。モンキーを維持して左右の手のコンビネーションにより、眼と頭と胴体をゆう〜っくりと右回転させましょう。視線は右後方斜め上に向かいますね。今度は左回転させましょう。視線は左後方斜め上に向かいます。そして中央に戻ります。ひざが前に突き出て胴体が傾いたままなので。視線は床を向いていますね。

直立姿勢に戻る

そうしたら胴体を傾けたまま、まずひざをゆう〜っくりと伸ばして脚を直立させてください。次にその状態から眼と頭を正面に向けます。トップジョイン

直立姿勢に戻る

1 胴体を傾けたまま、ひざを伸ばして脚を直立させる。

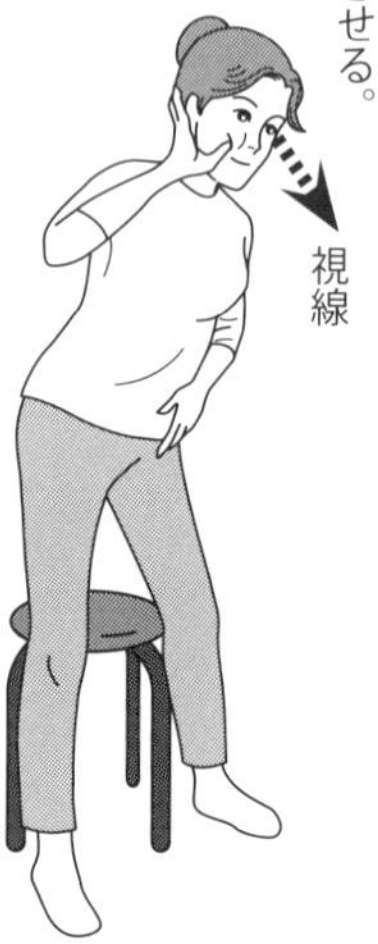

3 意識の南極星を思い出すと、頭が上に向かって胴体がそれに続く。

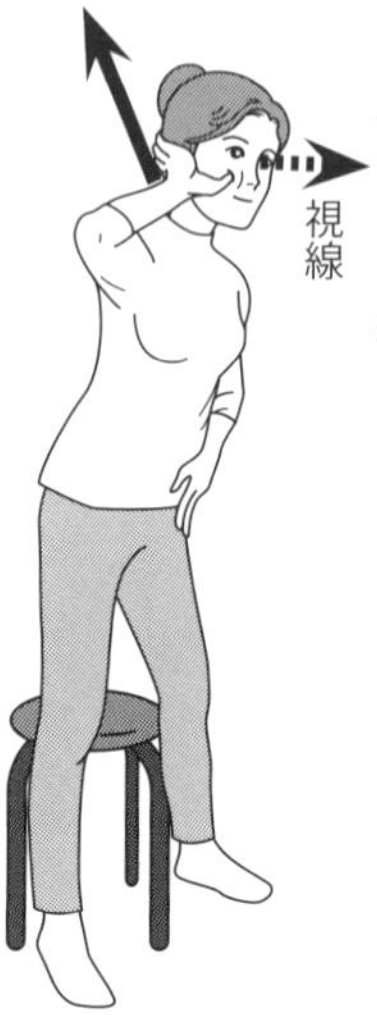

5 直立バランス。視線は正面、頭は前に上

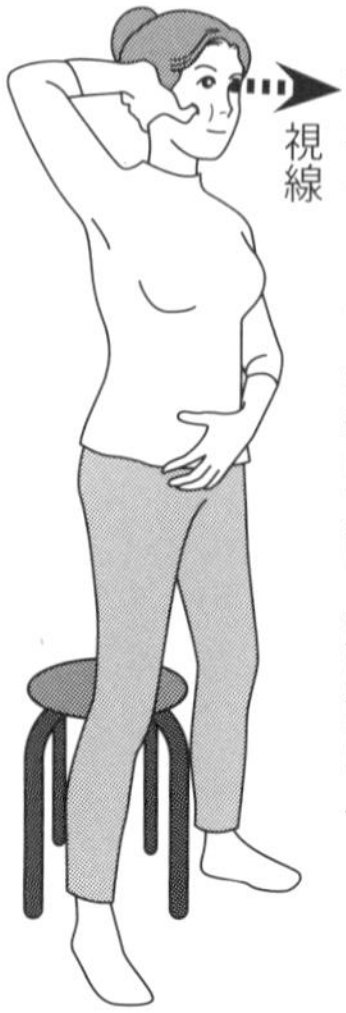

2 胴体を傾けたまま視線は正面に向かう。

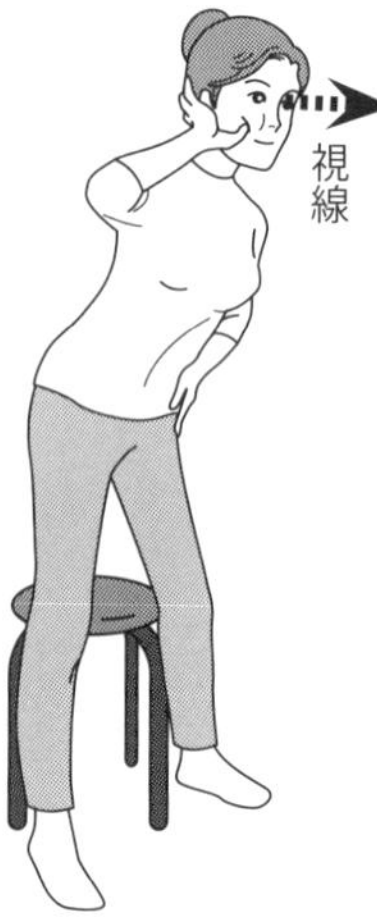

4 頭がトップジョイントで前に回転しながら背中が伸びていく。

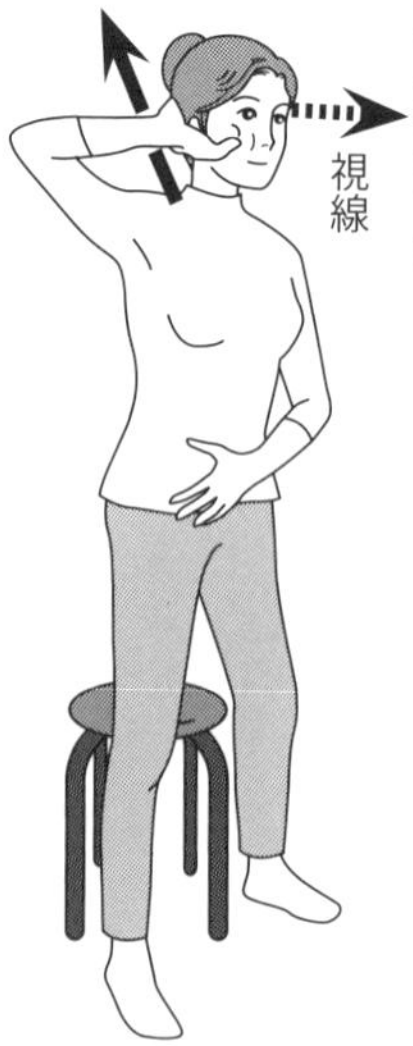

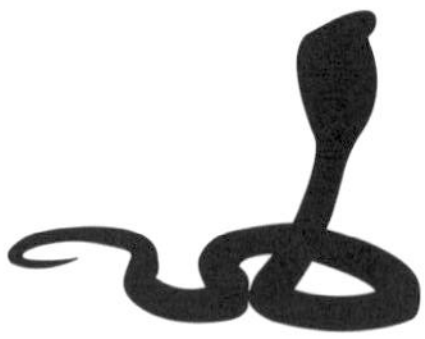

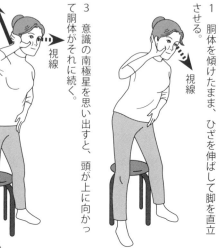

視線は正面に向けて、コブラのようにズルズルと上体を持ち上げていく。

トから慎重に動かしてください。左手で下腹部を持ち上げながら、頚椎↓胸椎↓腰椎↓骨盤に連動させて直立姿勢していきます。このとき首の後方斜め上にある意識の南極星を思い出してください。すると獲物を追い詰めて頭を持ち上げるコブラのように、顔は正面を向いたままズルズルズルっと背中が伸びていきます。結果的に頭がトップジョイントから前に回転して上に送りだされたことに気がつきましたか？　直立姿勢になったら両手を離して、歩いてください。そして今の頭と体のバランス、足の接地状態を感じ取ったら、手を組み替えて左側でも行ないます。

イスに座る

イスの前に立って右指で右頭のバケツの1／2取っ手、左手を右下腹部に貼りつけて、先ほどと同じようにモンキーになります。頭を左右にわずかに回転させながら下腹部を持ち上げてください。そして両ひざをゆう〜っくりと曲げて前に突き出していきながら、胴体を傾けます。

モンキーになったら、両ひざをさらに前に突き出していってください。するとお尻は滑らかに下降していき、墜落しないでうまくイスに着地できましたね。胴体を直立させて視線は前方。これで完了です。手の配置を変えて頭の左側と左下腹部の組み合わせでも行なってください。

そけい部らせん状の操作

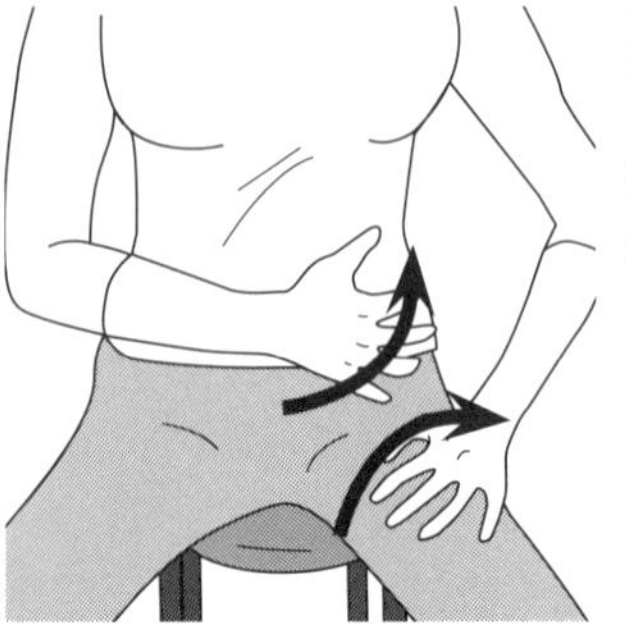

大腿部を外回り、下腹部を広げながら持ち上げると、骨盤は後方に転がる。

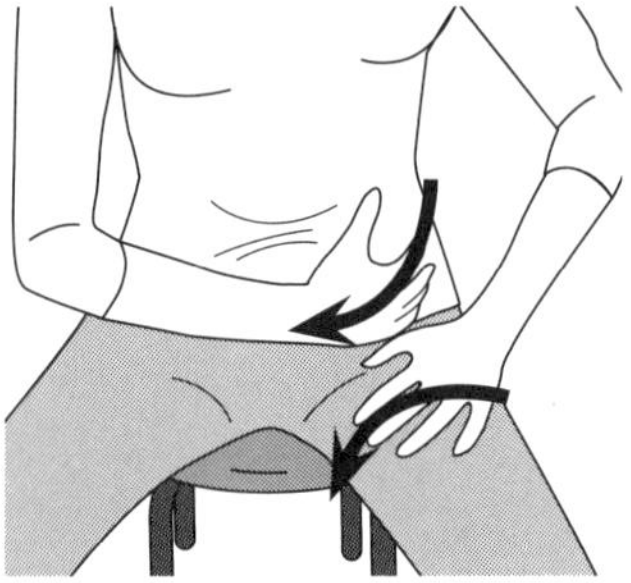

大腿部を内回り、下腹部を元に戻すと骨盤は前方に転がる。

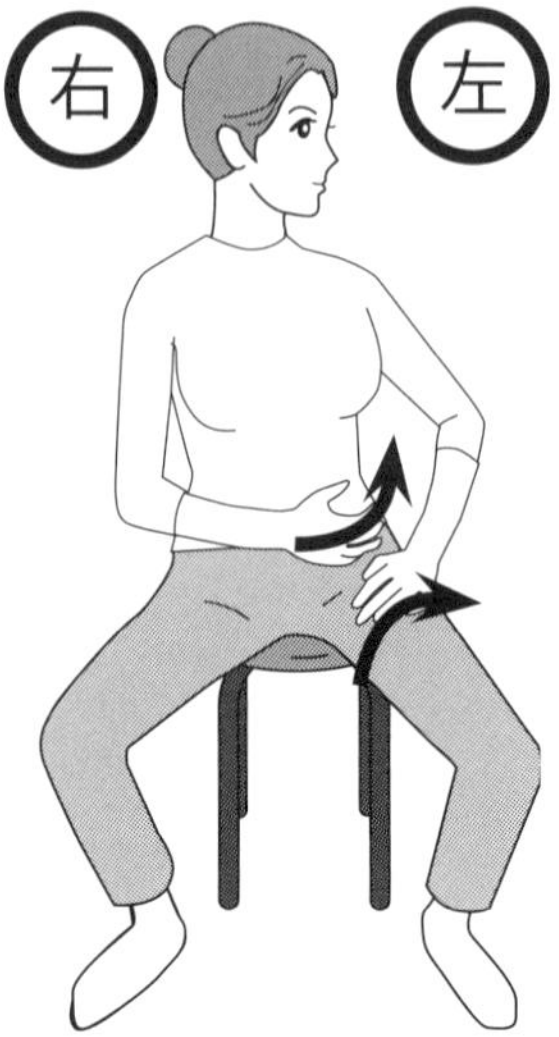

そけい部が外回りすると骨盤が後方に転がって連動し、左に回転する。

2 らせん型チェアワーク

先ほどは頭と胴体を一体化させて、直線的な動きでイスから立ち上がったり座ったりしましたが、次はらせん状の動きを使ってみましょう。

そけい部らせん状の操作

足を肩幅くらいに開いてイスに座って、ひざとつま先の方向性を一致させます。そして再び前にやった操作と同様に右手が左下腹部に触れて左手が左大腿部に触れるようにします。

らせん状の操作はここからが違うんです。左手で大腿部の皮膚を外回りさせます。そして同時に右手で下腹部の皮下脂肪を左に広げながら持ち上げていくんです。それを骨盤に連動させると後方に転がっていきます。さらに背中から頭と眼に連動させると左に回転します。

ここで手の操作を反転して元の位置に戻していきます。大腿部は内回りして同時に骨盤は前方に転がって背中は直立姿勢に戻り、頭と眼も正面を向きます。この操作をゆう〜っくりと繰り返してください。この動きを行なっていると「私のは大腿部が外回りして背中が丸まるときに頭が右に回転して、大腿部が内回りするときに頭が正面に戻ります」という人がいます。それはもっともな話です。体の状態はみな異なりますし、また骨盤を転がす時の手のちょっとした方向性が頭の回転に影響を与えたりもします。大切なことは抵抗なく滑らかに動かすことです。動きを分析すると、どちらにでも動けることがわかるでしょう。右側のそけい部でも同様の操作を行なってください。

タイプ1：膨張モードから始まる動き

足を開いてイスに座って、左手を軽く開いて指先を天井に向けて、左こめかみに手のひらを貼りつけてください。指をクシのように髪の毛に差し入れると良いコンタクトになります。そして右手もやはり天井に向けてクシのようにして、右耳の後ろから髪の毛に差し入れてください。耳の後ろには頭蓋骨の後頭骨、頭頂骨、側頭骨の三つの骨が集まったアステリオンと呼ばれる接合部があります。右手のひらがその部分を覆うようにしてください。

両手とも頭皮に触れるか触れないかの軽量タッチにします。頭蓋骨は下腹部のように皮下脂肪がブ厚く

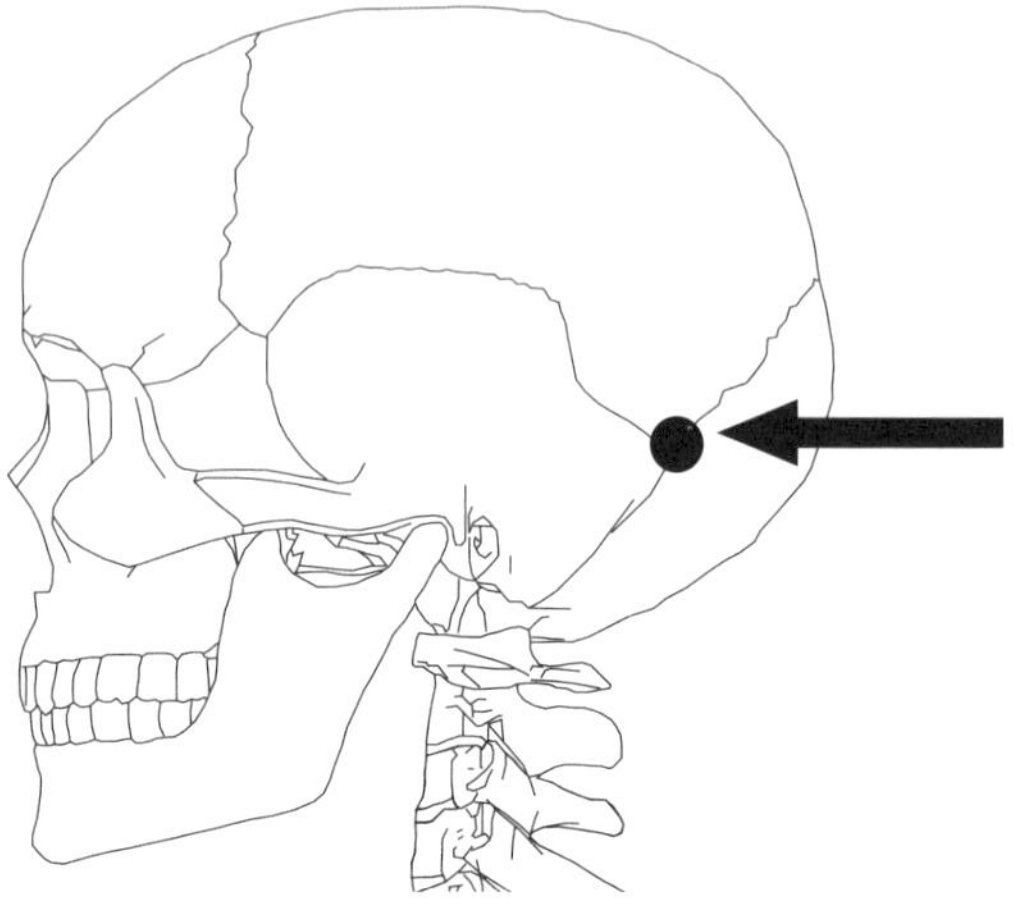

アステリオンはアストロジー（占星術）と同じく星に由来する言葉。この部位の整合状態があなたの運命を決めるのかも…

ついている部分ではないので、デリケートに扱わなくてはいけません。

そして左右の手と頭皮の間に空間を開けるように離し気味にしながら頭を左にゆう〜っくりと回転させていきます。左肘を上昇させながら回転していくと、背中がやや反り返り気味になって左にねじれていきます。このとき骨盤は背骨の動きに連動して前方に転がり始めます。そうしたら手の操作を反転して元の正面位置に同じタイミングで戻ってきます。

ここで第２章で説明したＣＲＩの基本モデルを思い出してください。背中が反り返るときには脊髄液が上昇して頭蓋骨の後部は膨張するのです。そこでもう一度左右の手で頭を左回転させるのですが、右手で後頭部が膨張するのを促すように引き寄せの手にして操作するのです。こっちに来いと思えば後頭部は手に引き寄せられてアステリオンから膨張します。同時に背中が反り返り気味になって骨盤が前方に転がり始めます。

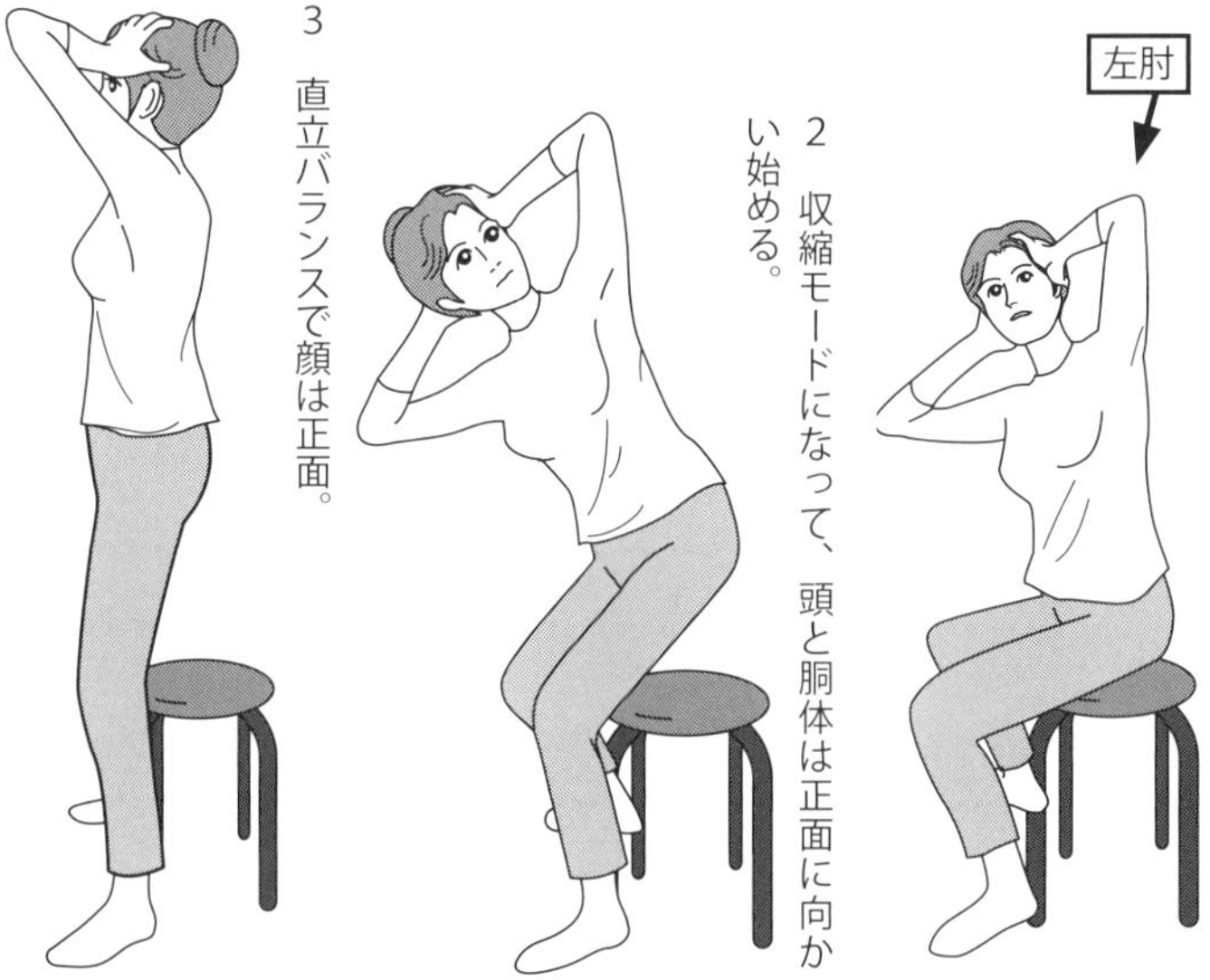

1　膨張モードで、頭から胴体に順番に回転しながら立ち上がり開始。

2　収縮モードになって、頭と胴体は正面に向かい始める。

3　直立バランスで顔は正面。

そのとき慎重にイスからゆう〜っくりと立ち上がって欲しいのです。お尻が浮き上がってひざが伸びてくると、今度は頭蓋骨を手で収縮モードに導きながら右回転して正面を向き、完全に立ち上がった状態になります。

今度は座る動きです。右手で後頭部を膨張モードにして頭を左回転させ始めたら、両ひざを曲げて前に突き出していきます。背中は反り返り気味になりながらも、お尻がイスに近づくにつれて後頭部は収縮モードになっていきます。右回転しながら正面を向いてイスに着地します。手を組み替えて反対側でも行なってみましょう。

タイプ2：収縮モードから始まる動き

タイプ1では膨張モードから動きを始めましたが、タイプ2では収縮モードから動きを始めます。手の配置は同じように左手で左こめかみ、右手で右耳後ろのアステリオンです。

イスに座って両手で頭をゆう〜っくりと右回転させていくと背中は今度は丸まり気味になって、左肘が右ひざに近づいていきます。収縮モードの動きですね。ただし収縮だからといって手のコンタクトは頭を押しつぶそうとしたりはしないでください。空間を開けておいたままでよいです。頭蓋骨は背骨と連動して勝手に収縮していきますから。

右に回転を続けていくとお尻がイスから浮き上がる格好になりますよね。そうしたらそこで反転です。膨張モードに切り替わって頭をゆう〜っくりと左回転させながらひざが伸びて正面に向かいながら立ち上がります。手を組み替えて反対側でもやります。

次はイスに座る動きです。両手で頭をゆう〜っくりと右に回転していくと背中が丸まり気味になります。同時に両ひざを曲げていくと、左肘が右ひざに近づいていきます。お尻がイスに着地すると、両手で頭を左回転させていき、胴体は直立します。顔は正面ですね。これらの動きの最中には頭と首、背中から骨盤、そしてつま先まで一連の流れが表れるので力みのない動作になります。

うまく体の連続性を作ることができたらタイプ1とタイプ2を交互に行ないながら、イスから立つ座るの動きをやってみてください。こうした動きによって、新しいバランス感覚を体に学ばせるのです。理解してしまえば、その後は手の操作なしでも、こうしたイスから立つ座るの動作中、連続性を維持することが可能になります。そして首の緊張を回避した、さらなる動きの可能性を探求していくことができるのです。

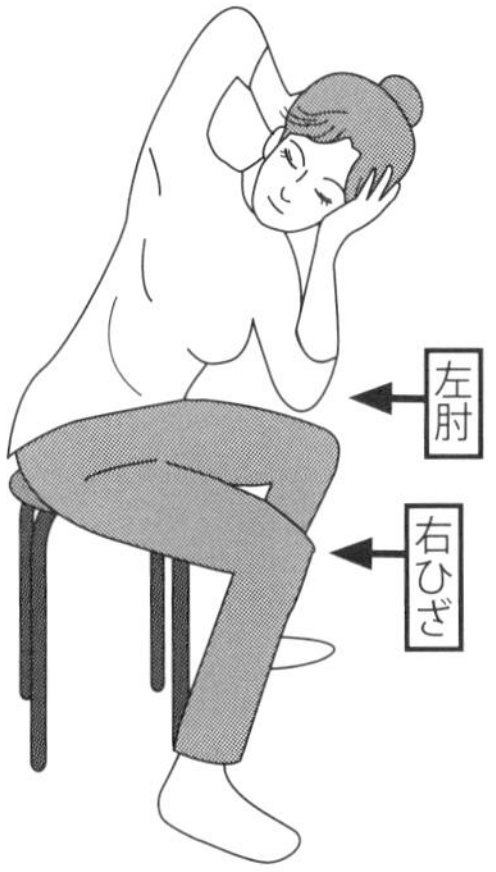

1　収縮モードで頭から胴体を順番に回転。

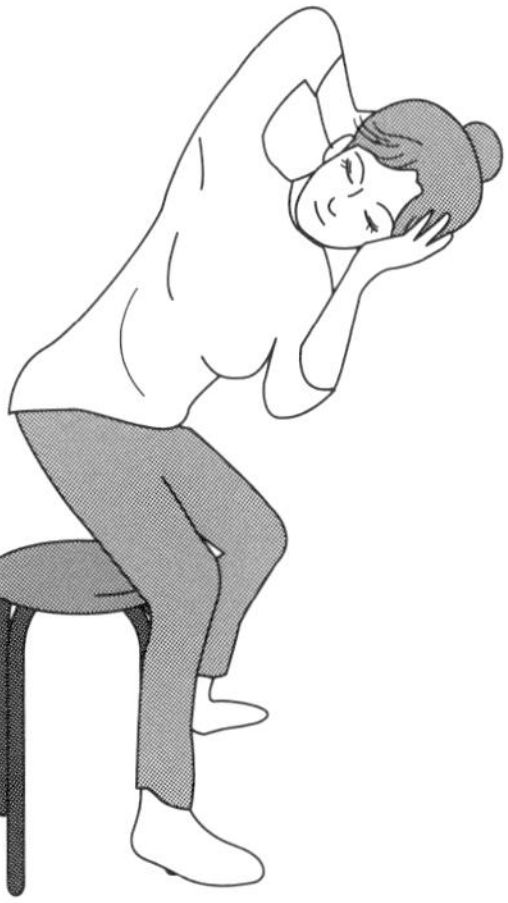

2　お尻が浮き上がったら、膨張モードに切り替わる。

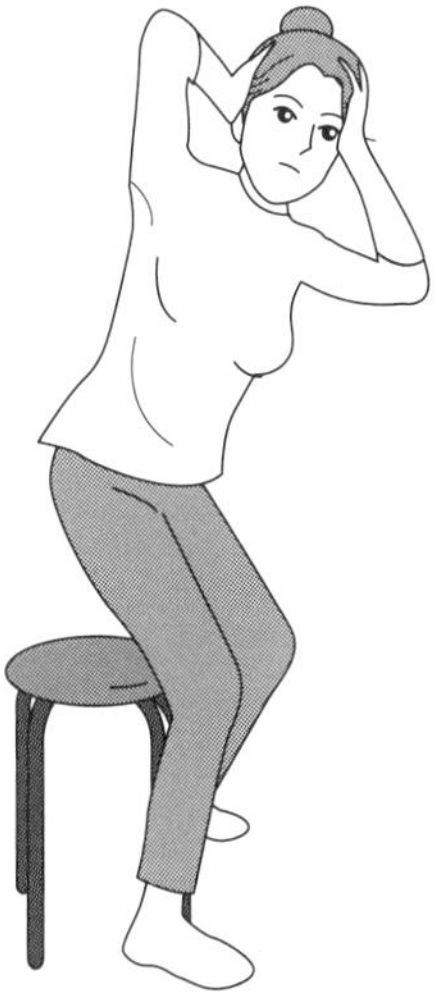

3　膨張モードで、直立バランスに向かう。

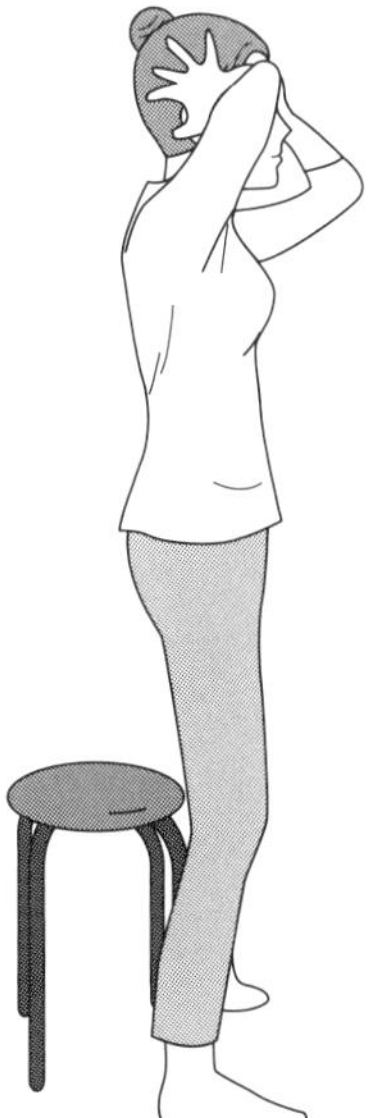

4　直立バランスで顔は正面。

◎肋骨と肋間と肋軟骨

FM・アレキサンダーはレッスンで、首と同じくらい肋骨周辺にかけて注意深い働きかけをよくしていました。ここには横隔膜があって呼吸の質を改善させるのにとても重要な箇所なのです。

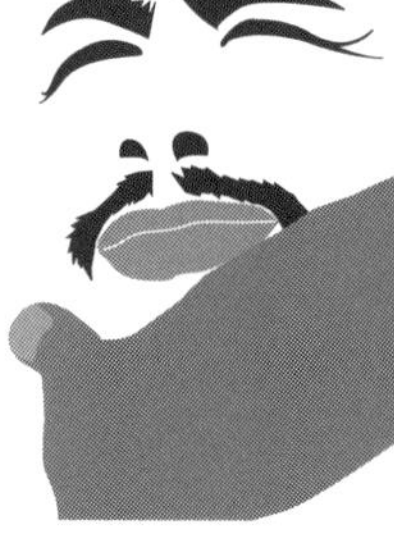

タイプ1：肋間のレール

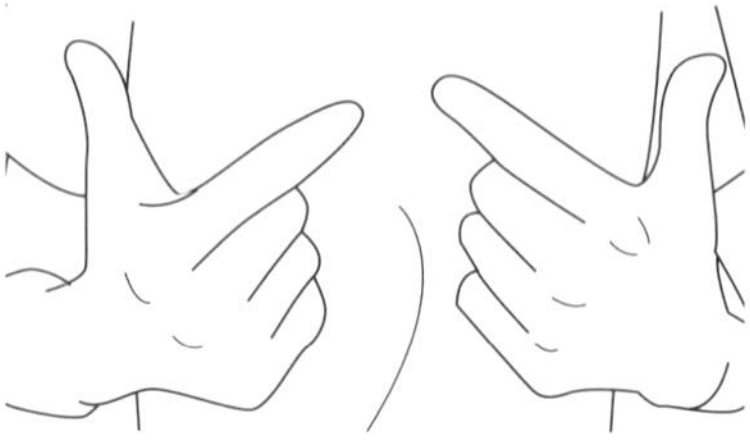

マンダム・フィンガー

肋骨の側面を指で触れてみると、実際のつき方は解剖学の誇張されたイラストよりも、背骨に対してかなり斜め下を向いていることがわかるでしょう。肋間の溝を指先でなぞって動かしてみてください。ちょうど電車がレールの上を行ったり来たりするように肋間の溝で指先を滑らせるんです。まずそうやって道筋を確認して欲しいのです。

レールの道筋を確認したら、左右の親指と人差し指を大きく開いてマンダムのポーズにします。それを左右の肋間の同一上のレールに貼りつけてください。好きな肋間の溝でよいのですが、最初は第8肋間辺りがわかりやすいでしょう。そしてマンダム・フィンガーを溝のレール上で上り電車（後方斜め上）と下り電車（前方斜め下）のように行ったり来たり、ゆう〜っくりと皮膚を動かすん

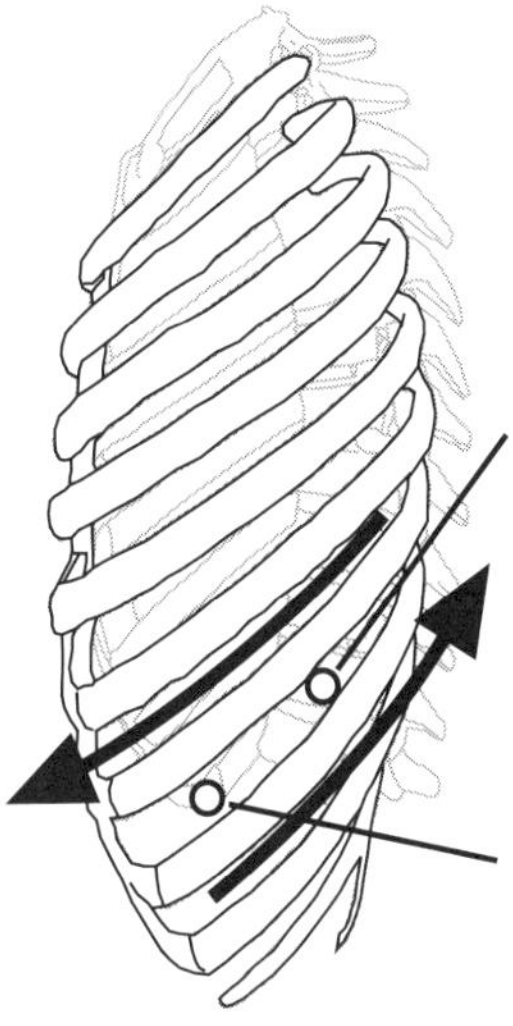

です。何回か繰り返したら、他の肋間の溝に変えて行なってください。上部の肋間は腕に隠れていますが指の使い方を工夫すれば、まあまあできるはずです。呼吸時の肋骨の可動域はこれで大きく広がりますね。

タイプ2：壊れたハート（肋軟骨）の修復

タイプ1で触れていた肋骨は本物の骨です。そして胸部中心にある胸骨も本物の骨です。ところがその間にある部分は偽物の骨です。軟骨でできていて肋軟骨といいます。軟骨なので本来、弾力性があるのです。普通の骨との硬さの違いはというと指でちょっとやそっと触ってみても、そうわかるようなものではありません（少なくとも私には）。しかしこの肋軟骨が本格的に固まってしまうと、胸が潰れてしまうので呼吸は浅く息苦しい状態に陥ってしまいます。

この部分が干上がって割れた大地のようになっている人がいます。そうです！〝壊れたハートの持ち主〟です！　目に見えない毒矢がグッサリ突き刺さっています。ストレッチとかで胸を開いてなんとか引き抜こうとするんですが、もがけばもがくほど深く入り込んでしまうようです。さあ、どうしましょう？　そこでこれから肋軟骨を操作して壊れたハートを修復していくのです。

胸骨をはさむようにして人差し指、中指、薬指、小指、4本の指の腹の部分を左右の肋軟骨の溝にそれぞれ貼りつけてください。そしてゆう～くりと収縮と膨張の動きを繰り返すんです。このとき収縮させる

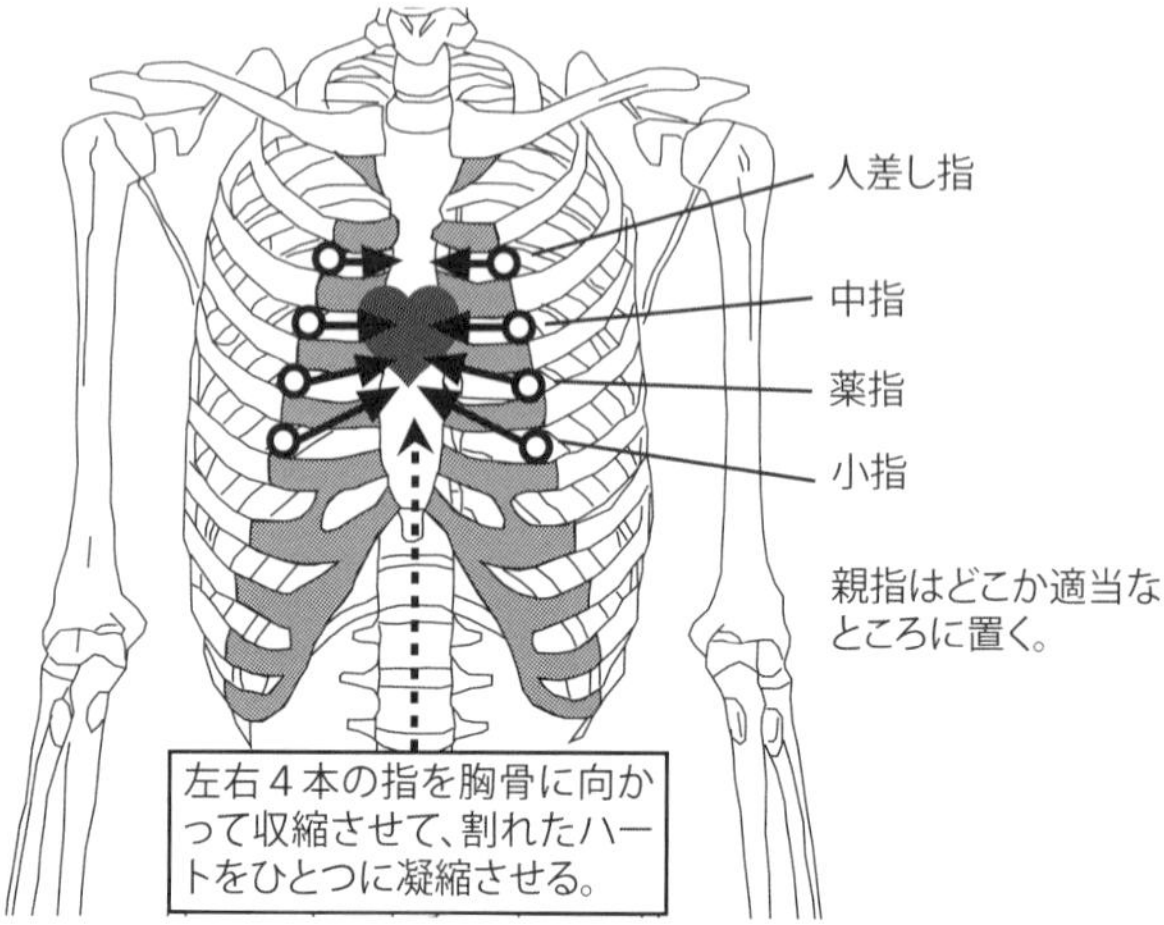
人差し指
中指
薬指
小指
親指はどこか適当なところに置く。
左右４本の指を胸骨に向かって収縮させて、割れたハートをひとつに凝縮させる。

肋骨と肋軟骨と胸骨

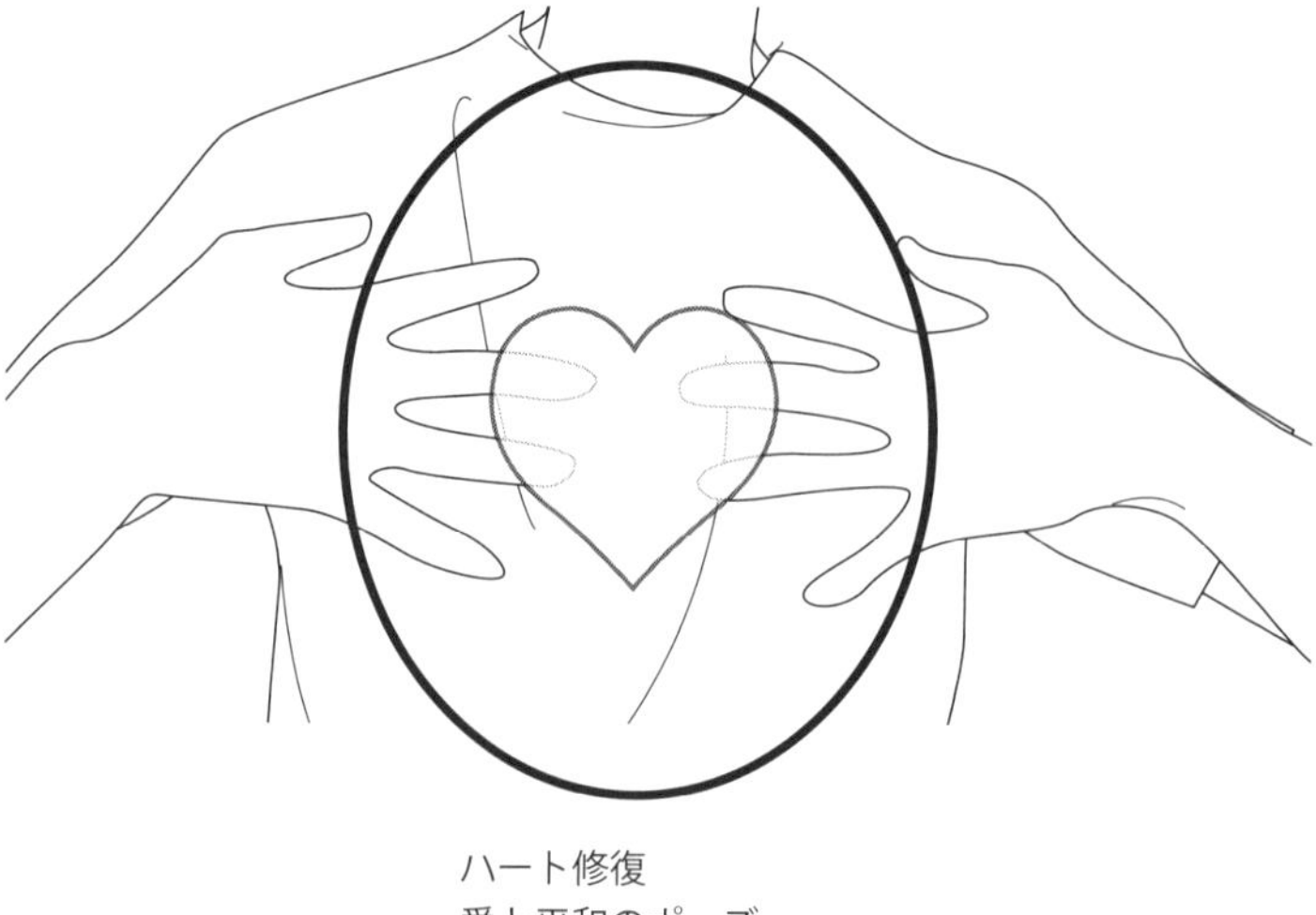

ハート修復
愛と平和のポーズ

際に背中を丸めて胸部を押しこめるようにして、膨張時に背中を反らせて胸を突き出す人がいます。一発目はそれでもいいでしょう。しかし二発目もそのやり方をしていたら、突き刺さった矢を抜くことはできません。矢を抜くにはこうするんです。

①ゆう〜っくりと肋軟骨の皮膚を指で収縮させて胸骨に向かわせます。それに合わせて背中を丸めて胸部を押しこめます。

②次に背中を反り返らせて胸を突き出しながら、ゆう〜っくりとさらに肋軟骨の皮膚をグシューッと収縮させて胸骨に向かわせるんです。この操作でバラバラに砕け散ったハートをひとつに凝縮させてください。

③そこまでくると今度は肋軟骨の皮膚が自然に膨張したがるんです。そうしたら指で皮膚の膨張を受けとめながら（決して引っ張らないでください）背中を丸めていってください。

④再び肋軟骨の皮膚を指で収縮させながら背中を反り返らせて胸を突き出してください。そしてハートを凝縮させて高密度にしていきます。

⑤そして膨張しながら背中を丸めます。

このようにやると肋軟骨と胸骨は潤われて柔らかくなってきます。深々と突き刺さっていた矢はポロンと抜け落ちてしまうのです。ただし人によっては矢についていた毒がにじみ出して、嫌な感情が沸き起こるかもしれません。トラウマの記憶がリアルに再生されて、悲しみがメラメラと恨みの念に一転すると怖いので、この操作を繰り返ししっかりと洗い流してください。きっと、愛と平和に目覚めた人になりますよ。

◆ひとくちコラム　眼球活性法（手の感触記憶と視覚イメージ）

眼は口ほどにものをいうということわざがありますが、眼の動きと思考との関係はやはりあるようです。感情の起伏にも反映されて喜んでいるときには眼球が大きくなって、おもしろくない目にあっているときは眼球の形状が歪むそうです。

眼の状態は日々変わっていて、今日は冴えてはっきり物が見えるかと思えば、朝からぼやけて遠くの物も近くの物も見えにくいな、という体験はよくあるでしょう。そんなときにはこの眼球活性法を試してください。とたんに視界はクリアになりますよ。

やり方ですが、ピンポン玉をひとつ用意します。なければ何か丸い他の物で代用してください。そして両手のひらでピンポン玉をはさむようにして、右眼の前でゆう〜っくりと手の中で転がします。眼は閉じないでちゃんと開けたまま行ないます。ピンポン玉が自分の右眼だと思いながら前後左右、斜めと好きなように手で動かしてください。押しつけてみたり、親指、人差し指、中指と指一本一本にそって転がしてみたり。そのときの手の感触をしっかりと記憶して欲しいのです。

手の感触をはっきりと記憶したら、ピンポン玉を手から離して置いてください。そして両手をもう一度、右眼の前に持ってきて右眼を転がすのをイメージして左右の手をゆう〜っくりと動かすんです。ここで肝心なことは先ほどのピンポン玉を触っていた手の感触を思い出しながらやるんです。そして今度はイメージなので、引っ張ったり潰してみたりとか、もっと自由に動かすことが可能ですね。

手を下げて外を見てください。左右の眼の見え方は大きく変わってしまっているのがわかるでしょう。左眼でもやってみてください。

この方法は体各部にも応用が利きます。自分の頭をイメージできそうなバスケットボールか何かを用意します。そして流動的な背骨をイメージするために、1メートルくらいのひもをボールの下にぶらさげてください。ボールを用意できなかったら想像でやってもらっても構いませんといきたいところなのですが、この方法は手に感触を記憶させることが不可欠なので、何かしらの代用品を使ってください。本当は頭蓋骨の実物大模型がベストです。最近は安値のものなら五千円程度でも購入できるようですので、興味のある人は一家に一個あるのもよいかと思います。

それで、両手でボールを持って自分の顔の前で、ゆう～っくりと左右、斜め、上下と様々な方向に動かしたり、押したり叩いたりとか指でグイグイやってみてください。ぶらさがっているひもも手で触ってグニャグニャ動かしてみましょう。手の感触をしっかりと記憶してください。

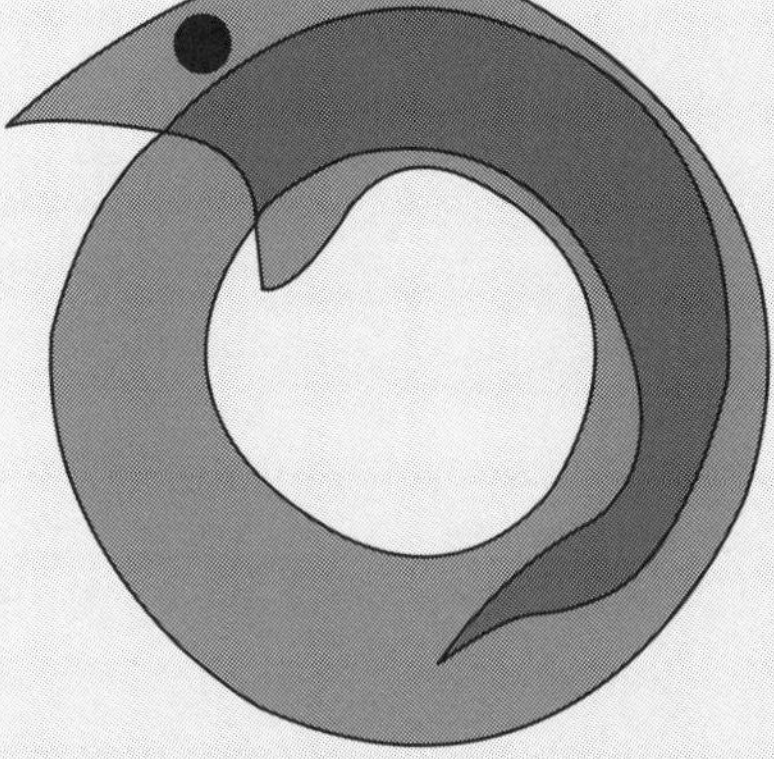

そうしたらボールを床に置いてから、両手を顔の前にもってきて頭を動かすことをイメージします。先ほどの手の感触を思い出しながら、両手両指を動かしてください。手を頭の中に入れて脳内をかき回してみたりだとか、目玉をつかんで飛び出させたりとか（悪趣味な私）、好き勝手に遊んでください。背骨もねじ曲げたりしてヨガのポーズみたくグニャグニャと動かして、自分のシッポを飲み込むヘビにしてしまったりだとか（さ

らに悪趣味な私）手の感触を大切にして、想像力を働かせて動かすんです。

たったこれだけの操作ですが、手の感触記憶と視覚イメージをうまく使えば、アンドゥーイングが起こって自分の体を自由自在にコントロールすることが可能になります。

第5章

頭蓋仙骨体操

第5章では頭頂から指先、つま先までひとつながりの連続性を効率よく作り出して、プライマリーコントロールを引き出していく頭蓋仙骨体操を行ないましょう。この体操で体の分断した動きを徹底的に排除していくのです。

頭蓋仙骨体操？　ここまでくるとさすがに長年真剣に取り組んできたアレキサンダー関係者からは口を尖らせて「こんなのはアレキサンダーテクニックじゃありませーん！」とか言われてしまいそうですが、ここでやっていることは昔ながらのやり方を大切にするのではなくて、どうやったら良質のプライマリーコントロールを引き出せるかということなのです。だからそれを実現できるのであれば、手段を選んでいてはいけません。思いつくありとあらゆることをやりましょう。たとえ「君はアレキサンダーテクニックに対して少しも敬意を払わない卑怯者だ！」と糾弾されようとも、やってしまえばもうこっちのもんです。

さっそく実践に入りますが、目的と方法をもう一度明確にしましょう。頭蓋仙骨体操はこれまで行なってきたことの延長線上にあるのでコンセプトは同じですが、動きがもっと大きくてエクササイズ色が濃いので、何のためにやるのかを理解しておかないと単なる風変わりな体操にすぎなくなってしまいます。実践中は目的と方法を常にしっかりと頭に入れてください。

○目的

① 体に眠っているCRIの膨張と収縮の動きを引き出すこと

頭蓋仙骨体操では体の固まりをユルませることを可能にしますが、ここで注意してほしいことは体を動かすことによってユルむのではなくて、動きによってCRIを浮上させることによって体がユルむのだということです。ＣＲＩを引き出すことが出来なければ、いくら体を大きく動かしても無意味です。逆にいうと小さな動きでもＣＲＩを引き出すことは可能なのです。

②頭頂から指先、つま先まで体まるごとに連続した動きをつくること

体の分断された動き、つまり力みを回避して体まるごと連続性が表れている状態がプライマリーコントロールです。部分的な固まりにこだわって「ここ！ここ！ここを何とかしたいの！」という人がいますが、そちらに向かうと残念ながら一生続けても解き放たれることはありません。人生もっと大切なことがあるはずです。だから今は一部分へのこだわりを、少なくとも頭蓋仙骨体操の間はほっといて、体まるごとのコーディネーションのことを考えて行なってください。そうすると初めて固まりは分解されていき、抱えている問題は知らないうちに解決してしまうものなのです。

○方法

①手で皮膚を操作することによって、体の各部がそれに追従して動かされる

皮膚のストレッチをしたり、また無理やり体を動かしてはいけません。固まっていて動かない場合は動かなくてよいのです。大きく動かすのが別に目的ではありませんのでそれでよいのです。また抵抗の少ない方向に体を動かすことが重要なので、必ずしも私の指示に合わせる必要はありません。操作中にもっと滑らかに動く方向を見つけたら、そちらを追求してください。体の状態はみな、さまざまですから指示に合わないことは普通にあるはずです。

②ゆう～っくりと滑らかな動きで、行ったり来たりを同じタイミングで繰り返す

6秒カウントで行ったり来たりの1周期合計12秒を目安にして動かしてください。あくまでも目安なので時計を見ながら正確に行なう必要はありません。外側から働きかけて体を動かす場合は、分断を回避して連続性を引き出すために、とにかくゆう〜っくりと動かすんです。ところが、やり始めはこれがなかなか難しくてついつい速くなってしまうので、とりあえず6秒ということです。何事もきっちり正確好きな人にとっては、こういう曖昧さは耐えがたいことかもしれませんが、白黒と線を引くと体は分断してしまいます。臨機応変、ゆったりとした流れに乗って操作してください。

また動きによっては行ったり来たりするうちにグルグル回転して円運動になってしまうことが見うけられます。こうなると周期的な動きから脱線してしまい、ＣＲＩの膨張収縮を引き出すことができなくなります。振り子のように必ず戻ってきてください。アゴが緊張していると動きが固まるので、口は軽く開けておきながら行なうとよいでしょう。

③ 眼を頭の動きに先行させて、ぼんやりポーッとした状態で行なわない

眼の動きはとても大切です。ぼんやり下を見ながら行なうと意識が内にこもってしまって動きの質が低下してしまいます。自分の周りをしっかりと見ながら目覚めた状態で、眼と頭の動きを連動させてください。

④ 呼吸は動きの邪魔をしないように

呼吸は意識で制御するのではなくて体の動きにおまかせしましょう。余計なことはしないで何か妨害していることに気がついたらそれをやめるだけです。シンプルですよね。

◎立ち姿勢での操作

後ろ歩きの効用

ＦＭ・アレキサンダーはレッスンでよく生徒に後ろ歩きをさせていました。普段と逆の動きは筋肉だけでなく神経系も活性させるので若返りにもよいのです。先日、ネットの動画でインドの人が25年間以上も、後ろ歩きひとすじで生きている人というのを見ました。なんでも愛と平和のため戦っているとかで（何だかよくわかりませんが）とにかく、そのたくましく歩いている姿がたいへん印象に残りました。インドは奥が深いですね。日本の街中でこんなことやると、すぐさま変な人のレッテルを貼られてしまいますので、人気のない公園とか自宅でやるのに留めておくのがよいかと思います。（私はところ構わずやってしまいそうですが……汗）

それでさっそくやってみるとわかると思いますが、ただ単に後ろに歩いているだけではこれといった効果を実感することは恐らくないでしょう。効果を最大限にまで引き出すにはやはり工夫が必要になります。そうです。頭蓋仙骨体操をやりながら後ろ歩きをすると、体の連続性が見事に作り出されるんです。

1　再び首攻略

第４章でも首攻略の操作から始めましたが、頭蓋仙骨体操でもやはりまずは首攻略です。首なしにアレキサンダーテクニックは語るなかれなのです。

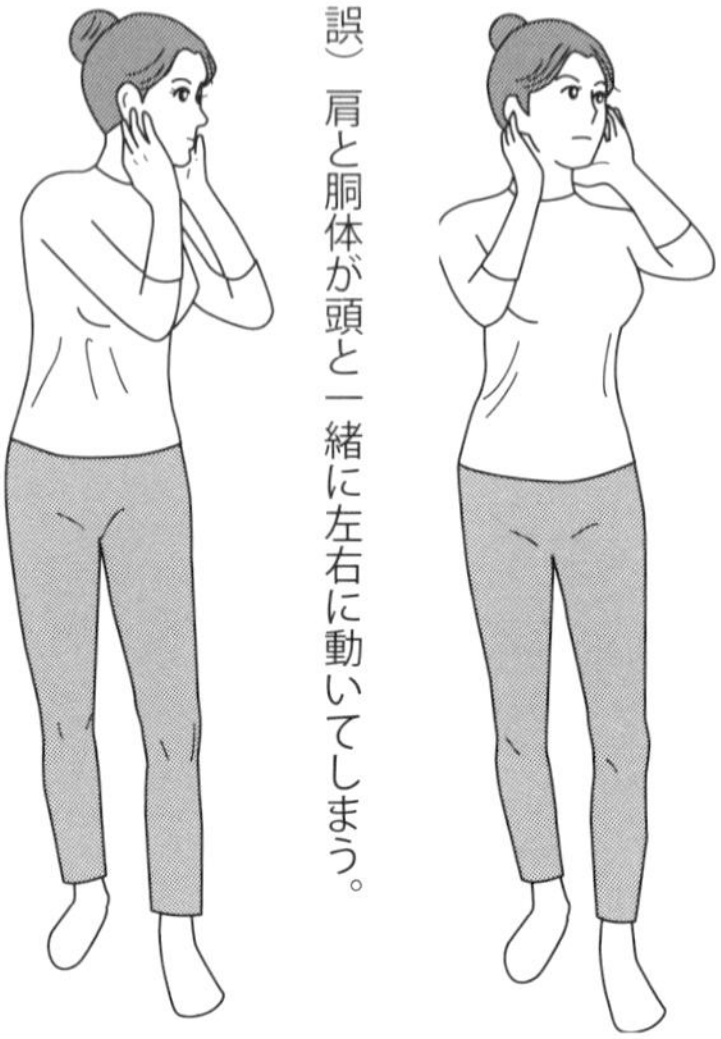

正）肩と胴体が正面を向いたまま、眼と頭が左右に回転する。

誤）肩と胴体が頭と一緒に左右に動いてしまう。

タイプ1：乳様突起（トップジョイント）

立ち姿勢での操作は、足を肩幅よりももう少し開いて立ちます。耳の穴の後ろで耳たぶの間にある左右の乳様突起に、中指と人差し指の指紋のついている腹の部分をそれぞれ貼りつけてください。ポコンと膨らんでいるので触ればすぐわかるでしょう。そして指で皮膚を操作して眼と頭を左右に動かします。6秒カウントで右に回転して6秒カウントで左に反転させます。このときの動きは構造的に第2頸椎の縦軸から始まるのを思い出してください。頭の動きは左右の回転から始めますが、そこから先は流れに乗って抵抗の少ない方向に導いてください。すると単純な左右の回転から上下や斜め方向などに、頭を動かす度に方向が変化していきますが、それでよいのです。

そしてとっても大切なことなのですが、頭の動き

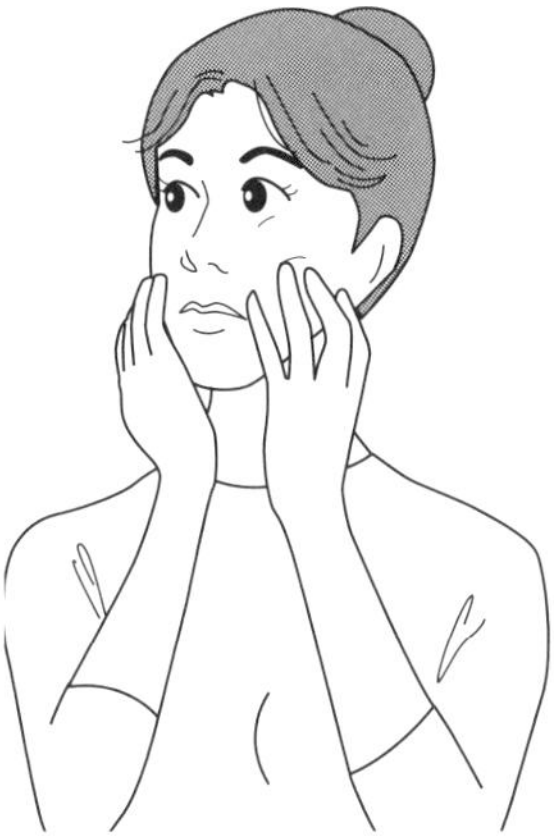

頬骨下のくぼみに、そっと手を触れる。これもやはり肩と胴体は正面を向けたまま行なう。

につられて肩や胴体を一緒には動かさないでください。首が固まっている人は頭が動くと、ついつい肩と胴体も動いてしまいますが、そういう場合は頭を無理に動かす必要はありません。抵抗なく動く範囲に留めます。肩と胴体が一緒に動いてしまうと、肝心の首をユルめることはできなくなります。

そして同時に頭の動きに合わせて一歩一歩、後ろ歩きするのです。乳様突起の操作をしながら肩と胴体を正面に向かせたまま歩くことはなかなか難しいでしょう。人によっては至難のワザに思えるかもしれませんが、頑張ってトライしてください。十分な首解放の効果を得るにはこれは欠かせないのです。鏡を見ながら慎重に行なってください。

タイプ2：頬骨下のくぼみ

タイプ1と同じ操作方法です。指の貼りつけ位置を頬骨下のくぼみに変えるだけの違いです。左右の頬骨下に中指と人差し指の腹を貼りつけたら、わずかにそっと皮膚を持ち上げてみてください。ストレッチはいけません。ほんのわずかに持ち上げた状態で頭を左右にゆう〜っくりと動かします。そこから抵抗の少ない方向に動きを展開させてください。アゴを緊張させないために口を軽く開けておきながら、動きに合わせてすり足で後ろ歩き6歩しましょう。やはり肩と胴体は正面を向かわせて動かないようにやります。頭が首トップジョイントの上でフワッと浮かんでいるような気持ちよさが表れますよね。

タイプ3：バケツの取っ手

ここまで来てまさかバケツの取っ手を知らないという人はいないと思いますが、本書中3回目の登場です（第1章「トップジョイントの位置」第4章Part-1「首攻略」を参照）。バケツの取っ手は頭と首の知覚度を向上させるのに、たいへん優れた指の配置です。両中指を左右の乳様突起にそれぞれ触れて、親指を頬骨下のくぼみに触れての4ポイントです。半円の線を引いてバケツの取っ手ですね。

足を肩幅よりも開いて立って、バケツの取っ手をそーっとわずか1ミリ、上に向かわせるように慎重に動かしてください。すると頭はトップジョイントから、わずかにですがフワーッと持ち上がってきます。

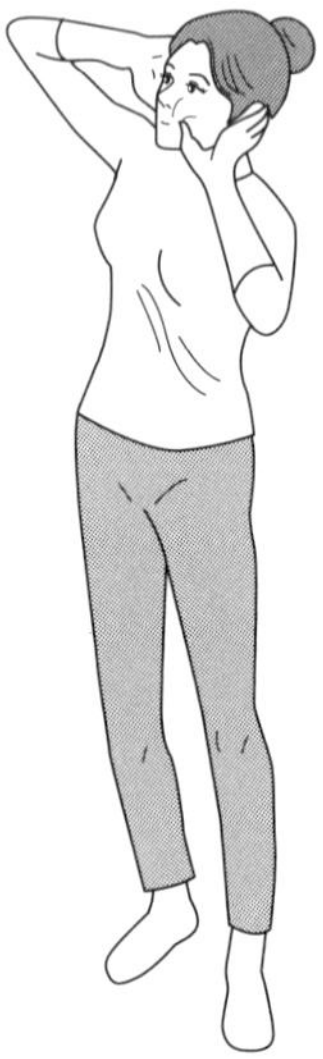
バケツの取っ手を操作する。この動きは肩と胴体も一緒に動かしてよい。

宇宙ロケットの点火シーンのような感じです。ただしそのまま加速して飛んで行っちゃうと、たいへんな騒ぎになってしまいますので、噴射を弱めて頭を下げていきトップジョイントに安全に着地させましょう。点火、着地、点火、着地、この操作を何度か繰り返してください。

次に頭を左右に回転させながら後ろ歩きします。

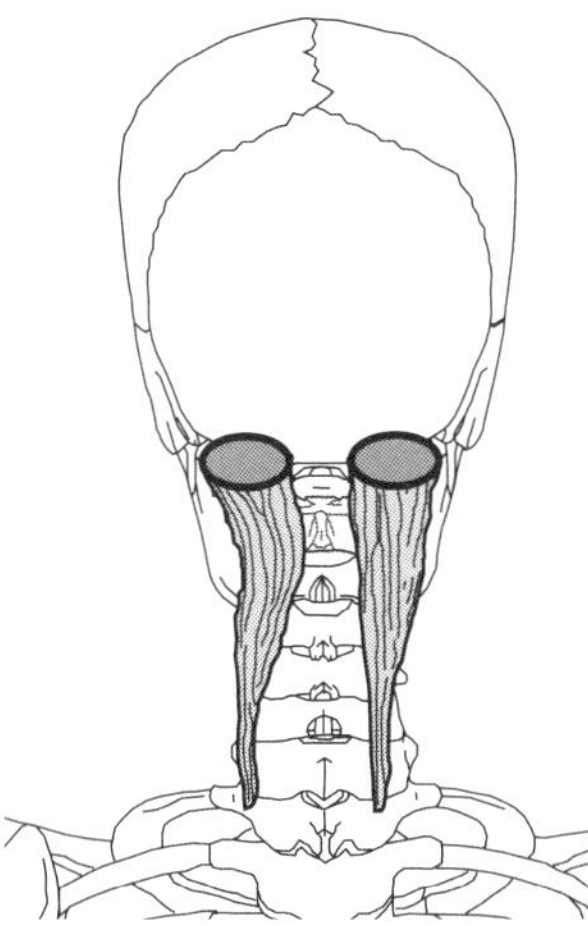

後頭部の底部から始まる左右の半棘筋。

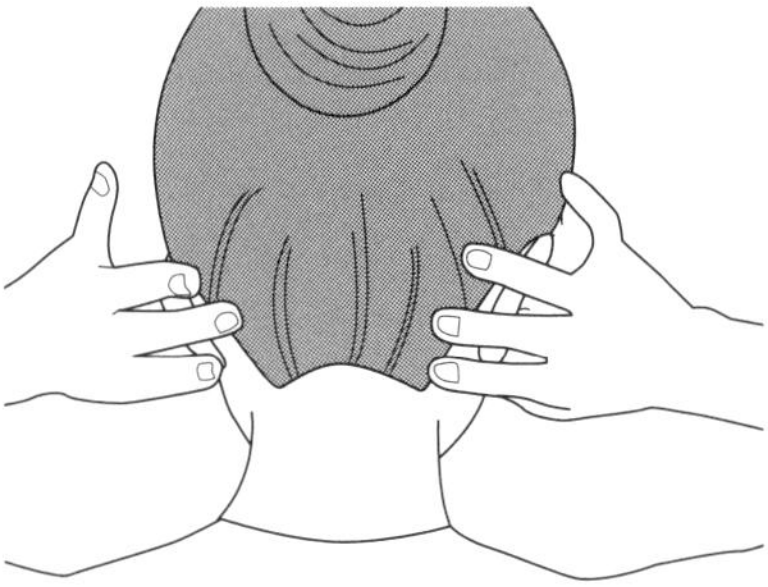

親指を頬骨下のくぼみ、中指を半棘筋に貼り付け、計4ポイントをとらえる。

タイプ3は前の二つと違って、頭から肩と胴体も連動させて左右にダイナミックに回転させちゃいましょう。ゆう〜っくりとね。そしてさらに抵抗の少ない方向に動きを展開していってください。

右横倒し　左横倒し　右斜め上　左斜め下
左斜め上　右斜め下

後ろ歩き中は、下アゴも同時に口を開けたり閉じたり他方向に動かしてユルませてください。

タイプ4：頬骨と半《はん》棘《きょく》筋《きん》

タイプ3のバケツの取っ手の配置から、中指の位置を少し変えます。乳様突起と同じ高さでそのまま後方に移動してみましょう。背骨の両サイドに2本の筋肉が伸びています。後頭部の付け根から始まる半棘筋です。ここは交通事故のむちうちとかで固まって指が全然入っていかない人がよくいますね。そこを狙って左右の中指を貼りつけてください。親指は頬骨下のくぼみで中指との4ポイントです。

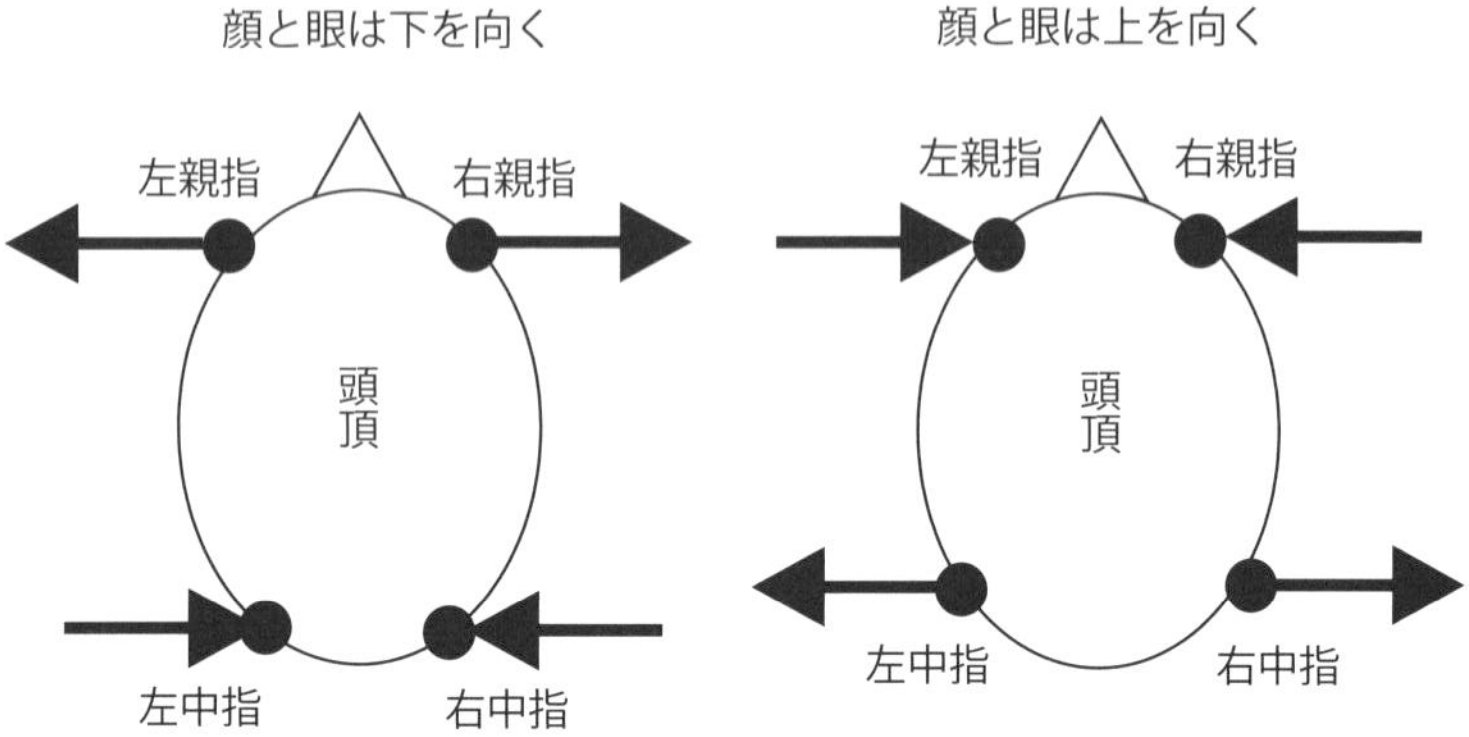

まず両中指で後頭部の皮膚を左右に広げながら、同時に両親指は顔の皮膚を収縮させていきます。さらにこの動きに合わせて眼と顔はトップジョイントから上に向くようにします。6秒カウントでソーッと動かしましょう。

そこから反転させます。両中指で後頭部の皮膚を今度は収縮させながら、両親指で顔の皮膚を左右に広げていきます。やはり6秒かけて同時に眼と顔は下を向かせましょう。そして動きに合わせて一歩一歩後ろ歩きします。

以上4種類、首攻略ですがこれのもたらす効果は計り知れないもので、毎日無理なく行ない続けていると、頭の置き場所が変わって首の深部の固まりさえも解放させてしまうのです。首がユルんでくれると背骨の調整作用はダイレクトに表れて腰や胸部の締めつけからも解放されます。

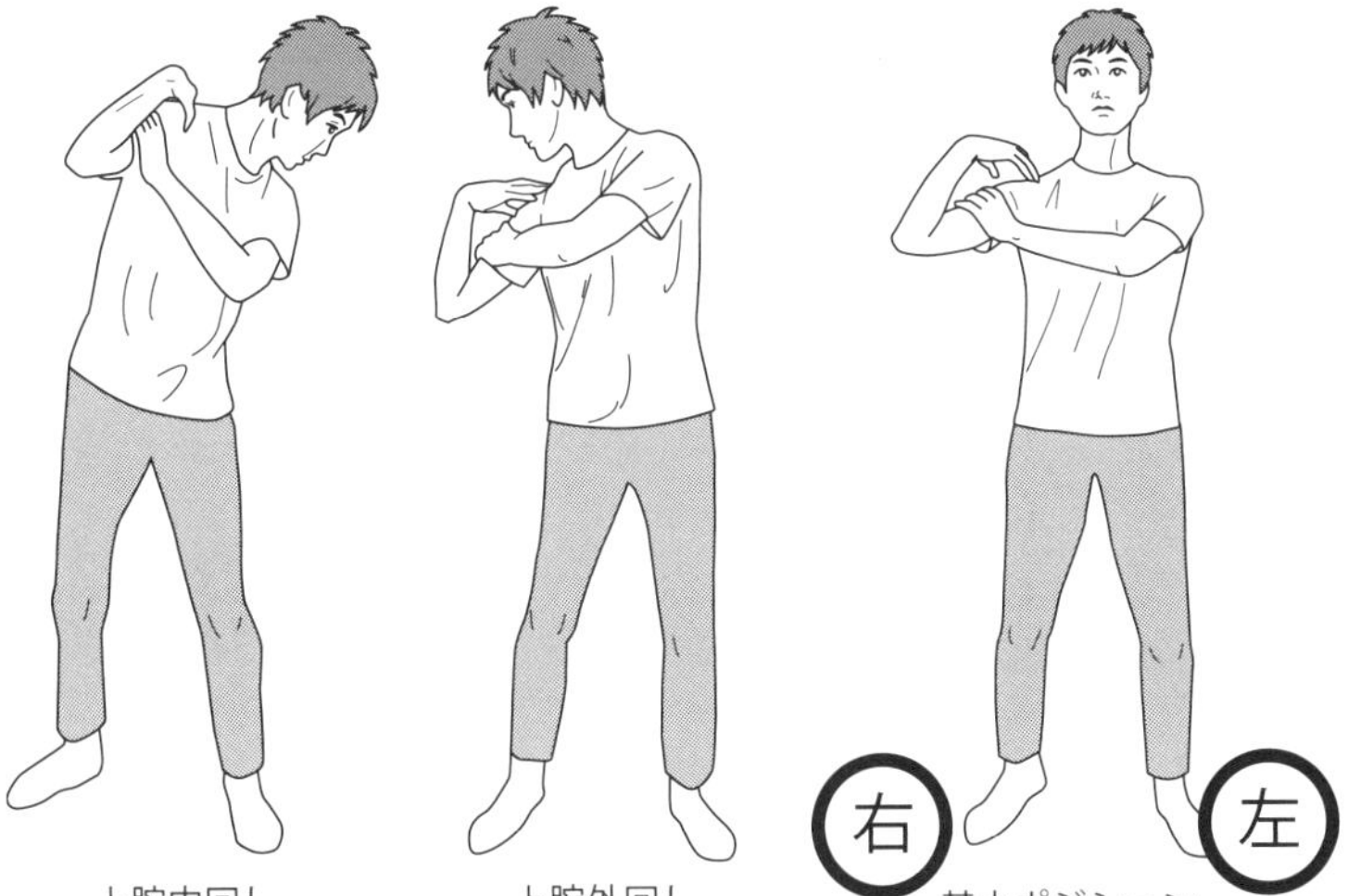

上腕内回し　上腕外回し　基本ポジション

2 空間知覚操作

これは自分の周囲の空間の知覚度を高めて、その広がりを体感をすることができるたいへん不思議な操作法です。足を肩幅よりやや広く開いて立ってください。そして右指で右肩のはじっこに触れて、左手を開いて右の上腕をつかむように貼りつけます。左手で右上腕の皮膚を外回りにゆう~っくりと動かすと、頭は右に回転して視線は手元の右指に向かっていきます。骨盤から足首に連動させて体をさらに右に回転します。

そこで反転です。左手で右上腕を内回りするように動かすと、眼と頭は左に回転して背中はいくぶん丸まり気味になりますね。視線は左下の床を向きます。これで1周期です。6秒カウントで上腕の外回りと内回りを行ったり来たり、3回行なったら後ろ歩きに連動させて完了。

ここで手を離して普通に前に歩いてみてください。体の右側の空間がフワーッと広がっているのが感じられますよね。気の流れが良くなってオーラが放射されると、このように空間への知覚度が向上するのです。

手の組み合わせを変えて逆側でもやってください。左側の空間も広げましょう。肉体を超えた意識の広がりを実感するはずです。

タイプ1
基本ポジション

その一
左右の肘を開きながら体を左に回転させる。

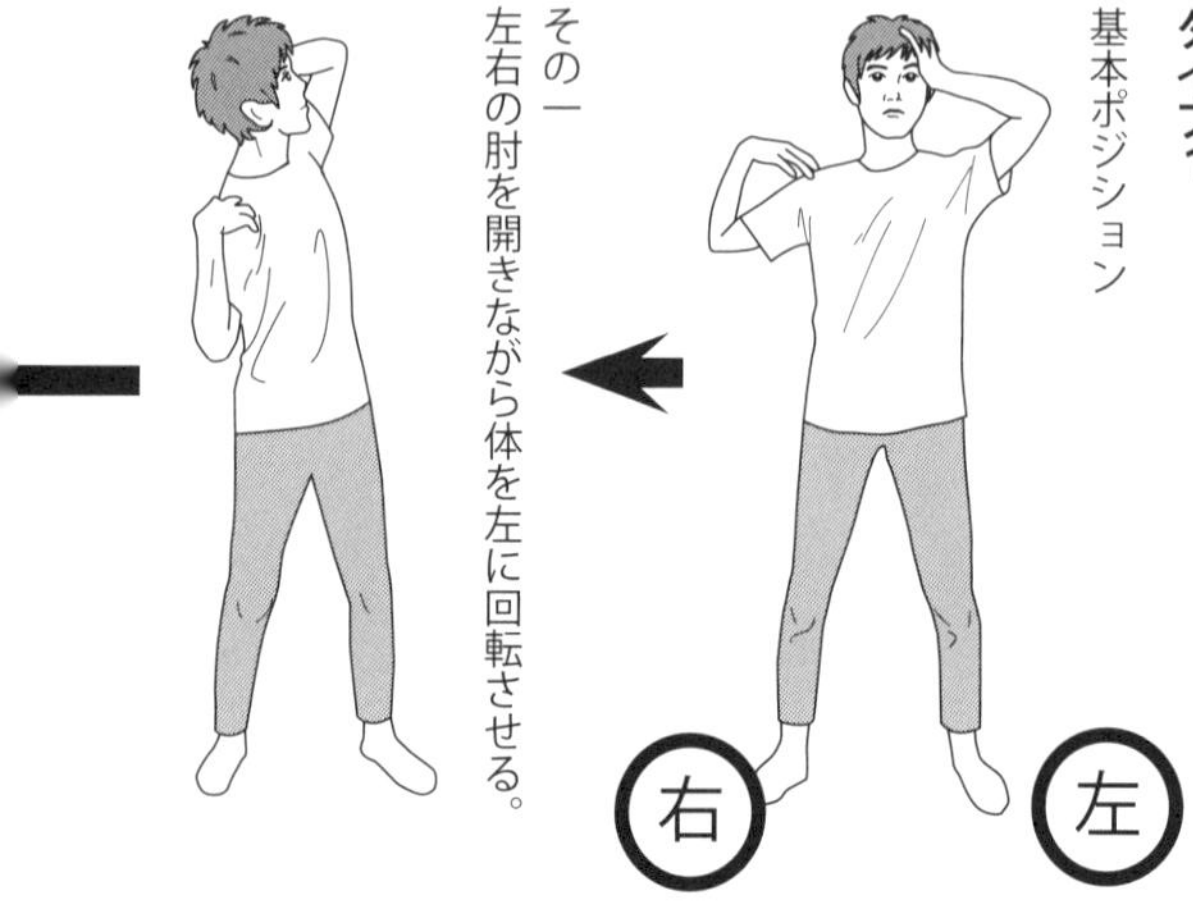

3 首の土台をユルめる

首の土台とはどこでしょうか？ＴシャツのAの丸首ラインの部分ですね。このあたりは問題が起こりやすい場所です。ガチガチになっていて肩も首も回らない。そして押しても引っ張ってもいっこうに良くならない。そういう時に限って仕事が山積みになっている。「うわー、モー嫌んなっちゃう！」と悲鳴を上げている人も多いことでしょう。もしもあなたがそのクチなら嬉しいお知らせです。これからやる操作はまさにそういう人のためにデザインされた動きなのですから。動きはなかなか複雑になってきますので、6秒カウントにはとらわれずに限りなくゆう～っくりと慎重に行なってください。

その二（前半）
左右の肘を近づけながら、正面に戻る。

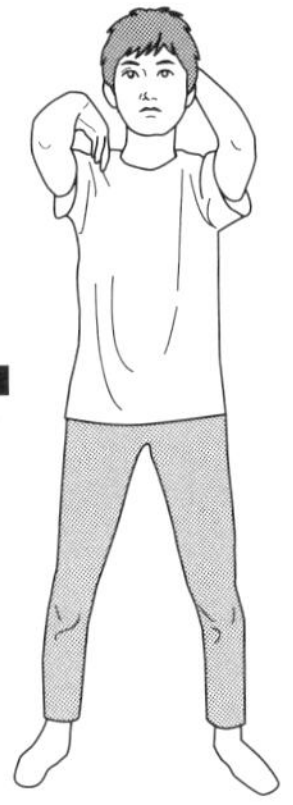

その二（後半）
体を右に回転させる。

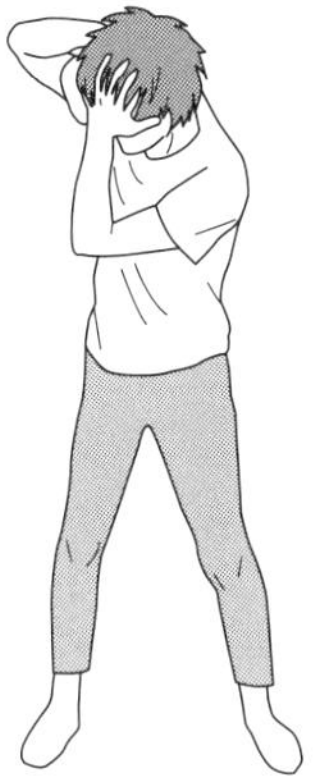

その三
左肘を開いて胸を開くと体は正面を向く。

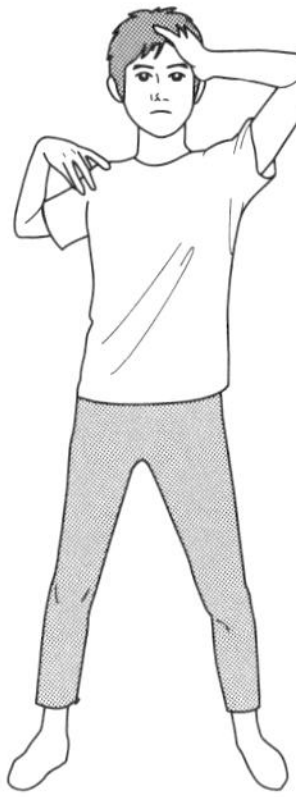

タイプ1

足を肩幅よりもう少し開いて立ちます。右指は右肩のはじっこの鎖骨関節に貼りつけてください。右肘は真横に突き出してください。左手は指を開き気味にして左こめかみに貼りつけます。

・その一

左右の肘が開いていくように、ゆう〜っくりと動かしていくと眼と頭は左に回転して、背中は斜めに反り返り気味になりながら左に回転していきます。そして骨盤から足首まで連動します。視線と左肘は左斜め上に向かいます。絶対にストレッチしてグイグイ伸び上がらないでください。首の土台にトラブルのある人であれば、ついつい甘い誘惑に乗せられて固まった部分をうっかりねじ上げたくなってしまうのですが、そいつはワナです！　もう何度もダマされてみんな知っているんです。この期に及んでも、まだしがみつく人がいたら往生際悪いです。痛キモの世界とはきっぱりお別れしましょう。

・その二

次に左斜め上に向かった左肘を下降させて両肘を近づけてい

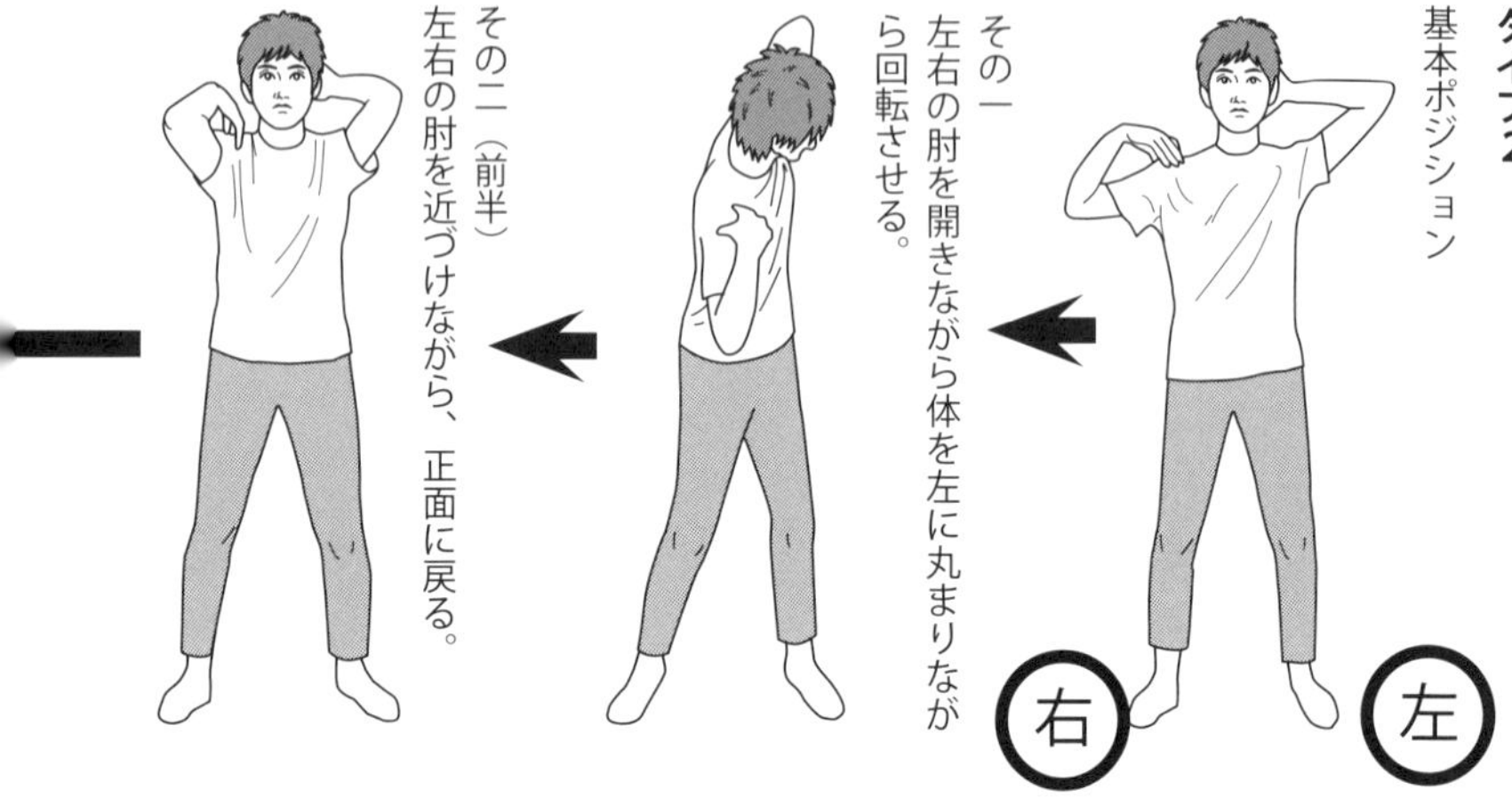

タイプ2
基本ポジション

その一
左右の肘を開きながら体を左に丸まりながら回転させる。

その二（前半）
左右の肘を近づけながら、正面に戻る。

くと、全身は正面を向きます。両肘も正面に突き出ます。そこからさらに右肘が上方向に向かうと、背中は斜めに丸まり気味になりながら右に回転して、視線は右側後方にいきますね。

・その三
そこから右肘を上げたまま左肘を左に上昇させて開いていくと、顔が正面に向かって胸がブワーッと開いていくのです。プログレッシヴ・ロックのように複雑で変態的な動きでしょう？ ここまでが半周期です。ここから、その三、その二、その一へと今までやってきた動きを逆回しして最初の位置に戻ります。

3回繰り返して、すり足の後ろ歩きに連動させてください。終わったら手の組み合わせを逆にしてやはり3回行ないます。

タイプ2
右指は右肩はじっこに触れます。左手の貼りつけ位置は左耳の後ろ側に変えます。指をクシのように髪の毛の中に差し入れて手のひらが後頭部左側にくるようにしてください。そしてタイプ1と同じ操作を行なうのですが、左手の位置を変えたこと

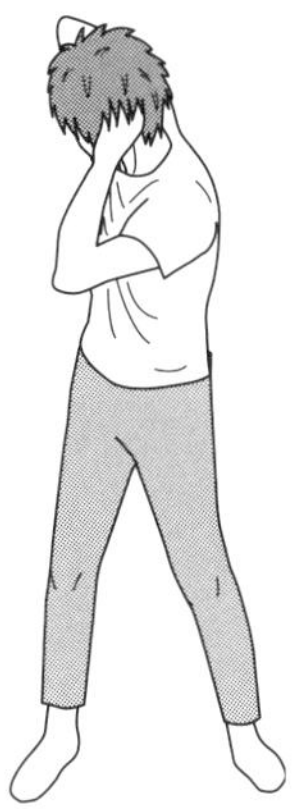

その二（後半）
体を右に丸まりながら回転させる。

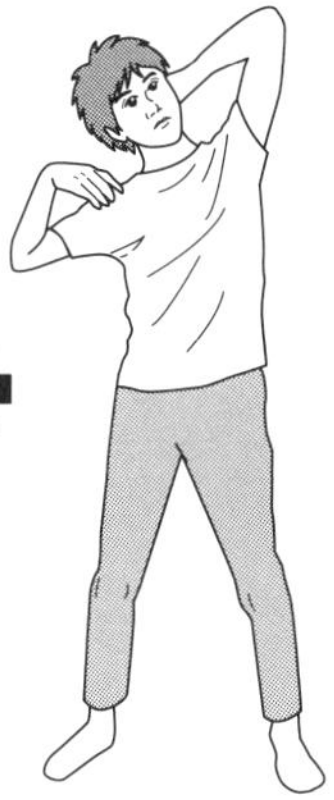

その三（前半）
左肘を開くと体はいったん正面に向かう。

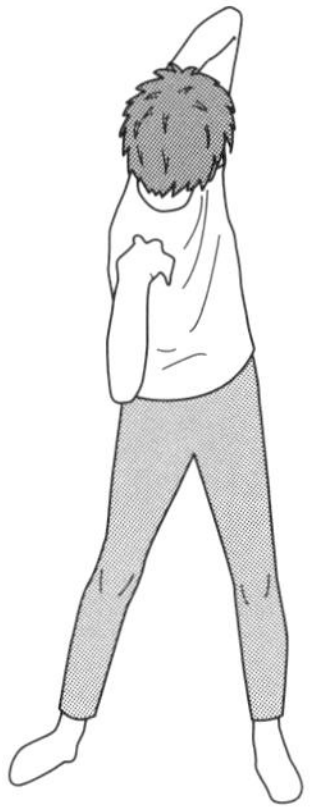

その三（後半）
体は再び丸まりながら左に回転していく。

によって全身の動きが、より複雑になってきます。

・その一

左右の肘が開いていくように、ゆう〜っくりと動かしていくと眼と頭は左に回転して、背中は斜めに丸まり気味になりながら、骨盤から足首まで連動して左に回転します。視線は左後方を向きます。

・その二

さてここから動きを反転させます。

両肘が近づいていきながら全身は正面を向いていく。両肘も正面に突き出ます。そこからさらに右肘が上方向に向かうと背中は丸まり気味になって視線は右側後方斜め上にいきます。

・その三

そこから左肘を左に開いていくと顔がいったん持ち上がって胸が開くのですが、すぐに眼と頭が左回転していき、右肘がそれに追従して下降してくるんです。同時に背中は再び丸まり気味になって視線は後方左斜め上に向かいます。

ここまでが半周期です。逆回しでその三、その二、その一に

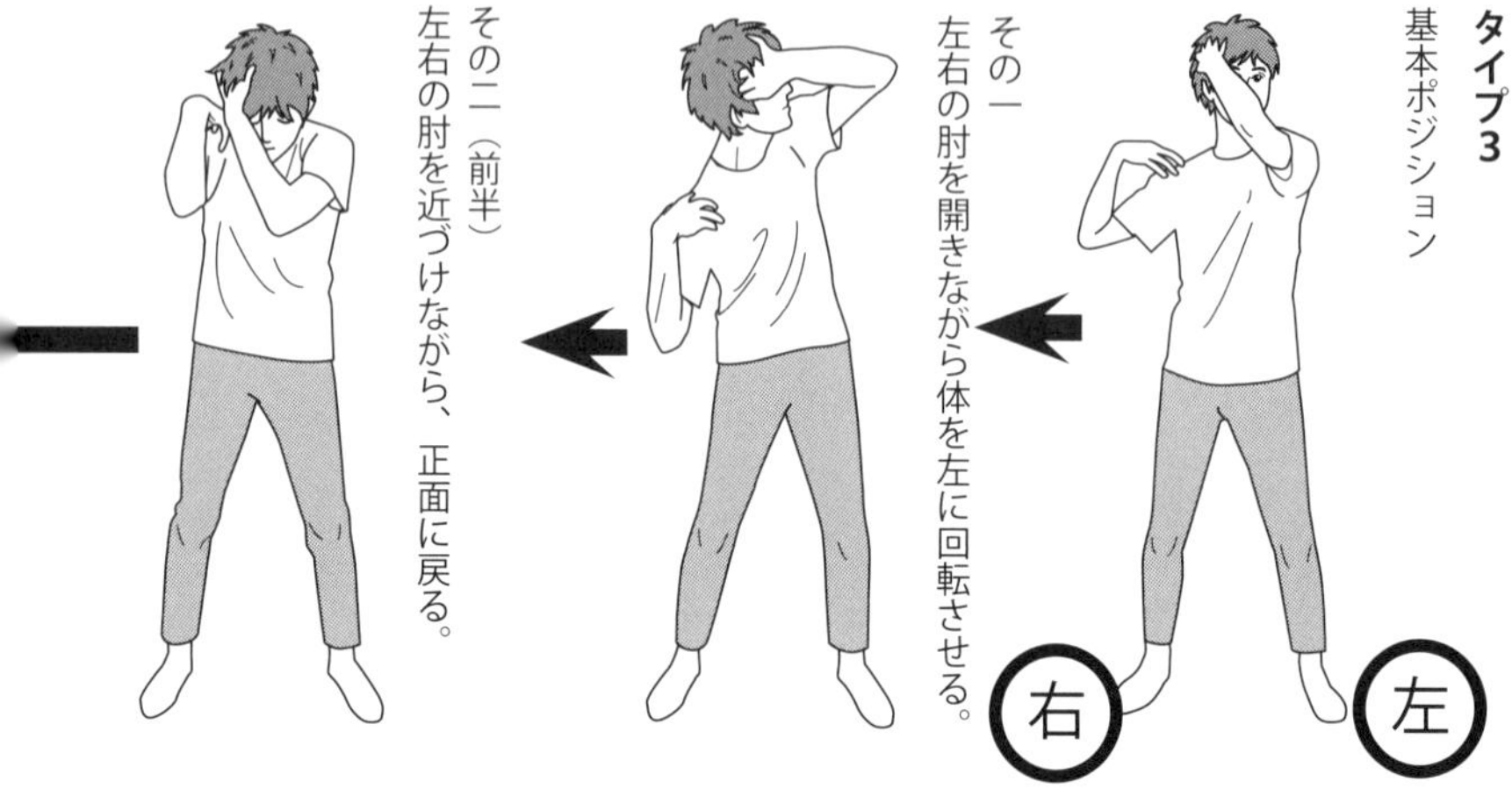

タイプ3
基本ポジション
左
右
その一
左右の肘を開きながら体を左に回転させる。
その二（前半）
左右の肘を近づけながら、正面に戻る。

戻ってください。ゆう〜っくりと左右3回繰り返して後ろ歩き。終わったら手の組み合わせを逆にして行ないます。

タイプ3

動きはさらに複雑化していきます。

右指はやはり右肩はじっこです。左手の置き場所を今度は右こめかみに変えます。

・その一

やはり、左右の肘が開いていくように動かしていくと眼と頭は左に回転します。背中は丸まり気味になりながら、骨盤から足首まで連動して左に回転させてください。視線は左後方斜め上です。

・その二

反転させましょう。両肘が近づいていきながら、背中が丸まったままで正面を向いていく。そこからさらに右肘が上方向に向かうと背中は丸まったままで、視線は右斜め後ろに向かっていきます。

・その三

その二（後半）
体を右に回転させる。

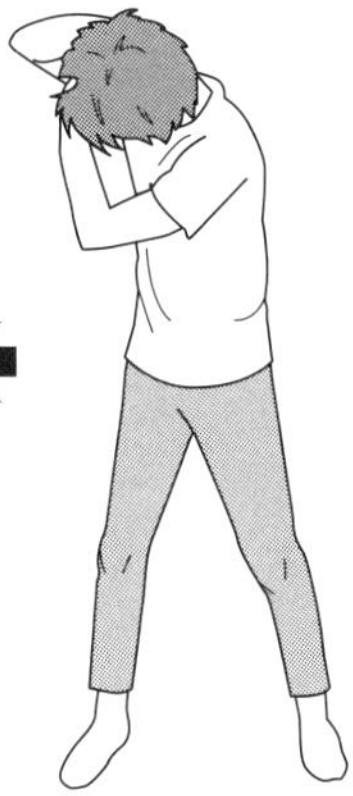

その三
左肘を開くと顔は正面をすっ飛ばして、体ごと左回転する。

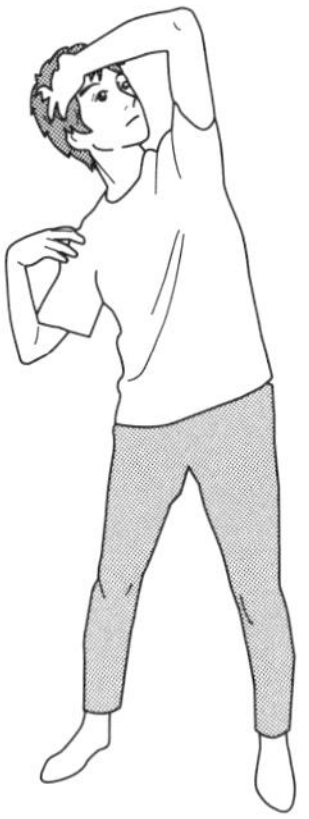

しかしここから左肘が上昇していくと、眼と頭は左回転して背中は斜めにわずかに反り返り気味になります。同時に右肘は下降していて視線は左上天井を向いています。ここまでが半周期です。逆回しで最初の位置に戻ってください。相当ややこしくなってしまいましたので、後ろ歩きは省略して結構です。身体感覚に余裕のある人はやってください。

これら三つの動きで、首の土台は解き放たれてれてギクシャク感も減っていることでしょう。ところがここで困った人が出てくるのです。止める間もなく、とたんに首を無理矢理グニャグニャ醜く動かして力ませ始めるのです。あらら、せっかく作ったコーディネーションもこれで台無し。そしてこう言うのです。「ダメだ、やっぱりしこりはまだここにある」と。そんなことやっていたら問題は永久に解決することはありません。きっと整理整頓された空間よりも、がらくたが散らばっていたほうが生きているという実感をするのでしょうか。抑制しましょう。

骨盤背面

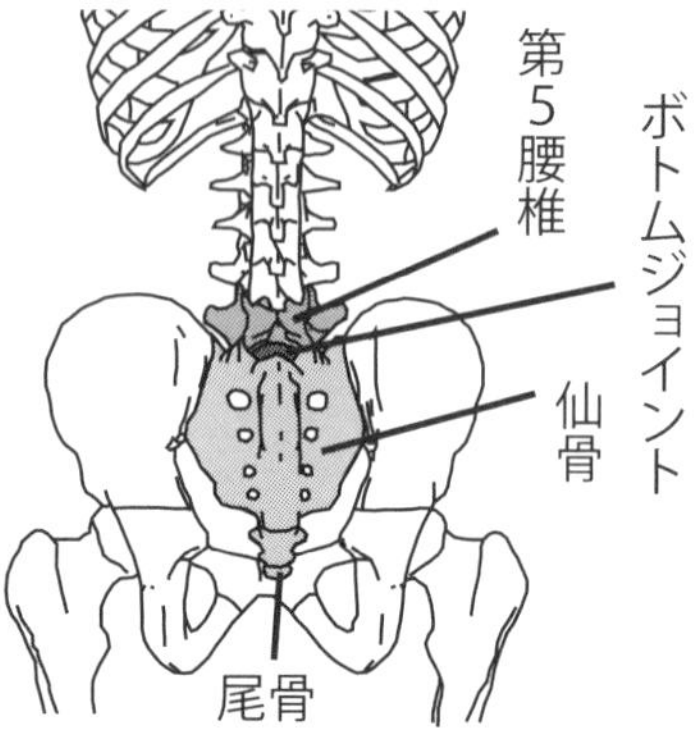

骨盤前面

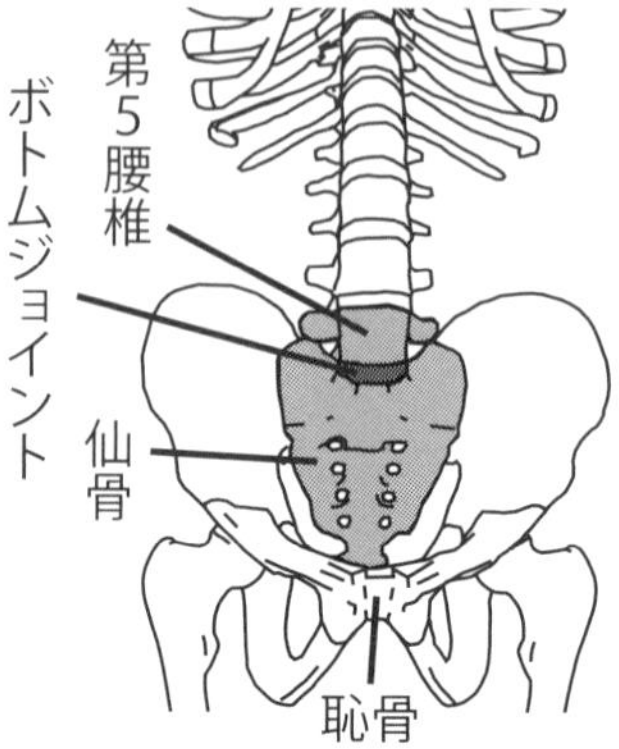

4 腰の歪みを調整する動き

ボトムジョイントをユルめる

ボトムジョイントとは第5腰椎と仙骨の間の部分です。ここは頭と首のトップジョイントに対する重要な攻略部位です。トップジョイントが鬼門であるならば、ボトムジョイントは裏鬼門に相当します。ここを悪い姿勢や間違った体の動かし方などで、痛めてしまっている人が多いのです。特に体脂肪、内臓脂肪が赤信号の場合は体の重みがこの部分にもろにかかるので耐えきれずに潰れてしまうのです。これから行なう6種類の動きはそういった状態にもかなりの内部調整の作用が表れますが、同時にアレキサンダー式ダイエットで食生活の改善も気にかけましょう。アレキサンダー式ダイエットというのは、食べることと飲むことを抑制することです。私は満腹のときにそれをよくやりますけどね。

タイプ1：坐骨ハムストリングと骨盤腸骨

骨盤底部の坐骨にはハムストリングが付いていて、ひざ裏に伸

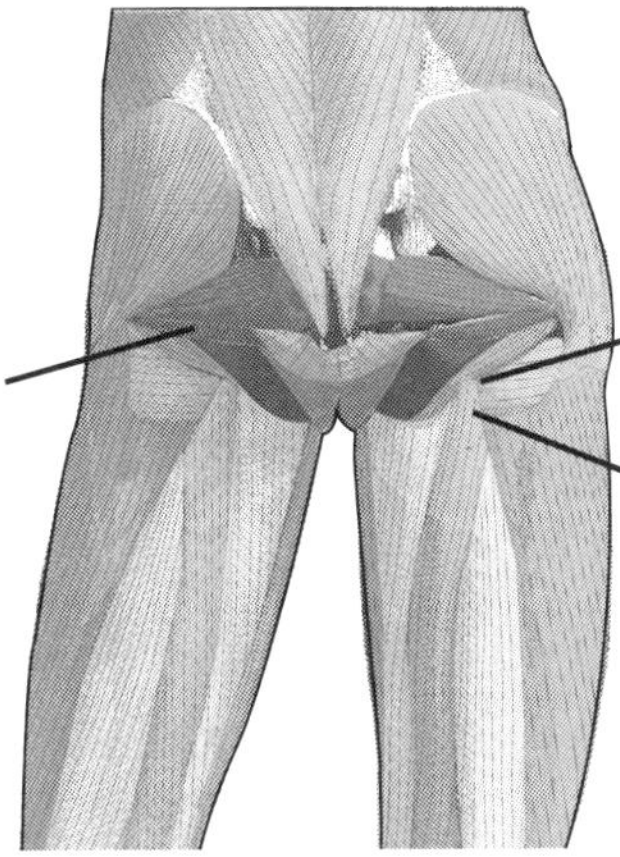

びています。坐骨周辺にはたくさんの筋肉が縦横斜めと複雑に付いています。図を見るとハムストリングの付け根がわかりますが、ここの筋肉グループに注目してください。まるで唇のような形状をしていますね。頭と骨盤は似たものどうしなんです。それではここで顔の唇を左右にイーっとやってください。これをお尻の唇でもイーしてみてください。できなくていいですよ。私もできません（笑）。でもこれで坐骨とハムストリング付け根の知覚度が向上しましたね。股関節も解放された感じがするでしょう。このように自分の体についての思い込みを打ち砕いて、新しく把握し直すことを体の地図作り〝ボディーマッピング〟といいます。

右手をお腹の前を通って骨盤左側の腸骨に貼りつけます。左手の指を左の坐骨から始まっているハムストリングの付け根に引っ掛けてください。とっても硬い部分なので触るとすぐにわかりますよね。

右手で腸骨を押し出すようにして左回転させながら、左手で坐骨ハムストリングの付け根を外側に引っぱるかのように広げてください。頭と目は左に回転して、左肩が上がりなが

タイプ1：坐骨ハムストリングと骨盤腸骨

基本ポジション

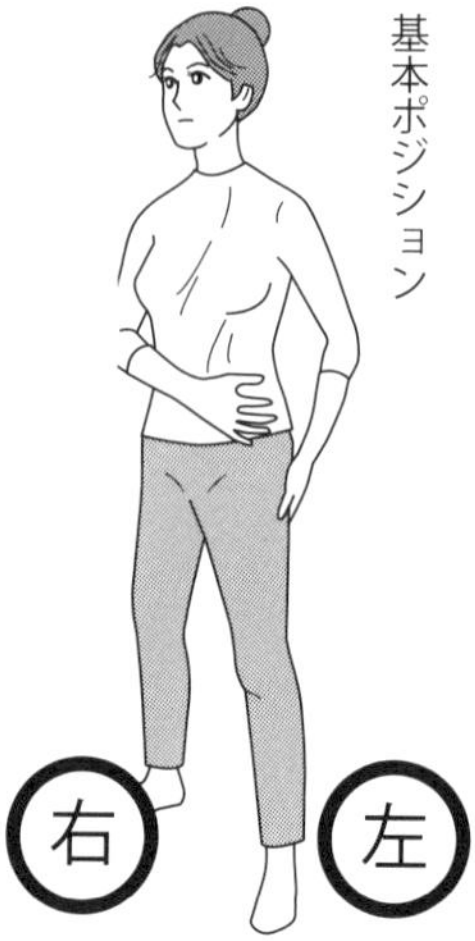

ハムストリングを左に引っ掛けながら左回転する。

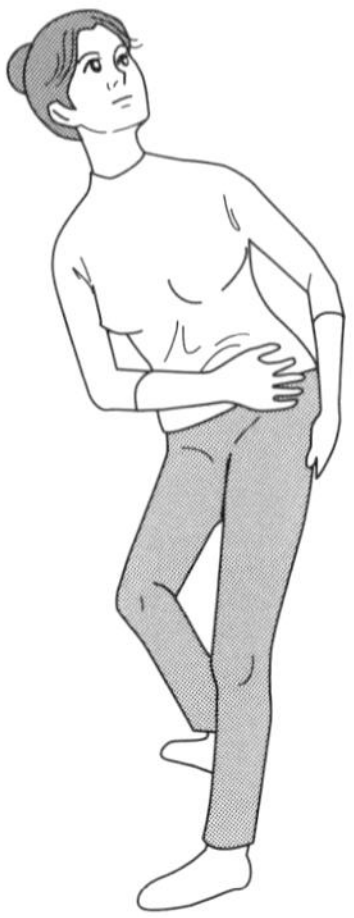

ハムストリングを内側に押し込めながら右回転する。

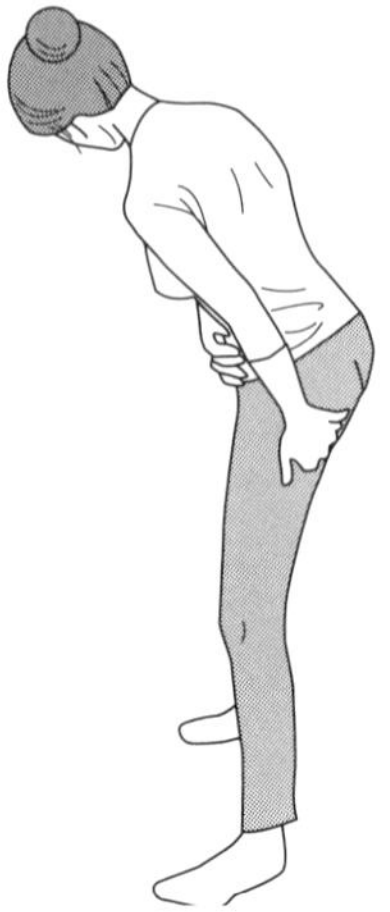

ら胴体は前方に傾いていきます。背中はわずかに反り返り気味になりつつ視線は左天井を向きます。右ひざを曲げると可動域が広がります。

　手の操作を反転させます。右手で腸骨を右に回転させせながら左手で坐骨ハムストリングを今度は内側に押しこめてください。右肩が上がって背中がやや丸まりながら前方に傾いて、体を右に回転させます。眼と頭も右に回転して、視線は後方に向かいます。ゆう〜っくりと繰り返しながら後ろ歩きに連動したら、手の組み合わせを変えて右側でも行なってください。

タイプ2：坐骨ハムストリングと横っ腹

　やはり左指を左の坐骨ハムストリングに引っ掛けます。そして右手は左の横っ腹に貼りつけてください。骨盤腸骨と下部肋骨の中間部ですね。タイプ2では逆の手の操作をします。左手で左坐骨ハムストリングを外側に引き出して広げながら、左手で左横っ腹のブ厚い皮下脂肪を右に回転させるのです。眼と頭と胴体が連動して右に回転していく

タイプ2：坐骨ハムストリングと横っ腹

基本ポジション

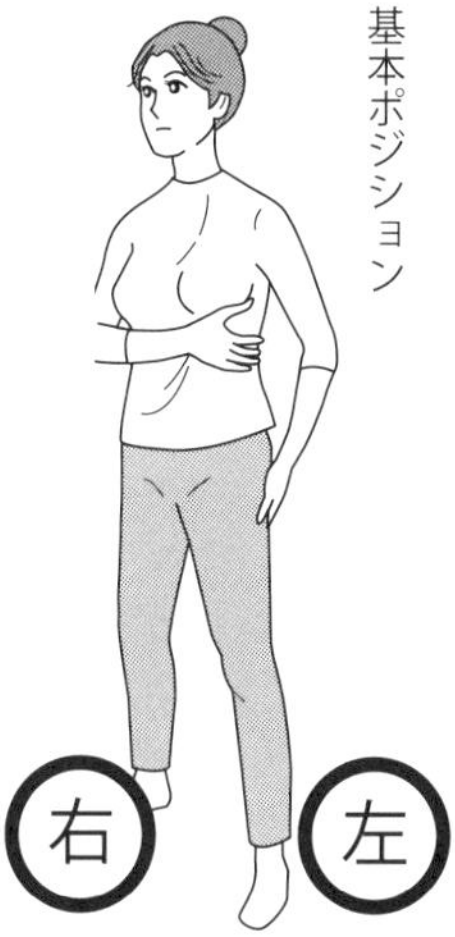

ハムストリングを外側に引っ張りながら右回転する。

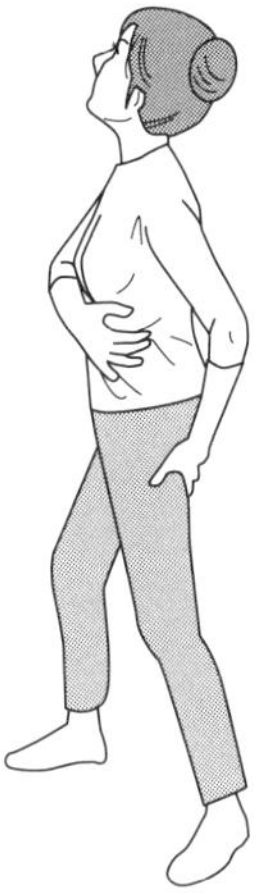

ハムストリングを内側に押し込めながら左回転する。

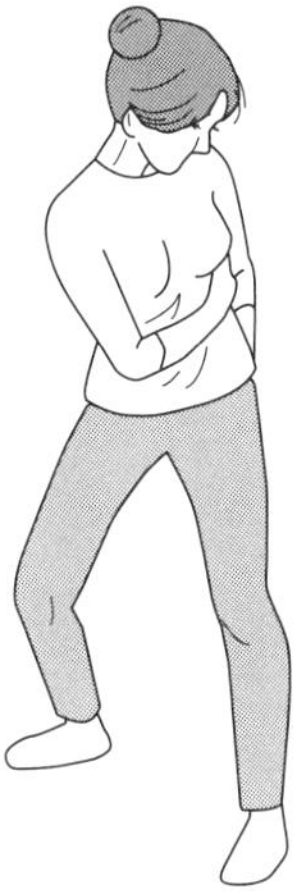

と、斜めに反り返ります。視線は後方右斜め上に向かいます。

　そこからゆう~っくりと反転させましょう。左指で左坐骨ハムストリングを押しこめるように操作しながら、体を左回転させて、背中が丸まりながら眼と頭も一緒に左に回転します。視線は左後方です。そのとき右ひざを曲げていくと可動域が広まって、視線は後方からさらにあちら側に向かいます。これで1周期です。すり足の後ろ歩きに連動して繰り返してください。

タイプ3：股関節内転筋と横っ腹

　股関節を解放しましょう。右手のひらを左の横っ腹に貼りつけます。左手のひらは大腿部の股間に貼りつけてください。ちょうど親指が股間の脚の付け根に触れるようにします。この左手を貼りつけている部位が内転筋です。

〈収縮モード〉

　右手で左横っ腹を後方に押し出すように動かして胴体を前に傾けて左回転しながら、同時に左手の操作で左脚の内

タイプ3：股関節内転筋と横っ腹

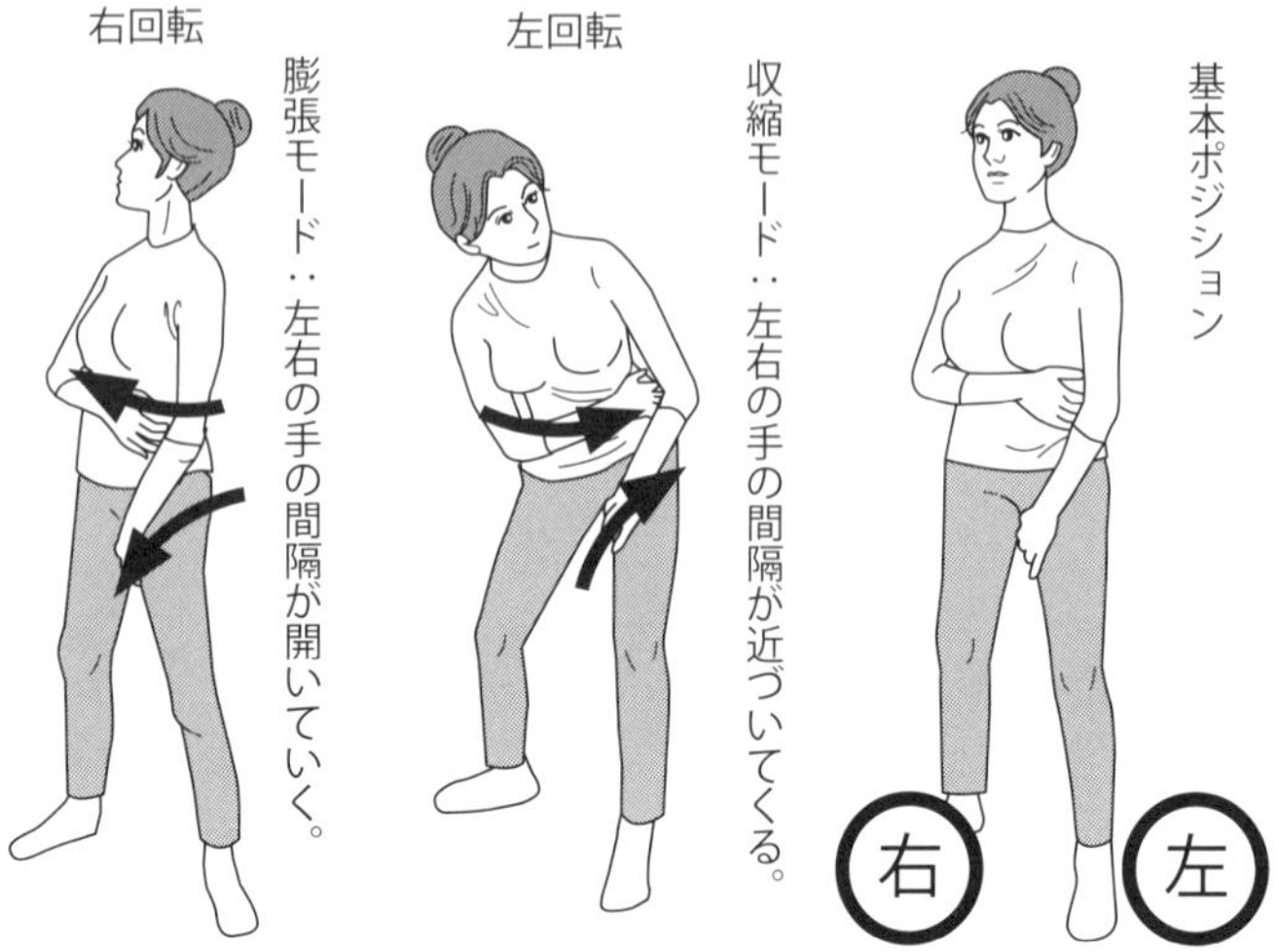

基本ポジション

収縮モード：左右の手の間隔が近づいてくる。

膨張モード：左右の手の間隔が開いていく。

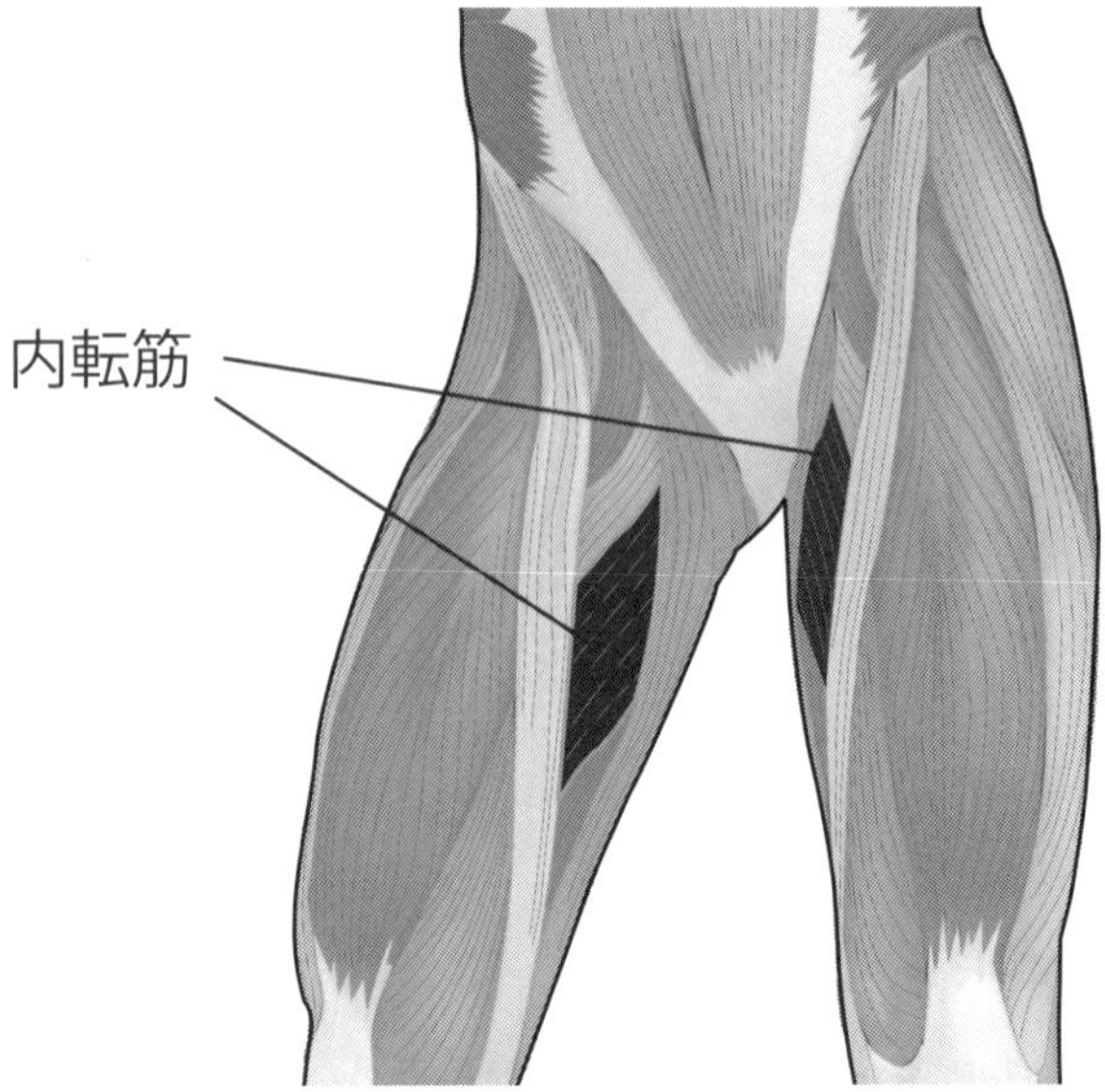

転筋を外回りするように動かすのです。ブ厚く皮下脂肪がついていますので外側に引っ張り出すかのようにするとよいでしょう。眼と頭も連動して左回転させましょう。左肩は上がって背中は斜めに丸まります。視線は左後方斜め上です。右ひざは曲げていってもよいです。

〈膨張モード〉

反転させて元に戻します。今度は左手で内転筋を内回りさせます。皮下脂肪を内側に押しこめるように動かしてください。右手は横っ腹を前方に動かして、胴体を右回転させてください。体は蒸しタオルでも絞るかのように、右にねじれていって伸び上がります。眼と頭は右に回転して視線は右天井を向きます。

この動きをゆう〜っくりと繰り返すのですが、左回転するときに両手が近づいて、右回転するときに両手がお互い離れていくように動かすと、ダイナミックな膨張と収縮の動きが展開されてＣＲＩは爆発的に増幅されます。このときの手の操作と方向性はなかなか混乱させてくれるのですが、何度も繰り返してコツをつかんでください。

後ろ歩きに連動して繰り返したら、手を離して普通に歩いてください。左側の股関節は解放されましたね。右脚の内転筋でも行なってください。

タイプ4：大殿筋の操作

大殿筋はお尻に付いている大きな筋肉です。人間が二本足で素早い動きができるのも大殿筋があるからなのですが、この辺りは感覚が鈍いので、なんだかはっきりわからない部分です。しかし大殿筋を覆って

タイプ4：大殿筋の操作

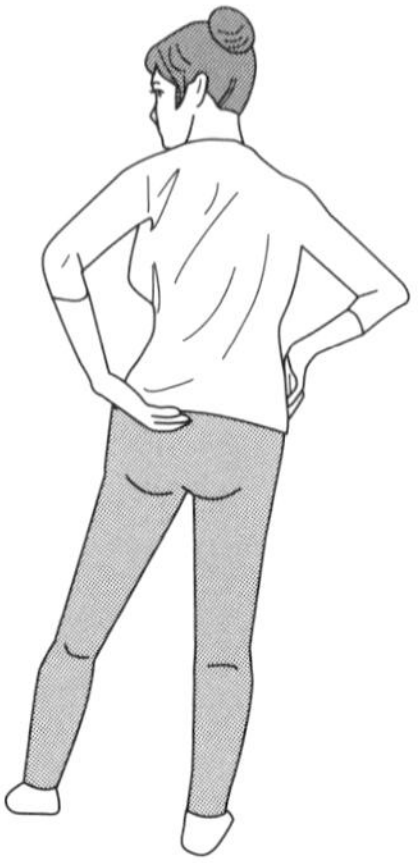

左大殿筋を後方に導きながら後ろ歩き一歩。

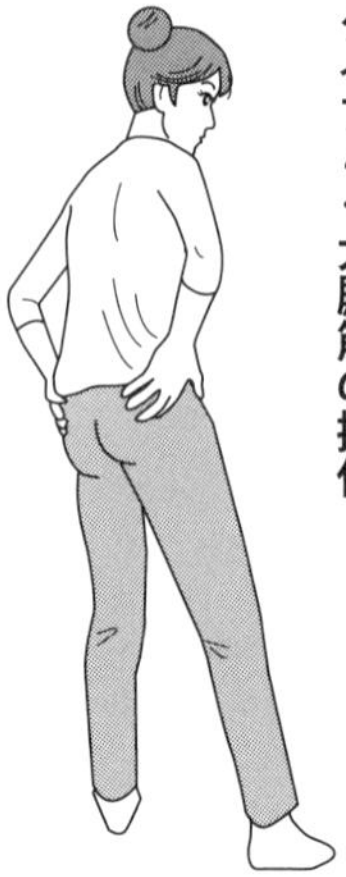

右大殿筋を後方に導きながら後ろ歩き一歩。

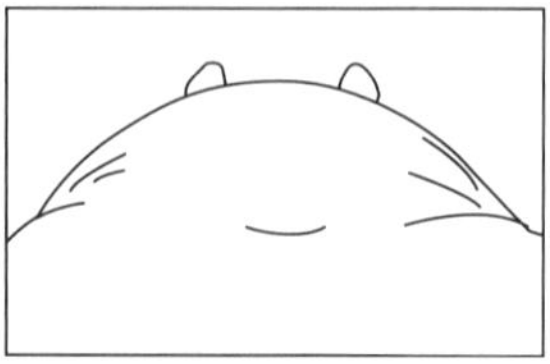

〈ひざがお腹より後ろにある〉
足元に目を向けても突き出たお腹しか見えません。腰の痛い人は多いですが、そのほとんどはこのような体の使い方をしていることが原因です。

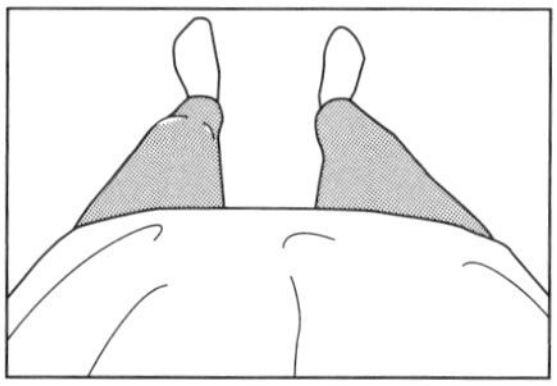

〈ひざがお腹より前にある〉
足元に目を向ければひざと足が見えます。ダイレクションの「ひざが前に行く」というのはこういうことなんです。

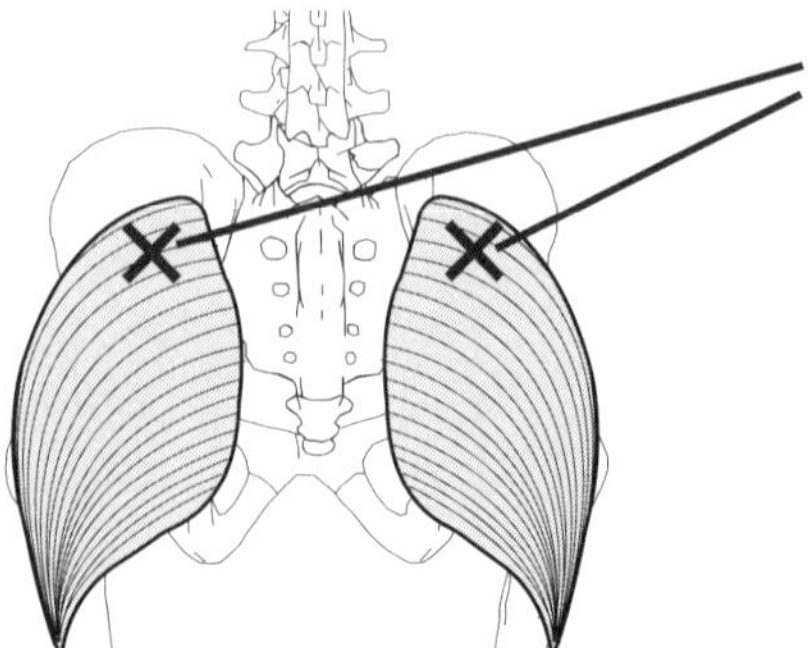

いる筋膜が固まって仙腸関節が閉ざされてしまうと、背骨の土台が傾いてしまうのでボトムジョイントを歪ませてしまうのです。

足を肩幅よりもう少し開いて立って、左右の大殿筋に指を貼りつけてください。この辺りは筋肉というよりもほとんどは皮下脂肪なので、指で大きく動かすことができます。指を貼りつける部位は、触るとちょうどポコンと膨らんでいるところで図の×印ですが、これはツボ押しではありませんので正確な位置である必要はありません。

それでは右指で右大殿筋を後方に導いて動かすと骨盤は右回転させます。この「大殿筋を後方に導く」というところが大切なのです。結果として右ひざが胴体より前方に位置されるのです。上半身が前に傾かないように注意してください。同時に右のかかとが浮き上がりながら眼と頭を右回転させましょう。体重は左足にかかりますね。

そして反転させてください。左指で左大殿筋を後方に導いて動かして骨盤を左回転、左ひざが胴体より前方に位置して左かかとを浮き上がらせます。眼と頭は左回転して今度は右足に体重がかかってきます。

6秒カウントで左右3回行ないましょう。そして左右の大殿筋の動きに合わせてすり足で一歩一歩、後ろ歩きをしてみてください。足元を見てみて、ひざがお腹よりも前に出ているのが見えればうまくいっています。

タイプ5：大殿筋とこめかみ

右指で右大殿筋に触れます。左手は左のこめかみに貼りつけてください。右指で右大殿筋を後方にゆう

タイプ5：大殿筋とこめかみ

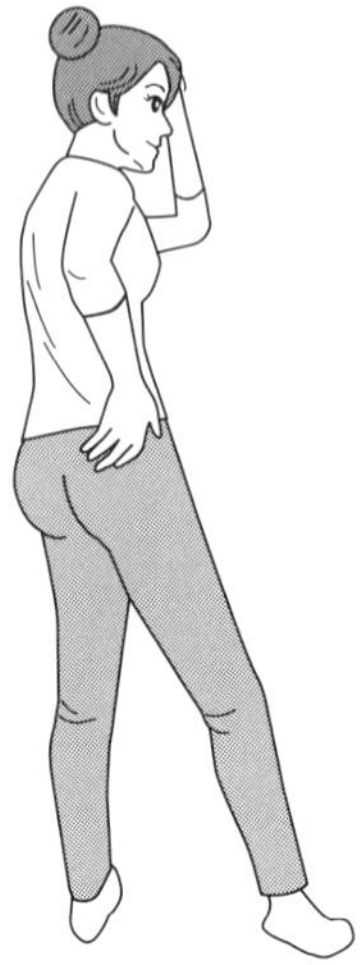

右大殿筋を後方に導きながら後ろ歩き一歩。

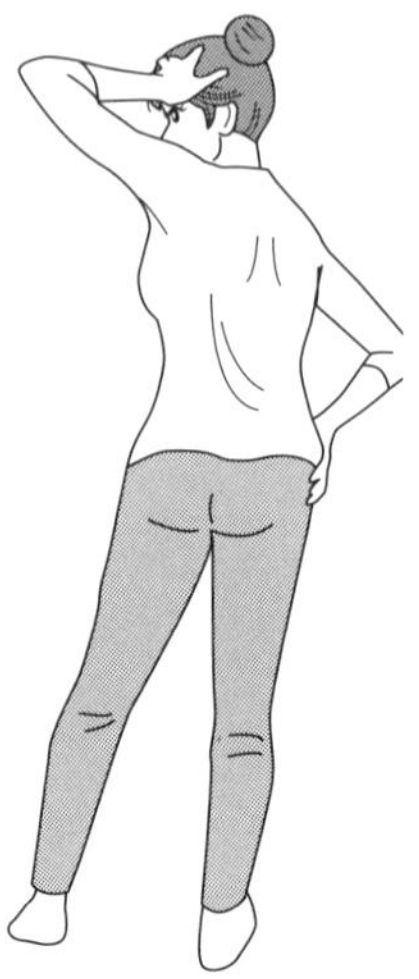

左大殿筋を後方に導きながら後ろ歩き一歩。

〜っくりと導きながら骨盤を右回転させます。このとき左手で左こめかみを操作して眼と頭を流れるまま、右方向に回転してあげてください。首の固さが表れてきませんか？動かないからといって無理にやらないでください。ワナにはまらないように注意しましょう。骨盤と頭が右回転すると右かかとが浮き上がり、左足に体重がかかります。

手の操作を反転させます。左手で頭をぐるーっと左回転させると、左かかとが浮き上がって右足に体重がかかります。そして視線は左後ろに向かいます。反転時の右指の操作はあまり必要がなくて補助的なもので結構です。そして6秒カウントで、すり足の後ろ歩きに連動しながら行ないます。

以上全5種類の動きを後ろ歩きで連動させたら完了。普通に前に歩いてみてください。腰がスッキリと伸びて足と床との接地感も良好になっているはずです。背が伸びたと感じる人もいることでしょう。今やあなたの頭は前に上に送りだされていて、背中は伸びて広がっているのです。眠っ

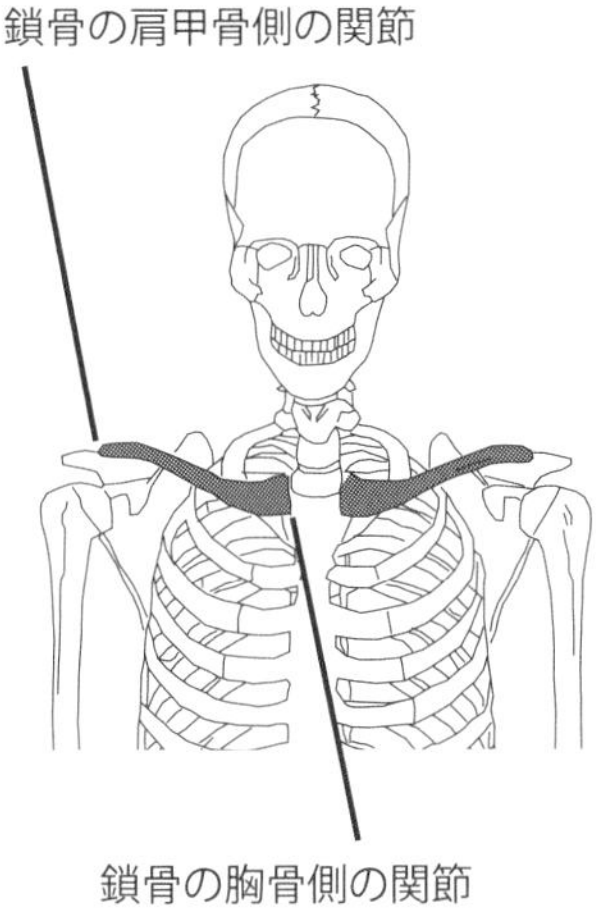

鎖骨の操作　タイプ1
基本ポジション

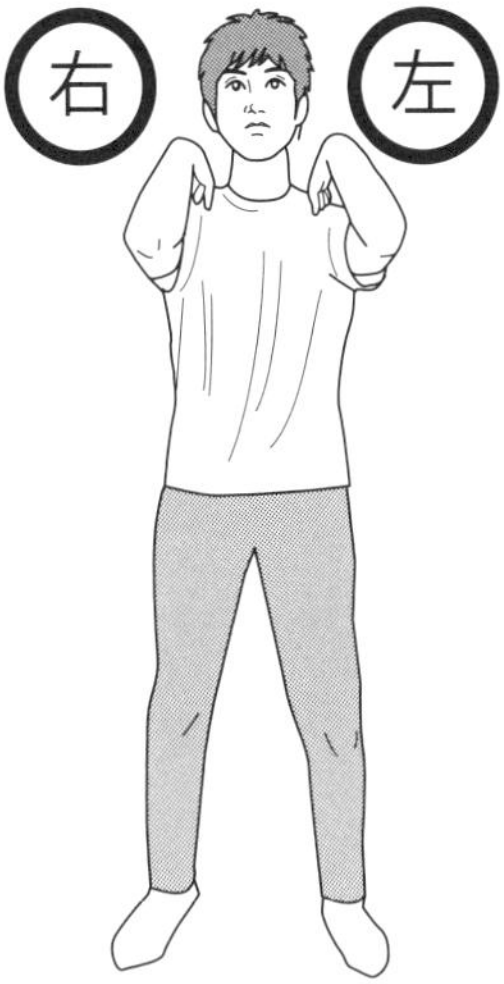

ていたCRIが徐々に引き出されてきて、プライマリーコントロールがあなたの体に働き出し始めているのです。

5　鎖骨の操作

鎖骨は首のすぐ下の左右にある骨です。指で触れてなぞってみると分かりますが鎖骨の関節は二ヵ所あってひとつは胸骨、もうひとつは肩甲骨でちょうど肩のはじっこにあります。

タイプ1

足は肩幅より広めにして、左右の人差し指、中指、薬指をそれぞれ左右の鎖骨上の皮膚に貼りつけます。この操作方法では両肘は前方正面に突き出すようにしてください。それではまず右肘を上方に、左肘を下方に動かしてみましょう。そして反転して右肘を下方、左肘を上方というように左右の肘が互い違いになるように動きを繰

その一
右肘が上がりながら体を右回転。視線は斜め上。

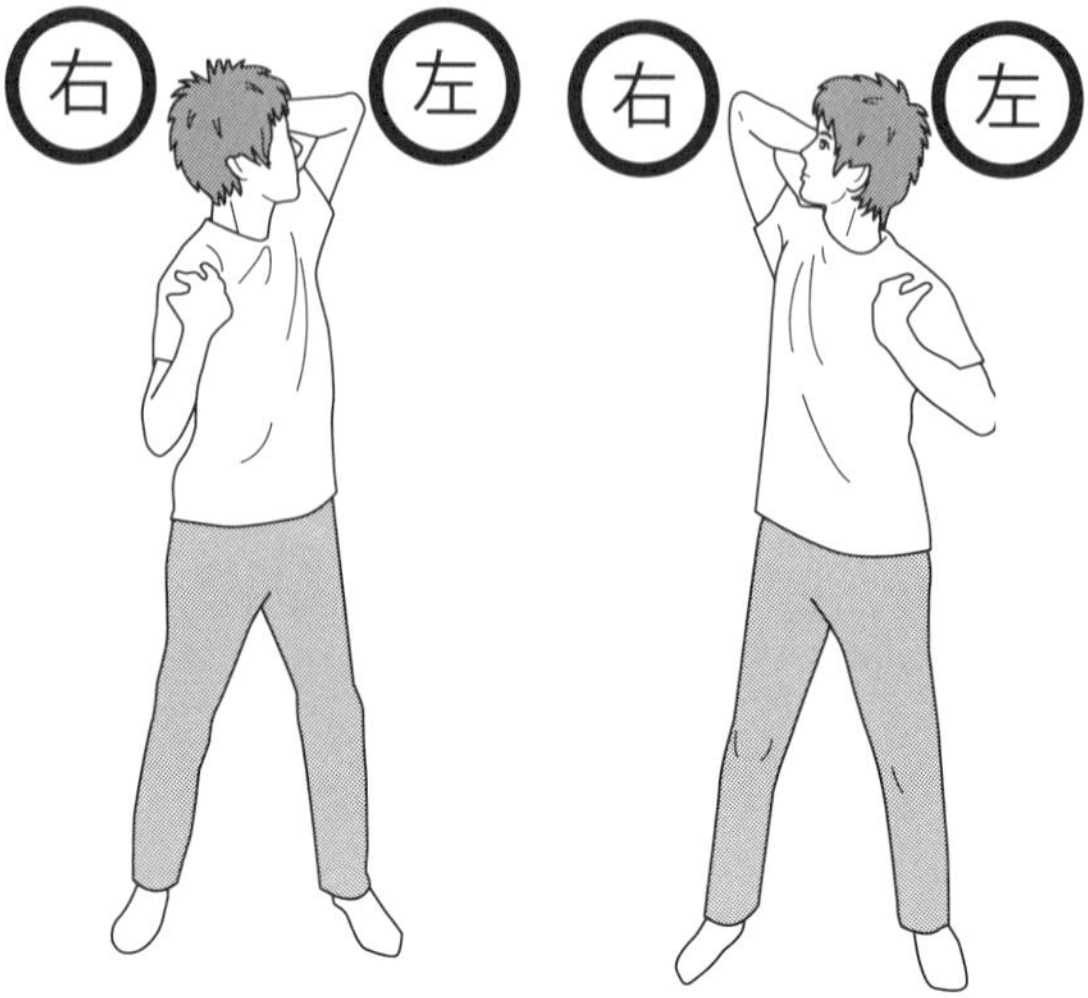

左肘が上がりながら体を左回転。視線は斜め上。

その二
右肘が上がりながら体を右回転。視線は斜め下。

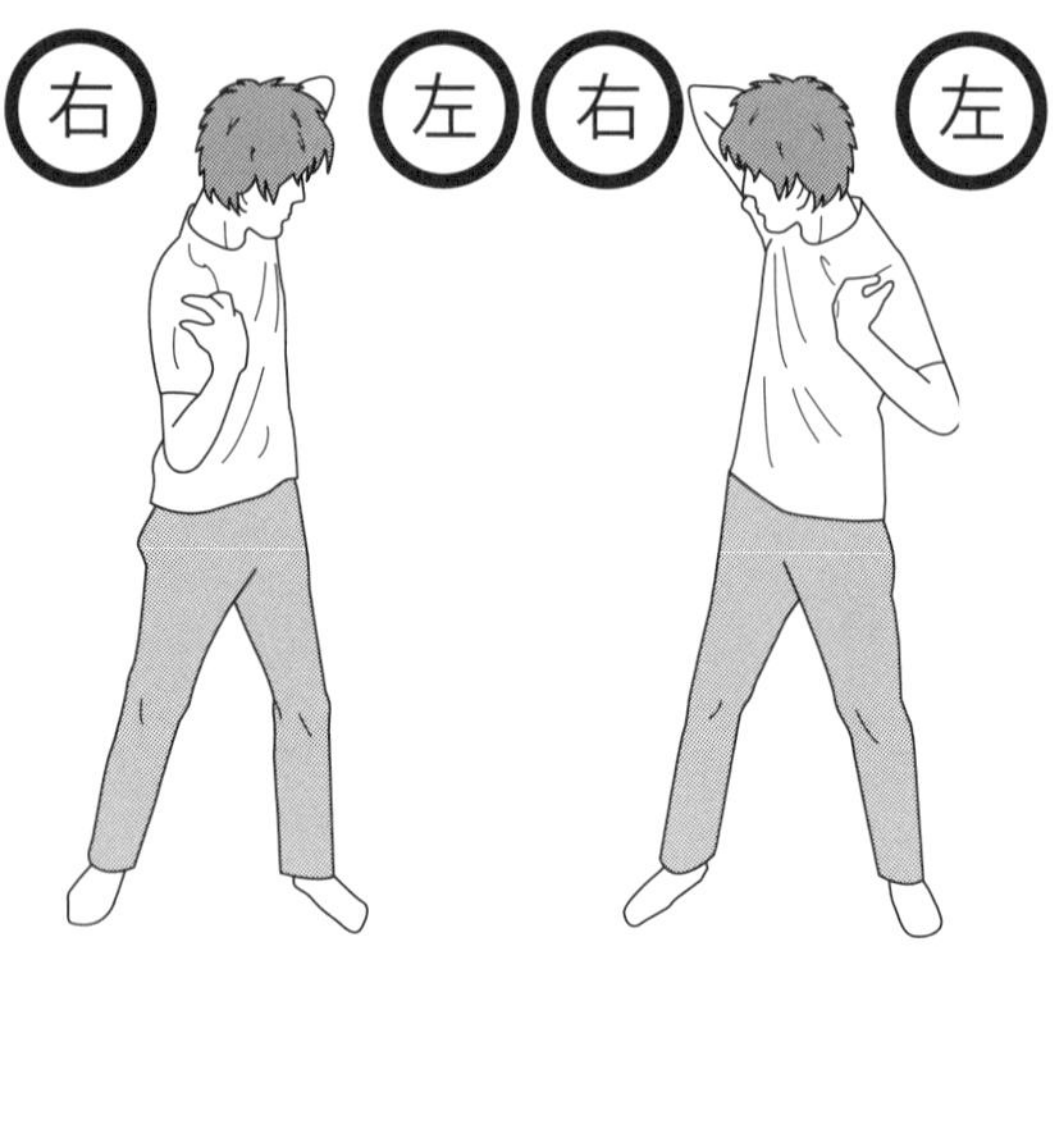

左肘が上がりながら体を左回転。視線は斜め下。

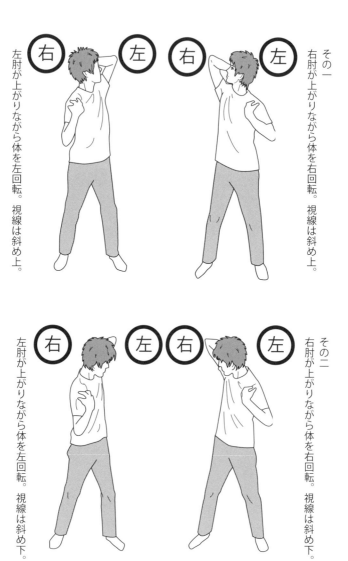

り返すんです。肘はどこまであがりますか？　そしてどこまで下がりますか？

・その一

両肘の互い違いの動きを繰り返しながら、右肘が上がって左肘が下がるときに体を右に回転させて、視線は右肘を追ってください。そして左肘が上がって右肘が下がるときに、体を左回転させて視線は左肘を追います。

・その二

次に再び右肘が上がって左肘が下がりながら体を右に回転させるのですが、視線は右のわきの下を通ってくぐって覗きこんでください。すると背中は丸まりながら、右後方斜め下を見ることになりますね。そうしたら一旦、両肘を前方に突き出して正面に戻ります。このとき必ず視線も正面を向かせてください。そこから左肘を上げて右肘を下げて体を左回転させます。視線は左脇の下を通って左後方斜め下を向きます。

これをゆう～っくりと6秒カウントで行ったり来たり繰り返してください。左右の肘の動きを大きくすると、背骨のねじられ具合も強くなって骨盤から股関節、足首まで連動して動いていきます。

タイプ2

タイプ1では右肘上げて左肘を下げるときに体を右回転しましたが、タイプ2では反対に右肘が上がって左肘が下がるときに、眼と頭から体を左回転させましょう。

鎖骨の操作　タイプ2

その一
右肘が上がりながら体を左回転。視線は斜め上。

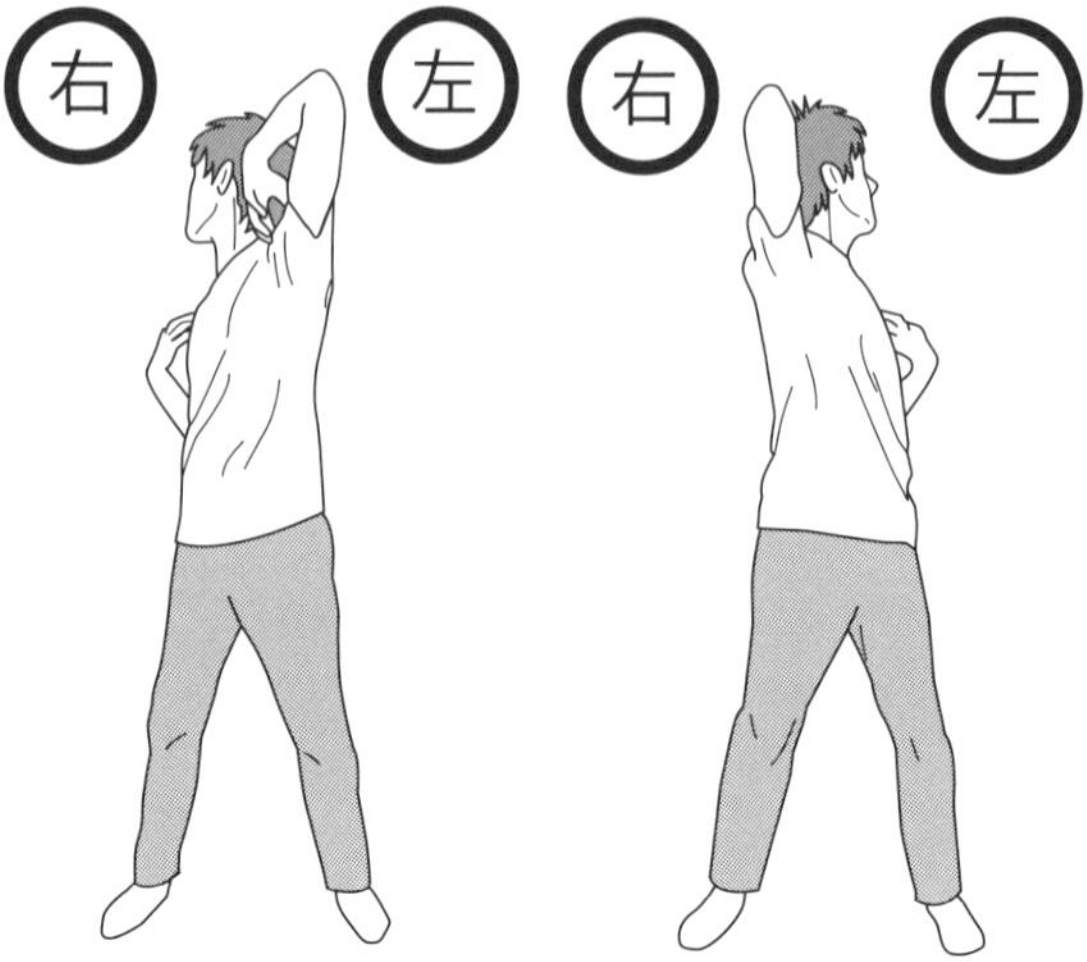

左肘が上がりながら体を右回転。視線は斜め上。

その二
右肘が上がりながら体を左回転。視線は斜め下。

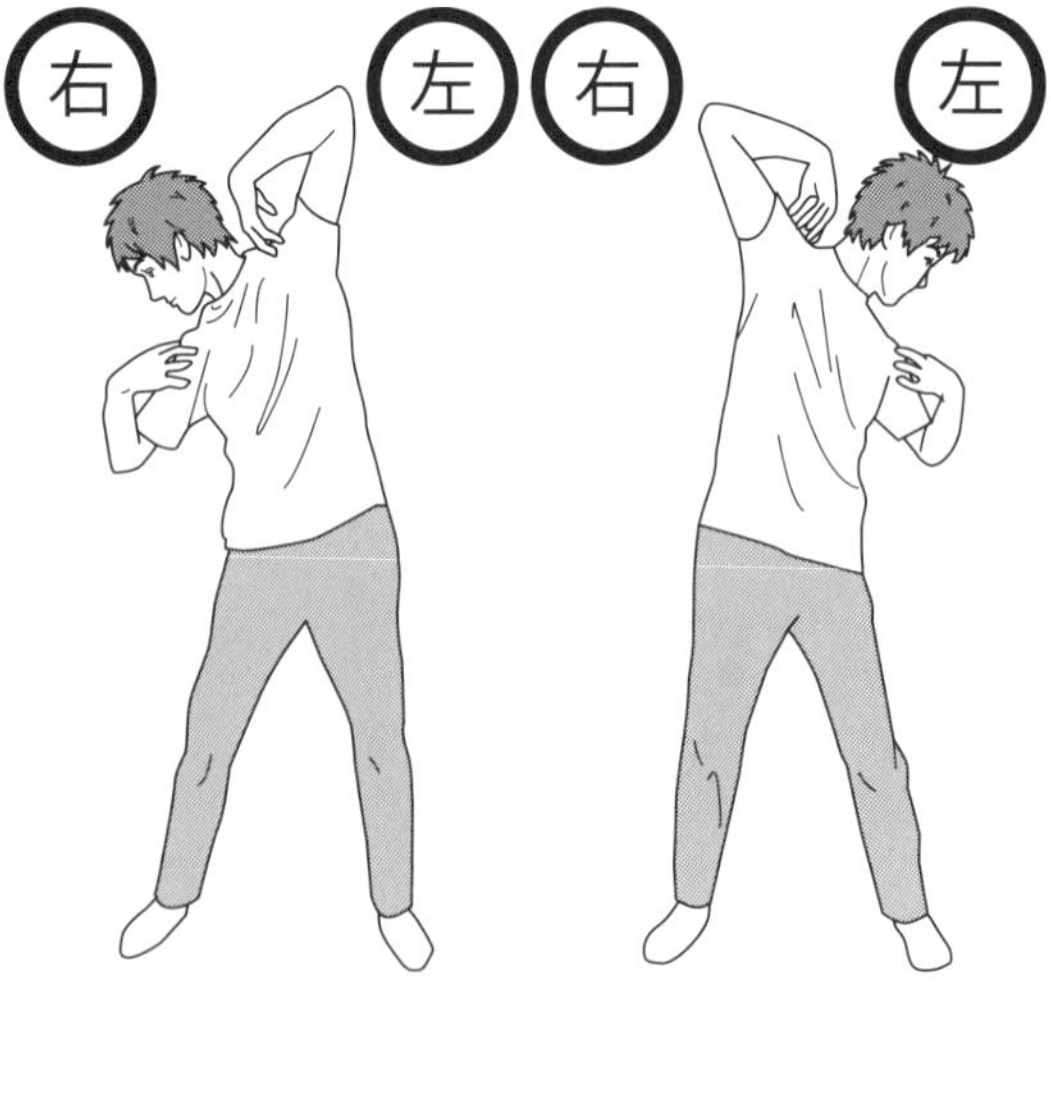

左肘が上がりながら体を右回転。視線は斜め下。

・その一
両肘を前方に突き出して正面を向く。
右肘が上がって左肘が下がるときに、体を左回転して視線は後方左斜め上の天井。
両肘を前方に突き出して正面に戻る。
左肘が上がって右肘が下がるときは、体を右回転して視線は後方右斜め上の天井。

・その二
両肘を前方に突き出して正面を向く。
右肘が上がって左肘が下がるときに、体を左回転して視線は左肘を追う。
両肘を前方に突き出して正面に戻る。
左肘が上がって右肘が下がるときは、体を右回転して視線は右肘を追う。

単純な動きなのですが、頭の方向性を変えるだけで四通りもの動きが展開されるのですねえ。こういった体の動きのトリックに気づいていくと日常生活でも体の動きがワンパターンにならずに済むので表現の自由性が向上するのです。

腕と指と体　タイプ1

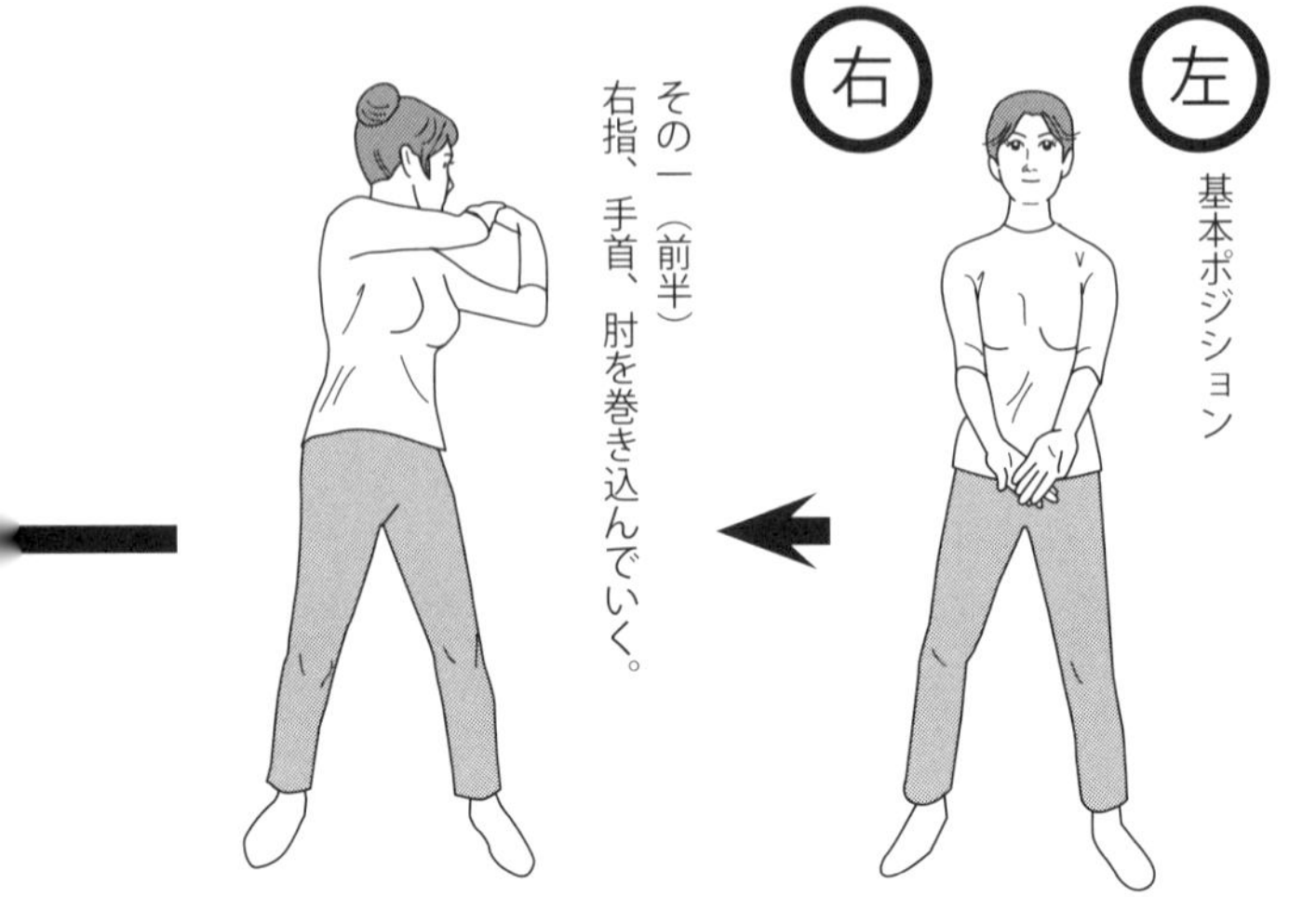

基本ポジション

その一（前半）
右指、手首、肘を巻き込んでいく。

6　腕と指と体

　これまでの動きは頭から胴体、足の動きがほとんどでした。操作中は両手がふさがっているので当然ですが。このあたりで腕と手を体に連動させてみましょう。この操作も動きの方向性が次から次へと変化していくので、6秒カウントにはとらわれずに、ただ単にゆう〜っくりと滑らかに動かして連続性を作ることを心がけてください。

タイプ1

　足を肩幅よりやや広く開いて立ってください。左手のひらを上に向けて腕を伸ばして前方に差し出してください。そして右手のひらを上に向けて右指を左指の下から貼りつけます。

・その一

　右指で左指を巻き込むように動かしていくと、左手首、左肘に動きが連続していき、左指は左肩の外側に送られま

その一（後半）
流れに乗って腕が伸びていく。
その二（前半）
基本ポジションに戻る。
その二（後半）
流れに乗って右に回転。
その三
指で虹のアーチをぐるーっと描く。
虹のアーチを描き続ける。
基本ポジションに戻る。

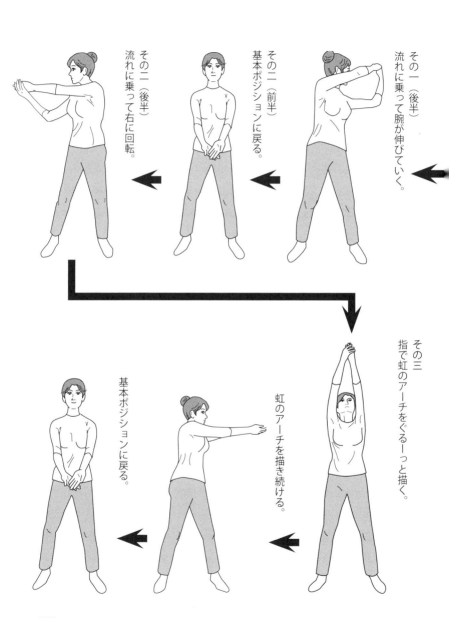

す。このとき視線は指先を追うように動かしてください。そして骨盤から足首に連動させて体を左に回転させながら、両手を左後方の斜め上に送ってあげましょう。肘が伸びきる必要はありません。ゆとりを常に持たせてやりましょう。

・その二

そこから反転すると正面のスタート地点に戻って、さらに右指で左指を右方向に導くと、体が右に回転しながら左指は体の右側を通って右横に送られることになります。

・その三

そこからさらに両指で空中に虹のアーチを大きく描いていくと、両腕がグルーッと左に２７０度回転してスタート地点に戻ります。ここまでが半周期です。反転してその三、その二、その一に逆回しでスタート位置に戻ってきてください。動きの最中には視線が常に指先を追うようにします。３回繰り返したら後ろ歩きに連動させます。手の組み合わせを変えて逆側でもやってください。

タイプ2

タイプ1と同様の動きですが、スタート地点での手の組み合わせを変えます。タイプ２では左手のひらを下に向けて行ないます。あとはタイプ1と同じように流れに乗って動かしてください。

◎イスに座っての操作

骨盤の膨張と収縮

第4章の「肋間のレール」でマンダム・フィンガーをやりましたが、あれを骨盤でやってみましょう。両手の親指と人差し指の間を大きく開いて、あのマンダムのポーズをしてください。そしてそれをそのまま骨盤を左右から覆うように貼りつけます。人差し指と中指の第1関節が腸骨の前方にある突起のすぐ下にあるくぼみに触れて、親指が大殿筋に触れるようにします。

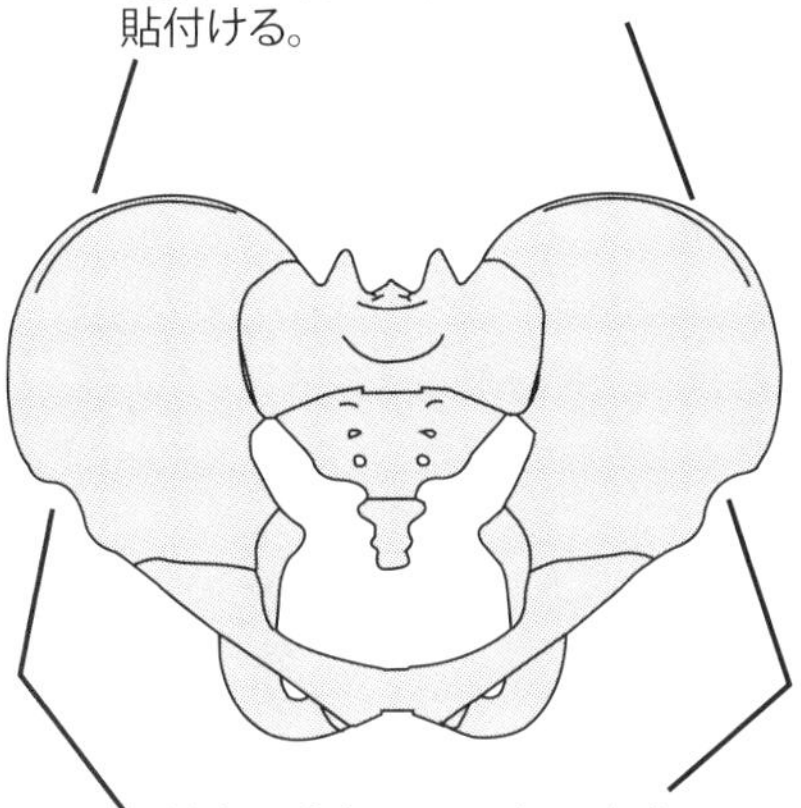
親指は左右の殿部にそれぞれ貼付ける。
前方の突起の下にあるくぼみ

〈**前面膨張モード**〉

左右の人差し指を骨盤の前面の腸骨が開くように、そして親指で仙腸関節が閉じるように皮膚を操作して動かします。すると大腿部は外回りして仙腸関節が閉じながら、骨盤は坐骨を支点にして後方に転がります。

〈**前面収縮モード**〉

そこから反転させて元に戻していきます。骨盤前面の皮膚を人差し指で恥骨に向かって寄せ集めるようにして腸骨を閉じていきます。大腿部が内回りするとともに仙腸関節

〈前面膨張モード〉
人差し指で骨盤前面を開き、親指で仙腸関節を閉じていく。すると大腿部は外回りしながら骨盤は後方に転がる。頭と連動させて背中を弓形に丸める。

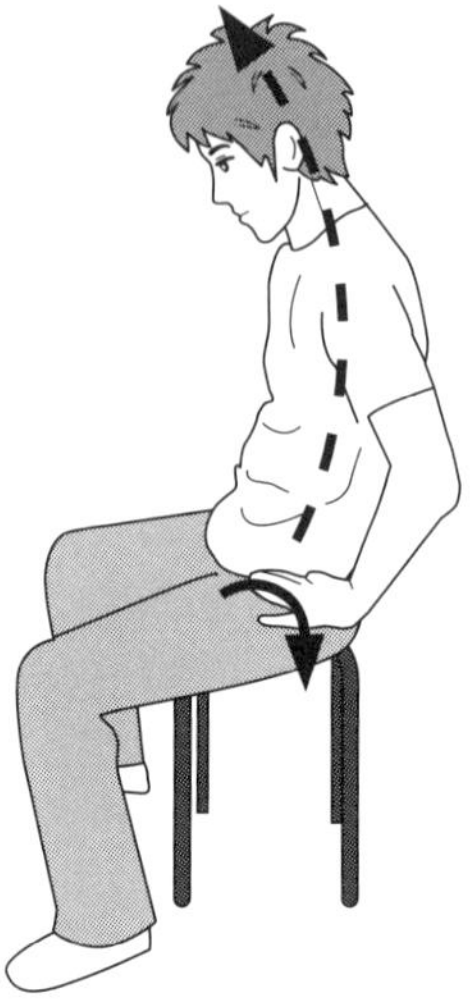

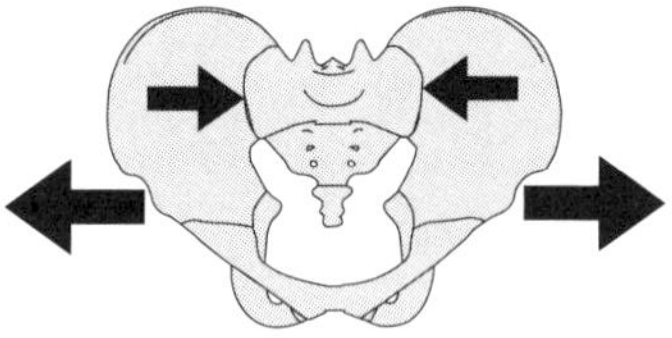

〈前面収縮モード〉
人差し指で骨盤前面の腸骨を閉じて、親指で仙腸関節を開いていく。すると大腿部は内回りしながら骨盤は前方に転がる。頭と連動させて背中を弓形に反らせる。

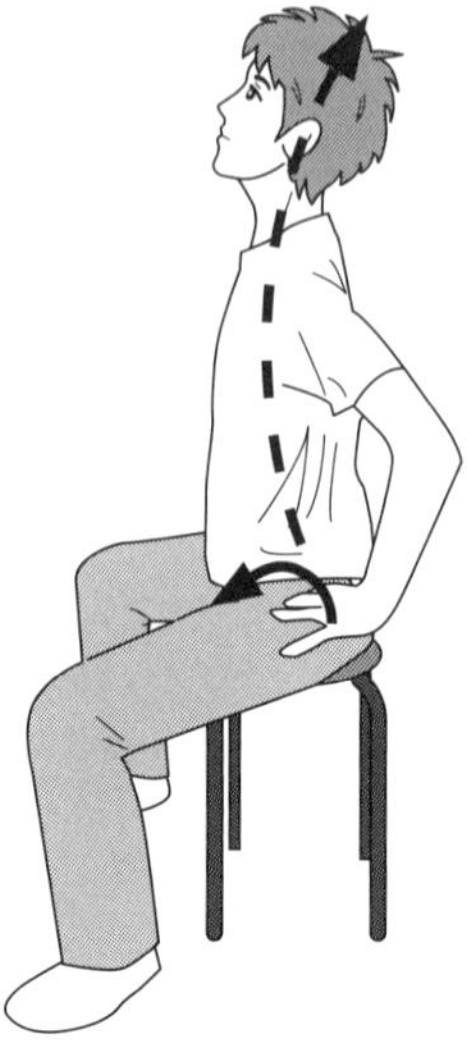

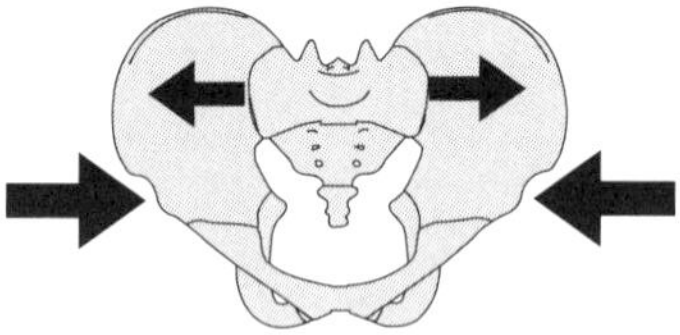

が開きながら骨盤は前方に転がります。この膨張と収縮の操作をゆう〜っくりと6秒カウントで繰り返してください。

　この動きにさらに「八方除け運動」（第4章Part-1参照）でやった、頭と背中にきれいな弓形を作るようにしましょう。

　骨盤前面が左右に膨張するときは背中が丸まる。大腿部は外回りする。

　骨盤前面が収縮するときには背中が反り返る。大腿部は内回りする。

　各部の動きの組み合わせがこんがらからないように注意深く吟味して、滑らかな連動性を引き出してください。

アッパー（Upper）系

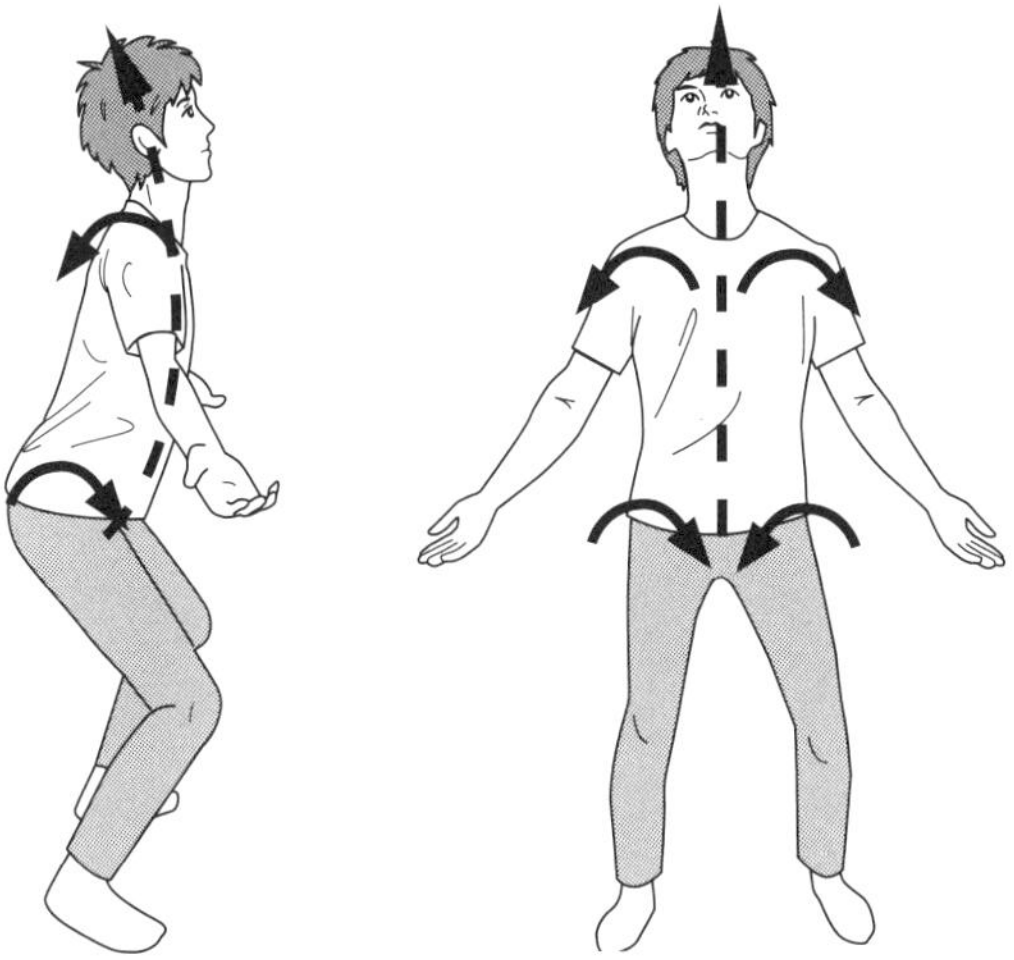

大腿部を内側に回転させて両ひざを前に突き出す。息を吐きながら反り返って腕は外回りする。絞り込むような両脚の動きで体内圧が上昇するとアッパー系モンキーになる。

◎立ち姿勢での膨張と収縮運動

イスに座っての手の操作と体の連動性を理解したら、今度は立ち姿勢でやってみましょう。足を肩幅くらいに開いて立ってください。

アッパー（Upper）系

左右の大腿部を内側に回転させながら、両ひざを前に突き出していきます。同時に息を吐き出しながら、背中が弓形に反り返って胸が持ち上がります。視線は上を向いて両腕は外回りさせてください。6秒カウントで滑らかに動かしてください。脚と腕を逆に回すので慣れるまでかなり混乱するかもしれません。間違わないようにご注意ください。

ニュートラル

アッパー系とダウナー系を交互に繰り返す際には、途中でいったんニュートラルに戻る。

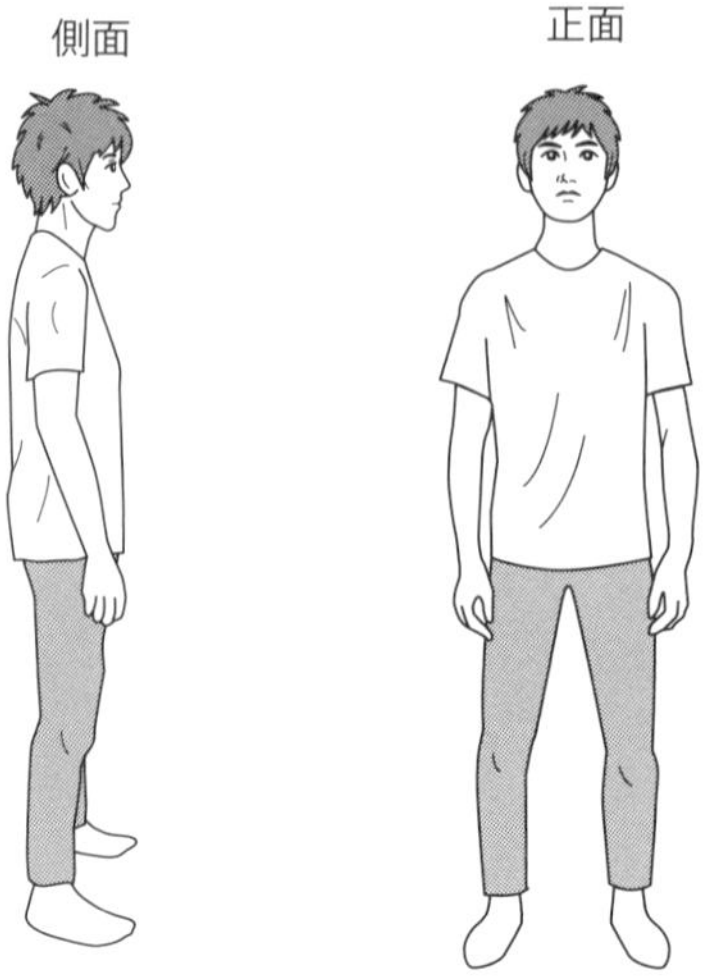

ダウナー（Downer）系

大腿部を外側に回転させると、ひざが曲がって胴体は傾いてダラーンとなる。しかしバランスはしっかりと維持され続けるのがダウナー系モンキーの特徴。

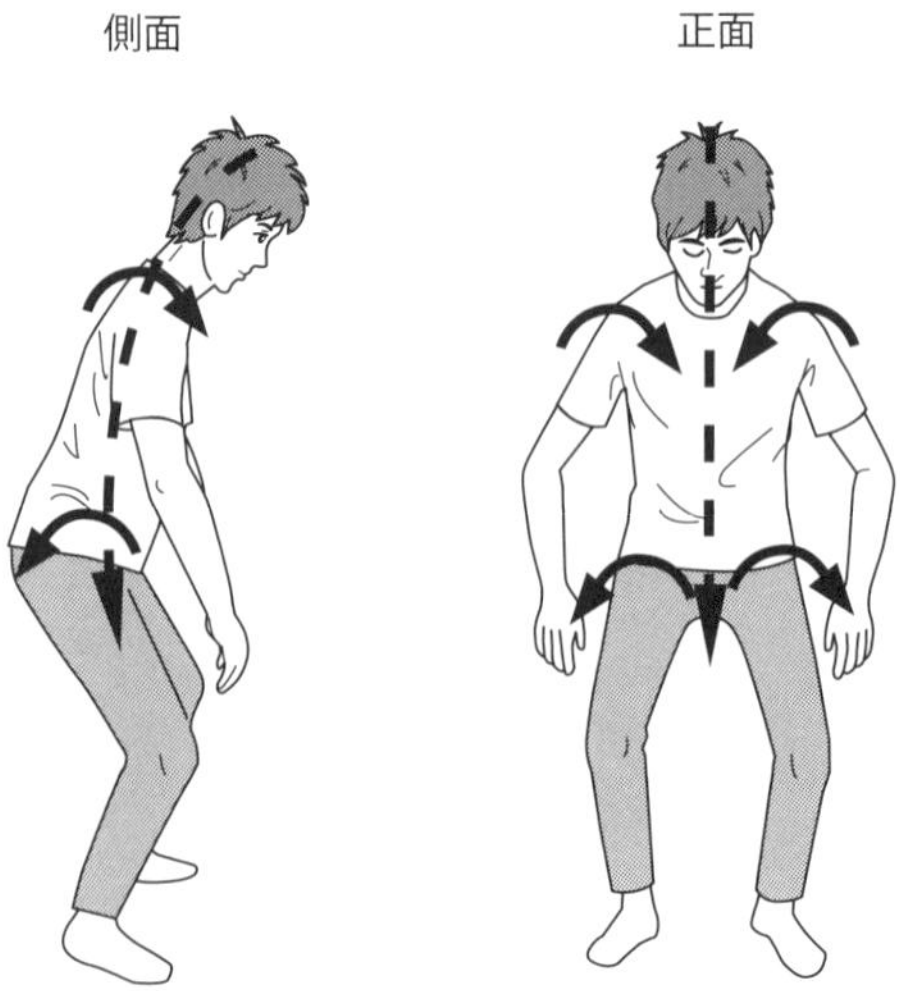

ニュートラル

そうしたらそこで立ち姿勢のニュートラルにゆう〜っくりと戻ります。

ダウナー(Downer)系

次に左右の大腿部を外側に回転させながら、ひざを曲げていき、息を体に入れながら上体を股関節から前方に傾けます。同時に両腕は肘を外に突き出しながら内回りさせます。これも腕と脚は逆に回ります。やはり6秒カウントで滑らかに動かしてください。

再びニュートラルに戻って、アッパー系↓ニュートラル↓ダウナー系という具合に動きを繰り返してください。アッパー系では体は絞り込まれるので緊張していきますが、このようなエネルギーを上昇させるオーガスミックな緊張は生命体に不可欠で良いものなんです。またダウナー系では力が抜けていきますが、決して腑抜けたみっともない男のようにはならずに、しっかりと安定感を保っています。

質問「これってアレキサンダーのモンキーですよね?」

答「はい、地下スタイルではこのようにアッパー系とダウナー系を交互に繰り返すモンキーを好む人が多いようです」

◎指から全身へ

右指で左の親指を軽くつかんでください。そして左の親指を前後に行ったり来たりゆう〜っくりと回転するように、右指で操作します。親指の動きに合わせて手首、肘、肩を連動させます。さらに眼と頭、背中と骨盤、体まるごとを親指の動きに追従させてください。抵抗の少ない滑らかに動く方向を探求してください。親指での操作を何度か繰り返したら、左の人差し指、中指、薬指、小指と順番に操作する指を変えていきます。指を変えるたびに体の方向性や動きのニュアンスも変化していきますね。

次は左指で右の親指を操作しましょう。そして先ほど同様に体まるごとを親指の操作に追従させて動かしながら、さらに脚まで連動させてイスから徐々に立ち上がってみてください。脚を力ませたり、はずみをつけて立ちあがってはいけません。滑らかな連動性が大切なのです。第4章のチェアワークでもやりましたが、うまく連動していれば全身はまるでらせん階段を上り降りするかのような力みのない滑らかな動きが表れてくれます。

そして動きを繰り返しながら今度はイスに座ります。お尻をイスにドスンと墜落させないで滑らかに着地させてください。このイスから立つ座るの動きを親指の操作で繰り返したら、右の人差し指、中指、薬指、小指と変えていきながら繰り返します。指の触る部分も先端なのか第2関節あたりなのか、また指を内回りさせるときに立ち上がるのか？　それとも外回りなのか？　このようにさまざまな組み合わせを試してください。そうすることによって体の動きはワンパターンに陥らずに、いろんな動きのニュアンスを学習していけるのです。

指から全身へ

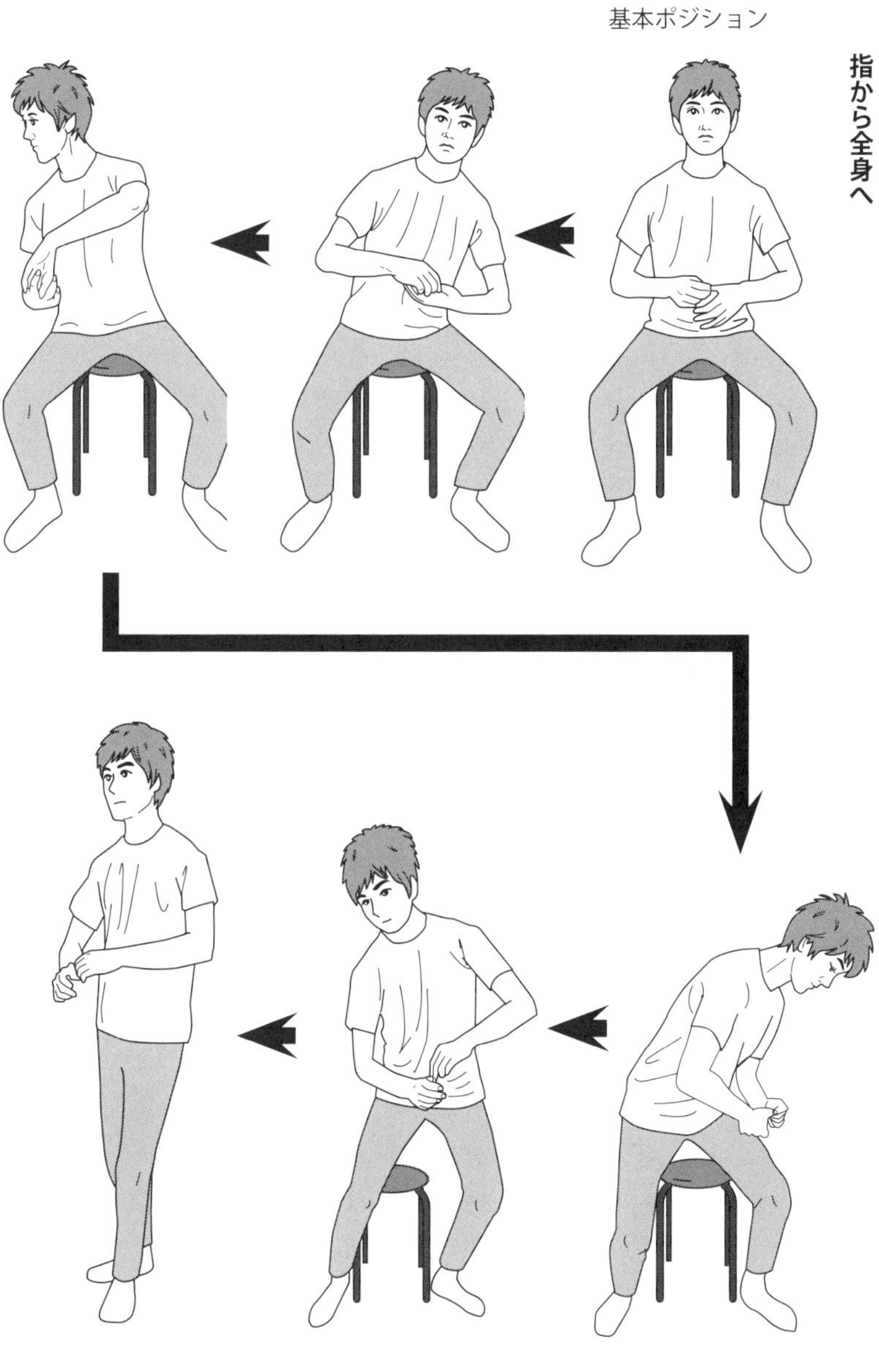

指を前後に行ったり来たり回転させながら、後ろ歩きに連動する。

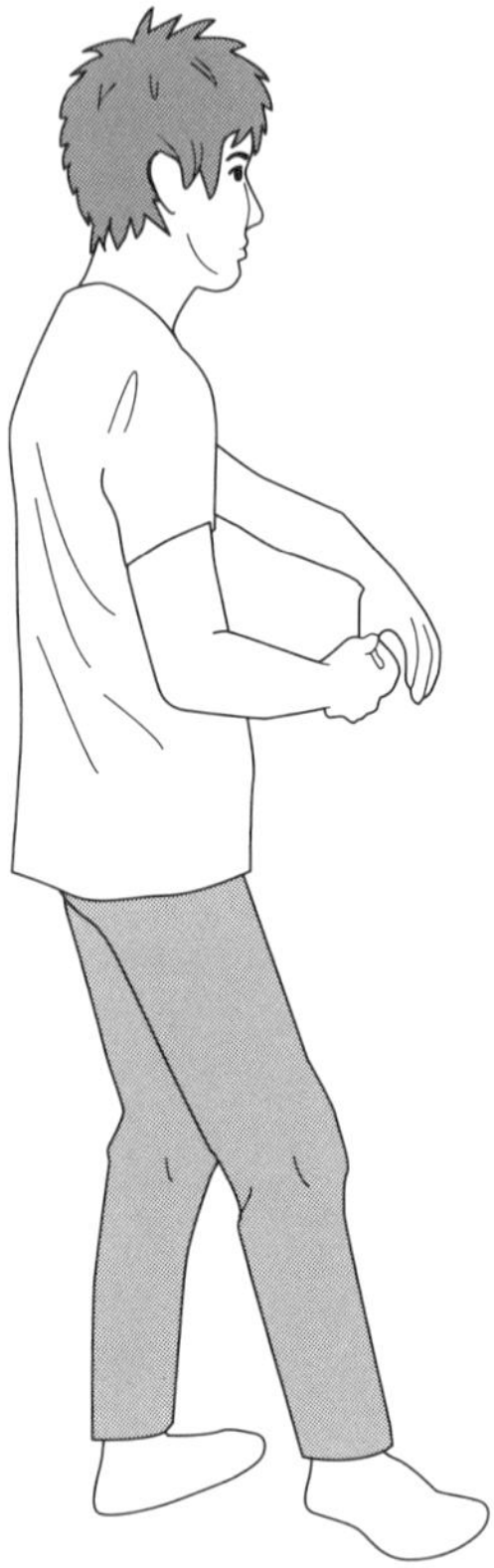

最後に、立ちあがったら今度は指の動きに頭頂、背中、骨盤、脚、体の各部を連動させて6秒カウントで体まるごと一歩一歩、後ろ歩きをしてください。これで完了です。普通に前に歩いてみましょう。もう言うことなしですよね。

◎床に座っての操作

FM・アレキサンダーはプライマリーコントロールによって首と頭が調和してさえいればやがては足も自動的に追従すると考えていたのでレッスンでは足への直接的な働きかけはほとんどやらなかったそうです。しかしここでは「やがて」だなんてのんきなことを言っていられない人もいると思いますので、このまま頭蓋仙骨体操で連動させてしまいましょう。

（注意）まず①から③まで右足側だけで続けて行ないます。その後に操作を左足側に移ります。

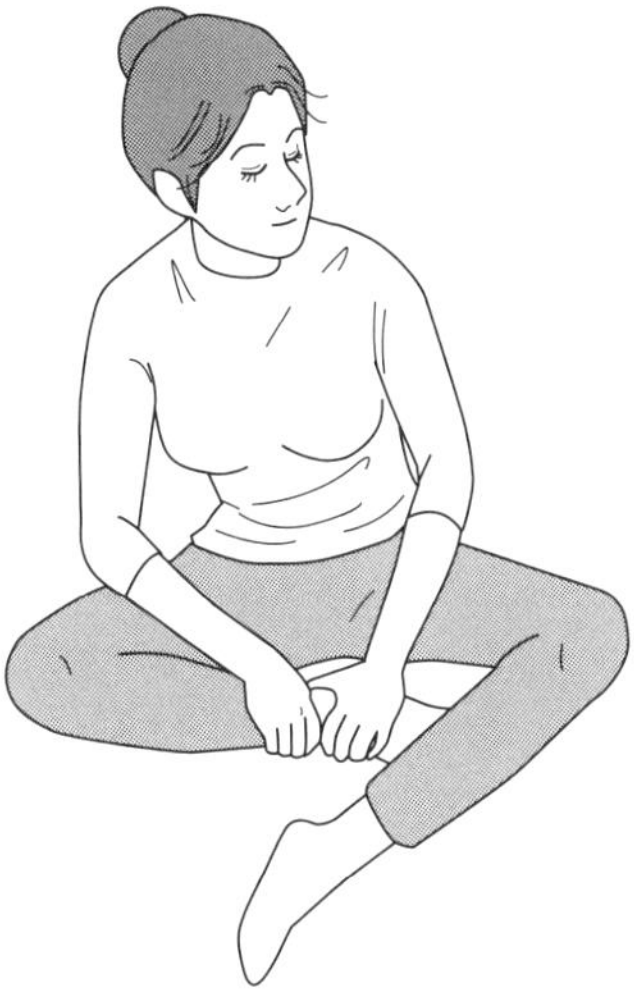

① 足首をユルめる
左右の親指がアキレス腱にかかるようにする。

① 足首をユルめる

足首と足の甲がガチンガチンに固まっていると、スリッパを履いているかのようなぎこちない歩き方になってしまいます。こういうのが実は首の緊張を作り、全体のコーディネーションを崩す原因になっているのです。

床に座ってあぐらをかくようにしてください。右足が手前にくるようにします。左手で右足の甲、右手で右足首を包むように貼りつけます。左右の親指はアキレス腱にかかるようにします。そして両手の操作で足の甲と足首の皮膚を抵抗なく動く範囲で、ゆう〜っくりと内回り外回りするように繰り返します。それに合わせて眼と頭、背中と骨盤をユラユラと連動させてください。

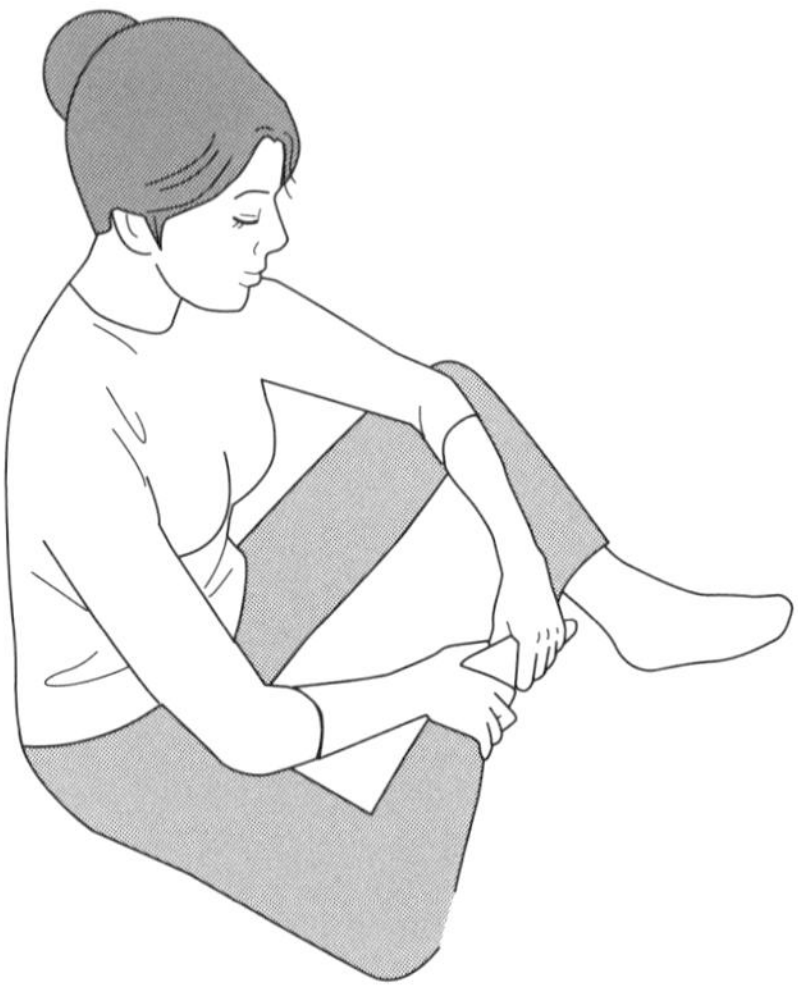

② 足の裏をユルめる
手で足をねじるように操作して、触れる場所を、動かす度に好きな所に変えていく。

② 足の裏をユルめる

両手を右足の甲に貼りつけて、左右の親指は足の裏のどこか好きなところに触れてください。両手で足をゆう〜っくりとねじるように行ったり来たりを繰り返してみましょう。一回操作する度に親指の位置や手の位置を気になる部分に変えていってください。かかとや土踏まず、母指球、小指球、つま先の指1本1本。やはり眼と頭、体を足の操作に合わせてユラユラ動かしてください。これで固まった足もフワフワになってしまうのです。

③ ふくらはぎをユルめる

右ふくらはぎを両手でつかんでください。左右4本の指は脚の脛骨筋に触れるようにするとよいです。そして

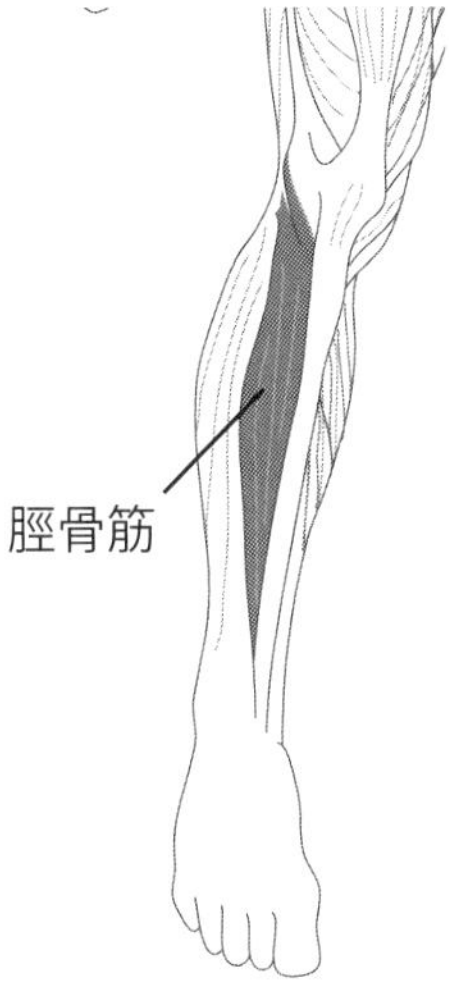

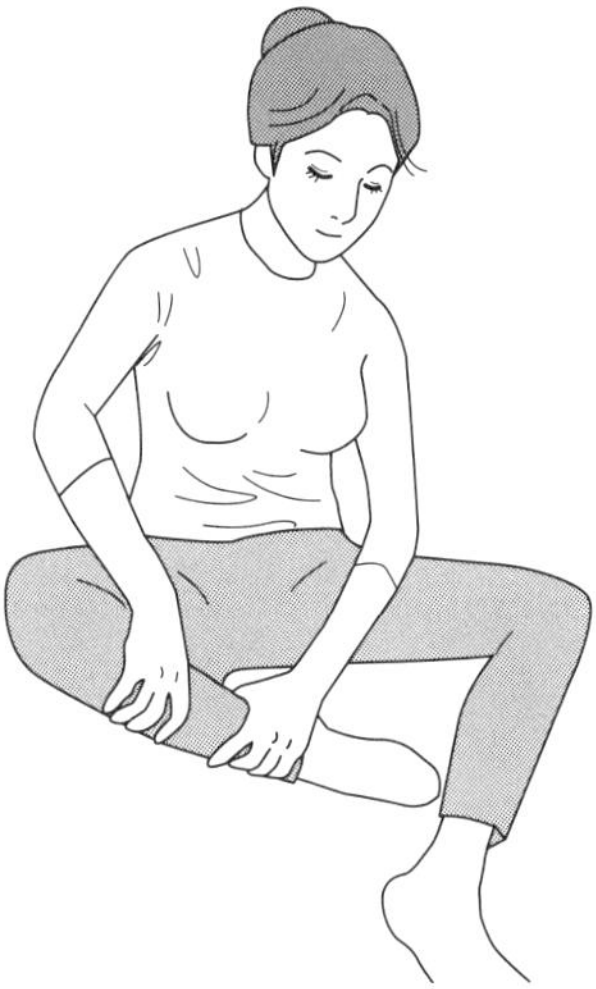

③ ふくらはぎをユルめる
入念に行なうと固まった脛骨筋膜もドロドロ溶け出す。

ゆう〜っくりと前後に行ったり来たりの操作をします。絶対にグイグイ引っ張ってはいけません。ふくらはぎの動きに眼と頭、背中と骨盤を追従させましょう。手の位置も一回操作する度に変えていってください。

④ ハムストリングをユルめる

座ったときに腰がすぐに丸まってしまう癖のある人は腹筋や背筋の低下よりも、まずハムストリングの緊張を疑ってみましょう。ハムストリングはひざの裏側から骨盤底部の坐骨につながっています。たいへん損傷しやすい筋肉で石のような塊になってしまっていることが、多くの人に見られるのです。この操作によりハムストリングをユルませると骨盤が後方に引っ張られるのを軽減させることができます。その結果、腰は安定した直立状態に少しずつ向かっていきます。

右足を前に伸ばしてください。ひざは曲がっていて構いません。逆に無理にストレッチをして伸ばそうとしないでください。両手をハムストリングに縦に並べて貼り

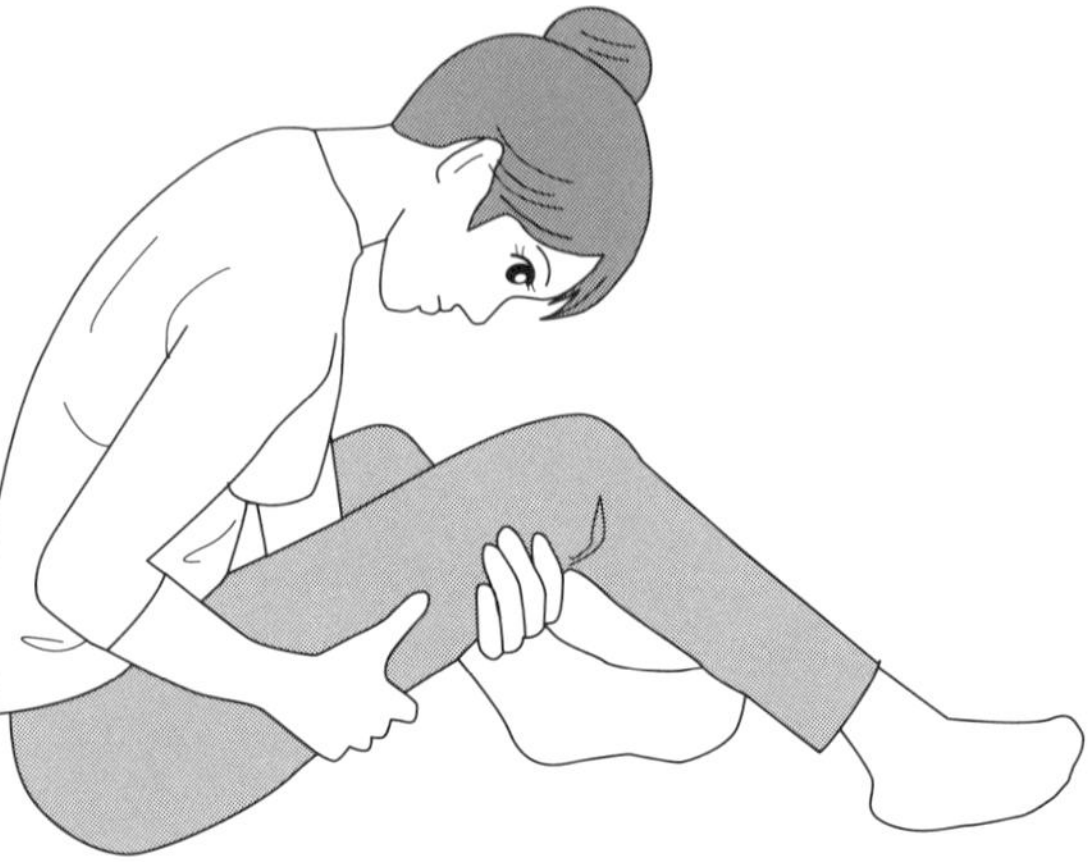

④ ハムストリングをユルめる
ハムストリングは無理に伸ばそうとすると逆にどんどん収縮してしまう。ユラユラと揺らいでいれば、勝手にユルんでくれる。

つけます。そしてねじるようにゆう〜っくりと行ったり来たり、ブ厚く付いている皮下脂肪を動かしてください。それに合わせて眼と頭、背中と骨盤を連動させると、少しずつ額が右ひざに接近していきます。動かす度に手の位置を好きなところに変えていきましょう。動きを繰り返していると、無理なく前屈ができるようになるのですが、ここでやっていることはストレッチではありませんので、もっともっと伸ばそうと企ててはいけません。「どうしても伸ばしたいんです」という人には私もこれ以上は止めませんが、そのかわり翌日の筋肉痛は覚悟してください。

さてこれで①から④の操作を右足側で行ないました。立ちあがって歩いてみてください。手で脚をそーっと触っていただけのはずなのですが、左右の足どりは随分違うのがわかるでしょう。こんなふうにわざと左右差を出すと観察力を養うことができるんです。それではこれから左脚でも①〜④の操作を行なってユルめてください。

◎虹を描こう！・体まるごと運動

さて、いよいよ最後の動きになりました。これは頭蓋仙骨体操の集大成としての動きです。知力を働かせて挑んでください。またこの動きはこれまでやってきた頭頂から指先とつま先、体まるごとの連続性の最終評価となるものなので、手を使っての操作はしません。あなたの体が連続性とＣＲＩ増幅をうまく学んでいてくれたなら、滑らかな流れるような動きが自発的に出てくるはずです。

イスに座ってください。イスは必ず自分の背丈に見合うものを使ってください。足の裏が床にしっかりと着地していれば、だいたいＯＫです。それでは右指先が床を向くようにダランとぶら下げてください。そしてゆう～っくりと指先を床に近づけていきます。そしてまたもとの位置に同じタイミングで戻ってきてください。この動きを繰り返すごとに指先がすこしずつ床に触れられるようにします。イスから転げ落ちないように自分で足の位置を調整してください。眼と頭の動きを連動させるのも忘れないでください。うまく指先が床に触れることができましたか？　そうしたら更に足の位置を調整して右手のひら全体が床にべったり着ける事ができるようにしてください。ここまで来ると左手のひらも床に着きますよね？　両

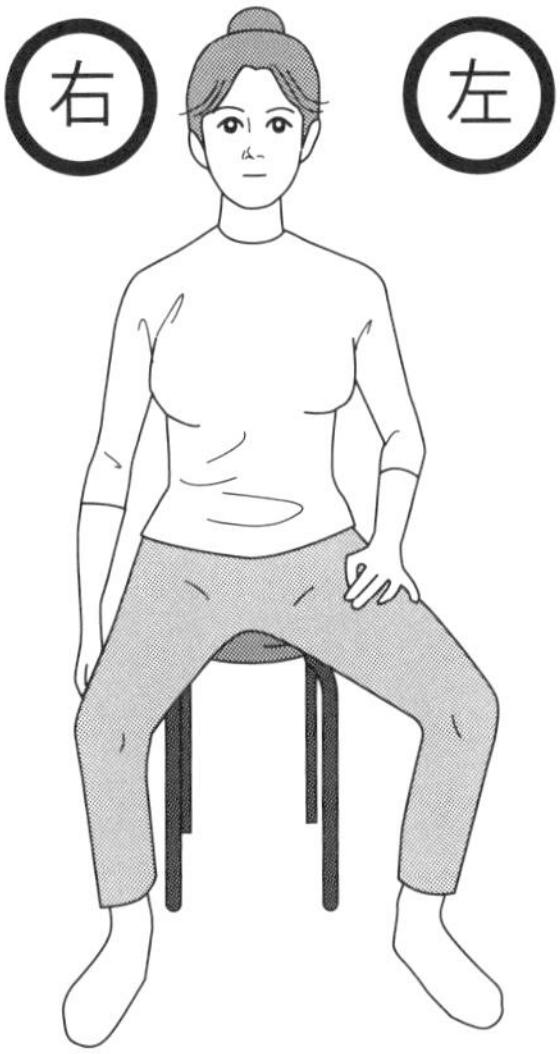

スタートポジション

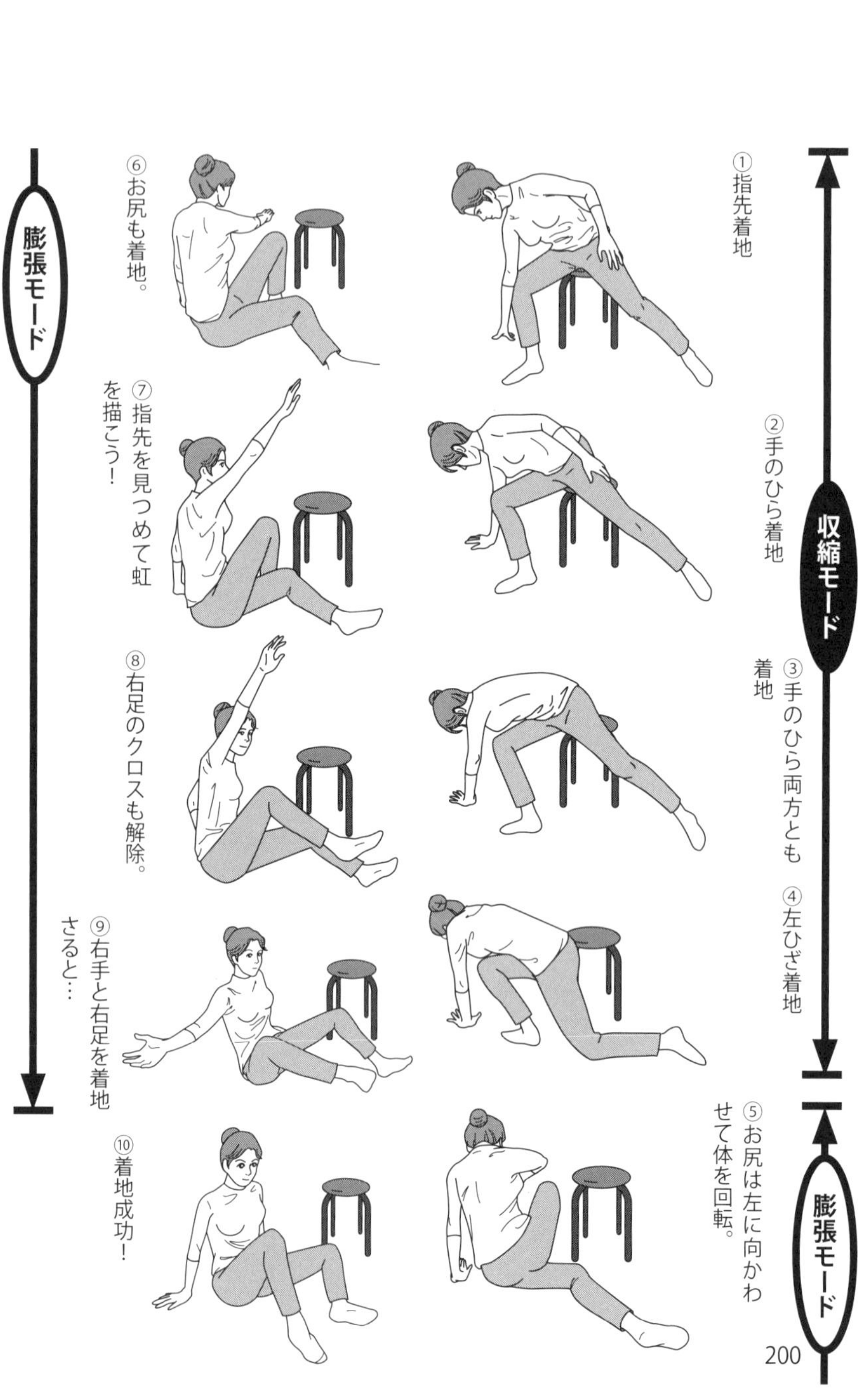
収縮モード
①指先着地
②手のひら着地
③手のひら両方とも着地
④左ひざ着地
膨張モード
⑤お尻は左に向かわせて体を回転。
膨張モード
⑥お尻も着地。
⑦指先を見つめて虹を描こう！
⑧右足のクロスも解除。
⑨右手と右足を着地させると…
⑩着地成功！

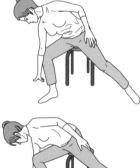

手が床に着いたら、そこで左脚のひざを床に着地させるんです。

次が難しいところです。その姿勢からお尻を左に向かわせるんです。間違って右に行かせてしまう人が多いですが、そっちにやると失敗します。ゆう〜っくりと滑らかにお尻を左に向かわせて体を回転させると無事に着地できましたよね？　右足は左のひざを飛び越えてクロスしているでしょう。そうしたら右指先で空中に虹のアーチを描きながら足のクロスを外してください。きれいな虹を描くためにちゃんと眼で指の動きを追ってくださいね。うまく床に座れているはずです。

さて、ここからがこの動きの面白いところです。今までやったことをフィルムの逆回しのように動かしていきます。右指で虹のアーチを空中に描きましょう。指先を見つめてください。そして同時に右足でも虹のアーチを描くように動かすと左脚のひざ向こうに飛び越えることができますね。このとき両手は床に着きます。両手で床を押すとお尻が持ち上がって、今度は右に回転しながららせん階段のように上昇してきます。

ここで注意することですが、首を緊張させないために頭は下に落としてください。アゴが上がっていなければ大丈夫です。見事イスに戻ってくれたなら成功です。最初のうちは筋肉質の動きになったり体の各部が緊張したりするかもしれませんが、頭蓋仙骨体操を毎日続けていると、薄皮をはがすようにですが少しずつ体の深部にまでのつながり、力みのない連続性が表れてきます。

そして、この一連の動きが膨張と収縮のメカニズムから出せるようになれば、頭頂から指先、つま先まですべてが連続してつながり、あなたの体は野生動物のような滑らかで流動的なものになっていることでしょう。

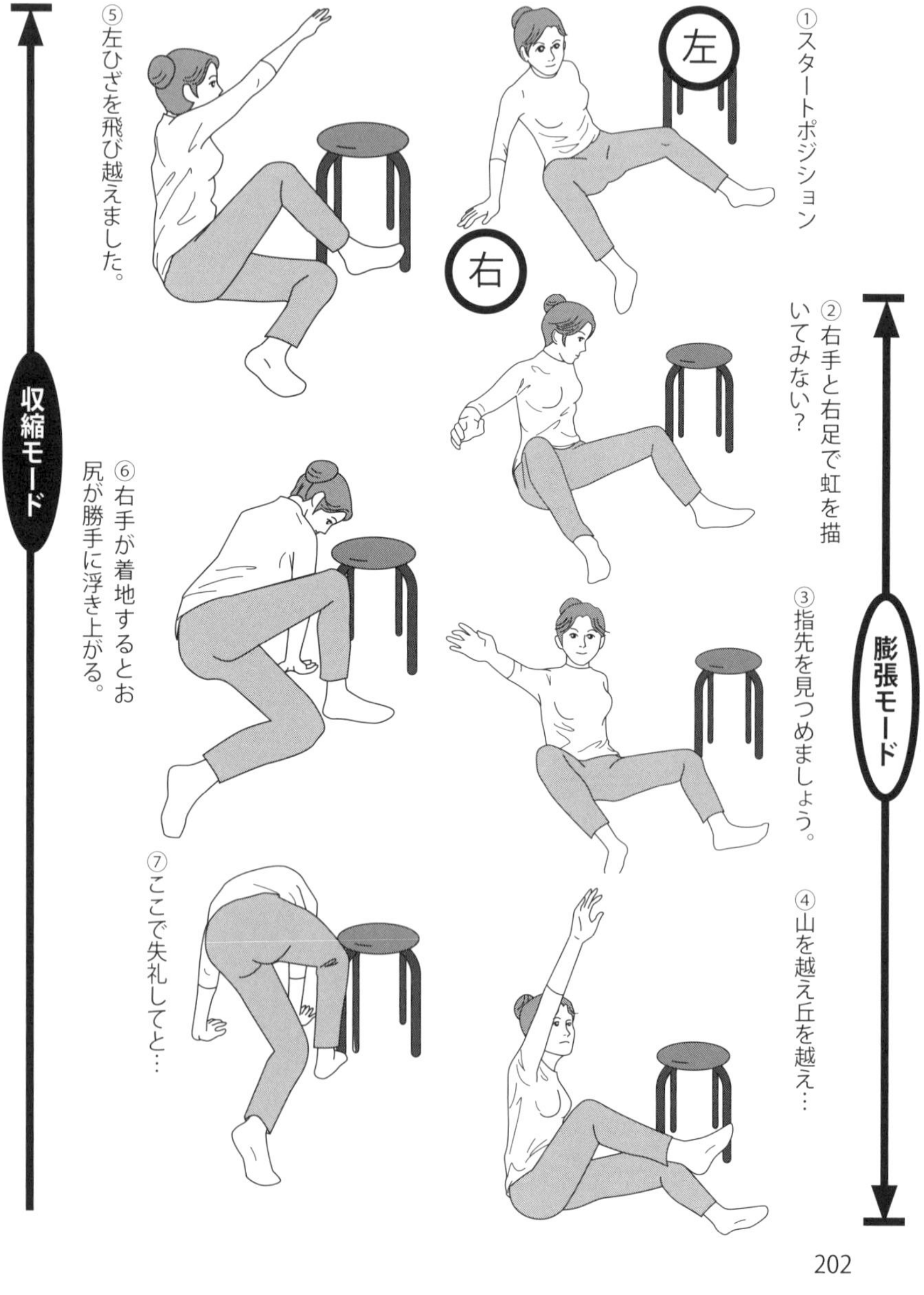
①スタートポジション
左
右
②右手と右足で虹を描いてみない？
③指先を見つめましょう。
④山を越え丘を越え…
膨張モード
⑤左ひざを飛び越えました。
⑥右手が着地するとお尻が勝手に浮き上がる。
⑦ここで失礼してと…
収縮モード

収縮モード

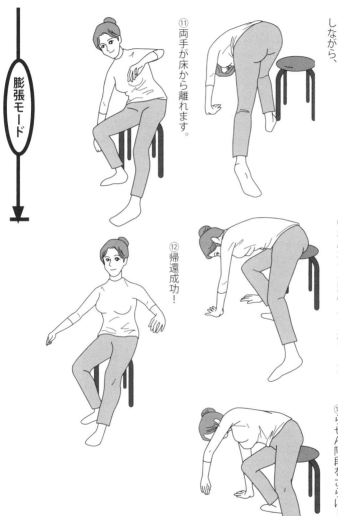

⑧らせん階段を上るように回転しながら、

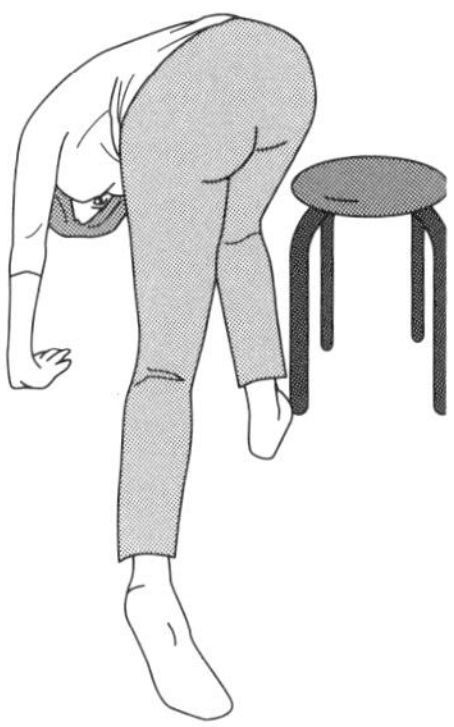

膨張モード

⑨お尻がイスに戻ってこれました。

⑩らせん階段をさらに上っていくと…

⑪両手が床から離れます。

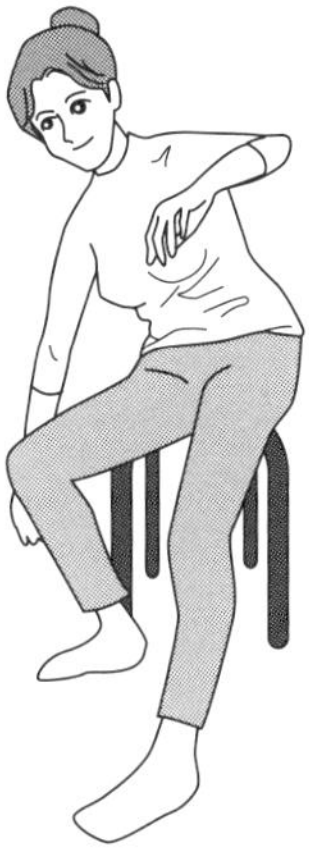

⑫帰還成功！

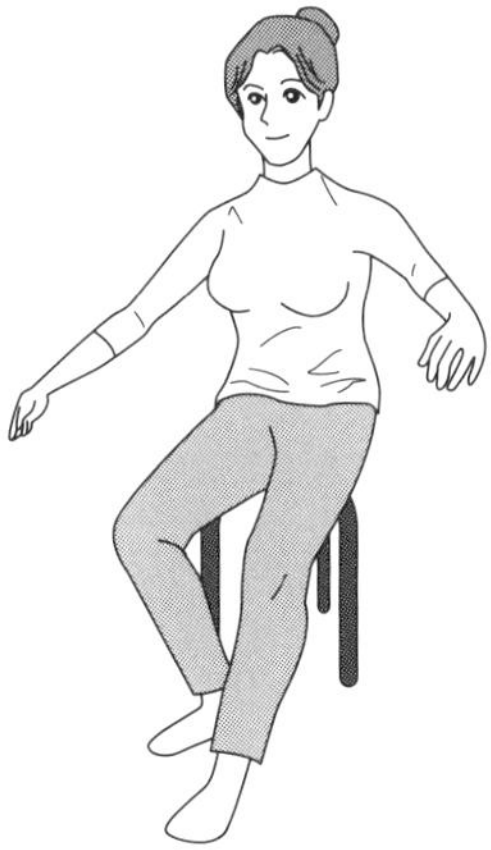

膨張モード

第6章

上級 テクニカル
アレキサンダー
～CRIブースト

さて、ここまでの動きにより体の連続性もだいぶ向上してきて、プライマリーコントロールを表すダイレクション、

1）首がユルんでいる
2）頭が前に上に送られている
3）背中が伸びて広がっている
4）肩が真横でひざが前

が自然に調和して働き始めているかと思います。

それではこれから体に眠っている膨張と収縮のメカニズム、プライマリーコントロールを一気に引き出してしまう本書中もっとも深遠なる上級操作を行ないます。実はこの章は本に書いて公開すべきか、それとも書かないで秘密にしておくべきか私も迷った部分です。なぜかというとアレキサンダーテクニックの口にしたくない目に見えなかった領域をさらけ出すことになるからです。わかる人にはこの章を読んでやるだけで魔法のからくりがわかってしまうからです。というわけで私もついつい出し惜しみ気分になったのですが、本書は自分でできるアレキサンダーテクニックをうたったものですから仕方がありません。洗いざらい白状してしまいましょう。だから前半をすっ飛ばしていきなりこの章から読み始めるという人はズルいです。ＣＲＩブーストもやはりこれまでと同様に自分の手を使って体に働きかけていくのですが、動きの質は前章の頭蓋仙骨体操よりももっと繊細なもので、やればいいんだろ的な考えではうまくいきません。アレキサンダーテクニックではそういうのをエンドゲイニングといいます。目的達成には手段を選

操作一覧表

タイプ１　対角位置での操作	タイプ２　左右片側ずつの操作	タイプ３　アームクロス
腸骨グループ ①腸骨と鎖骨 ②腸骨とバケツ1/2取っ手	**腸骨グループ** ①腸骨と鎖骨 ②腸骨とバケツ1/2取っ手	**腸骨グループ** ①腸骨と鎖骨 ②腸骨とバケツ1/2取っ手
鎖骨グループ ①鎖骨とバケツ1/2取っ手 ②鎖骨と首	**鎖骨グループ** ①鎖骨とバケツ1/2取っ手	**鎖骨グループ** ①鎖骨とバケツ1/2取っ手
肋間グループ ①肋間と鎖骨 ②肋間と腸骨 ③肋間とバケツ1/2取っ手	**肋間グループ** ①肋間と鎖骨 ②肋間と腸骨	**肋間グループ** ①肋間と鎖骨 ②肋間と腸骨
坐骨グループ ①坐骨ハムストリングと鎖骨 ②坐骨ハムストリングと肋間 ③坐骨ハムストリングと腸骨	**坐骨グループ** ①坐骨ハムストリングと鎖骨 ②坐骨ハムストリングと腸骨 ③坐骨ハムストリングと肋間	アームクロスでの坐骨は、手の配置的に窮屈になるので省略。

ばずなのが本書の〝裏ワザの学び方〟ですが、だからといってプロセスを無視してはいけません。ＣＲＩブーストは体各部の知覚が蓄積されて初めて理解できるものなのです。

手の組み合わせと操作位置のバリエーションは豊富で充実させていますが、そのぶん本を読みながらとしては若干複雑になってしまったため、三つのタイプの手の組み合わせを基本設定として、それに応じて体の四つのグループ（腸骨、鎖骨、肋骨、坐骨）を操作していくことにします。

タイプ１：対角位置での操作

腸骨グループ

①　腸骨と鎖骨

足を肩幅よりもやや開いて立って、左指を左肩はじっこにそっと触れます。鎖骨の肩甲骨との関節のある部分です。このとき左肘は左外側に突き出してください。これが鎖骨操作の基本ポジションです。そして右指で腸骨です。腸骨というのは骨盤の左右の骨でいわゆる腰骨のことです。ズ

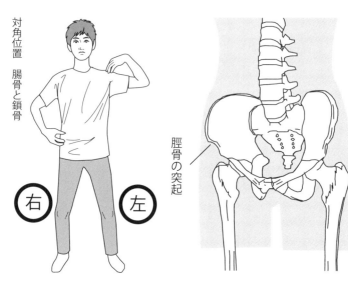

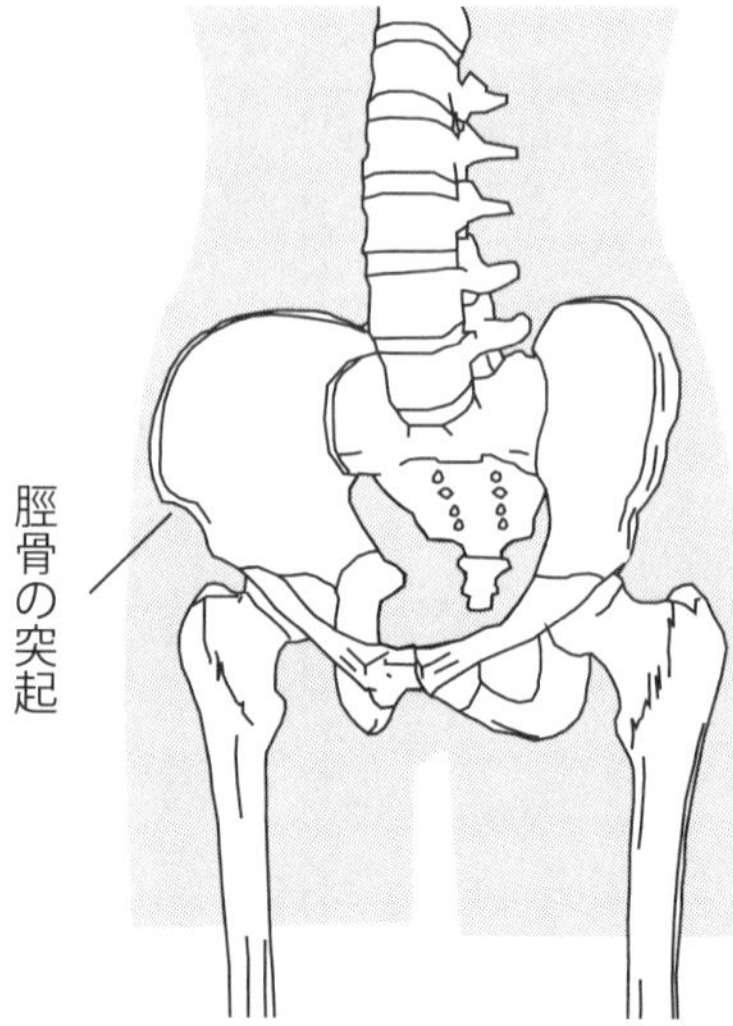

ボンのベルトが乗っかる骨です。腸骨の前側には触ってみるとすぐにわかりますが、ゴツゴツ飛び出ている突起があります。右指で右腸骨のその突起に軽く触れてください。すると左指は左肩はじっこにあるのでちょうど対角位置に左右の指が配置されますよね。こういった部位は皮下脂肪がそんなについていなく骨張っているので、膜に働きかけて流動性を引き出すのに都合がよいのです。

　操作はここからです。左指で左肩はじっこの皮膚をそおーっと右方向、つまり体の中心に向かって動かします。それと同時に右指で右腸骨の前側にある突起をこれまたそおーっと右斜め後ろへと、それぞれ慎重にゆう〜っくりと同じタイミングで方向付けて動かしてほしいのです。すると背中全体が後方にシフトして、かかとバランスになりますね。肩甲骨周りだけでなくて、腰と殿部を含めた背中全体が後方に向かうようにしてください。あまりやりすぎると過度のかかとバランスになって緊張するのでよくありません。つま先が浮き上がってしまっていたら、もうやり過ぎです。背中全体を後方シフトして適度なかかとバランスになるようにしてください。このときの背中の状態が膨張モードです。正しく行なわれていれば両ひざが下腹部よりも前に位置しています。顔はしっかりと正面を向けて、また眼は左右上下といろんな方向に動かしてポーッとしないでください。

そこから今度は指の方向付けを反転させていきます。左肩はじっこにある左指を左方向、つまり体の外側に向かって動かします。同時に右腸骨突起にある右指を左斜め前方、つまり元の位置に戻って来るようにそおーっと操作してください。そうすると背中全体（やはり腰と臀部を含む）が前方シフトしていき、足の裏のバランスはかかとからつま先へと移動していきます。このときの背中は収縮モードとなります。背中が収縮すると胸部は逆に開いていくのがわかりますね。

ここまでが一周期です。このように左右の指の操作で、背中全体の膨張と収縮の動きをゆう〜っくりと繰り返すのです。再び左肩はじっこが右方向、右腸骨の前側突起が右斜め後ろに方向付けて、背中全体が膨張しながら後方シフトするとともに適度なかかとバランスにさせます。反転して左右の指は元来た方向に向かい、背中全体が収縮しながらつま先バランスという具合です。

〈足裏の流動感覚〉

この操作を繰り返しながらさらに足の裏のバランス移動にも注目してみましょう。背中全体の膨張時にはかかとバランスですが、そこから収縮してつま先に向かうときには母指球を通過するのがわかるでしょう。母指球とは親指の付け根の丸い部分です。そして小指の付け根を小指球といいます。ここで母指球と

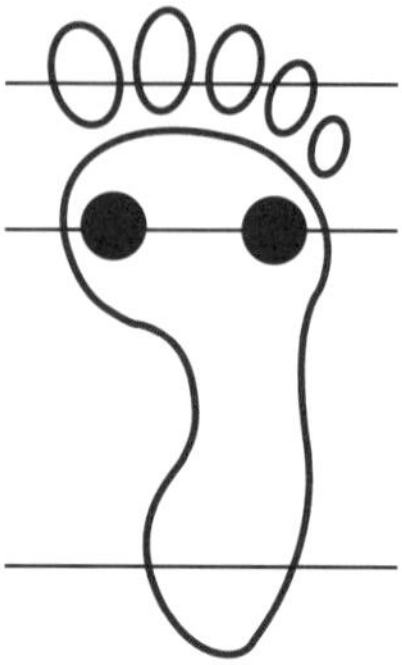

足裏のシーソー

小指球の体重配分が均等になるように調整してほしいのです。そして母指球と小指球の間を想像で横線を引いてください。この横線を中足といいます。そうして中足を中心にして立つと、つま先とかかとがわずかに持ち上がるのが分かるでしょう。ちょうど中足を支点とした公園にあるシーソーのようになっているはずです。

シーソーを動かしてみましょう。体重配分をかかとにかけます。そして今度は中足を通過してつま先に移動させます。そしてまた中足を通過してかかと。こんなふうに行ったり来たりすると、足の裏の感覚が芽生えて体重配分の微調整をすることが可能になります。

背中全体が膨張して後方シフトすると適度なかかとバランスになり、収縮すると中足を通過して適度なつま先バランスになる。このように体まるごとで発生する、呼吸運動を思わせるかのような動き。これこそがCRIブーストのキーポイントとなる操作方法ですので、しっかりと体感して頭に入れてください。

さて、膨張と収縮、前後に行ったり来たりを繰り返しながら、そのまますり足で後ろ歩きをしてください。まずは膨張しながら後ろに最初の一歩目ですが、左右どちらの足から始めますか？ 答えはどちらでも構いません。流れに乗って滑らかに足が動いてくれる方を選んでください。そして収縮しながら後ろに二歩目、膨張しながら三歩目、収縮しながら四歩目という具合で六歩、後ろ歩きをしてみましょう。

終わったら指の位置を組み替えて（右指が右肩はじっこ、左指が左側腸骨の前側突起）同様の操作をおこなって完了です。この後、手の組み合わせと指の触れる場所を様々な箇所に変えて操作を続けていきますが、基本となる体の動きはすべてこれと同じです。

② 腸骨とバケツ1／2取っ手

腸骨と頭との組み合わせで動かしてみましょう。

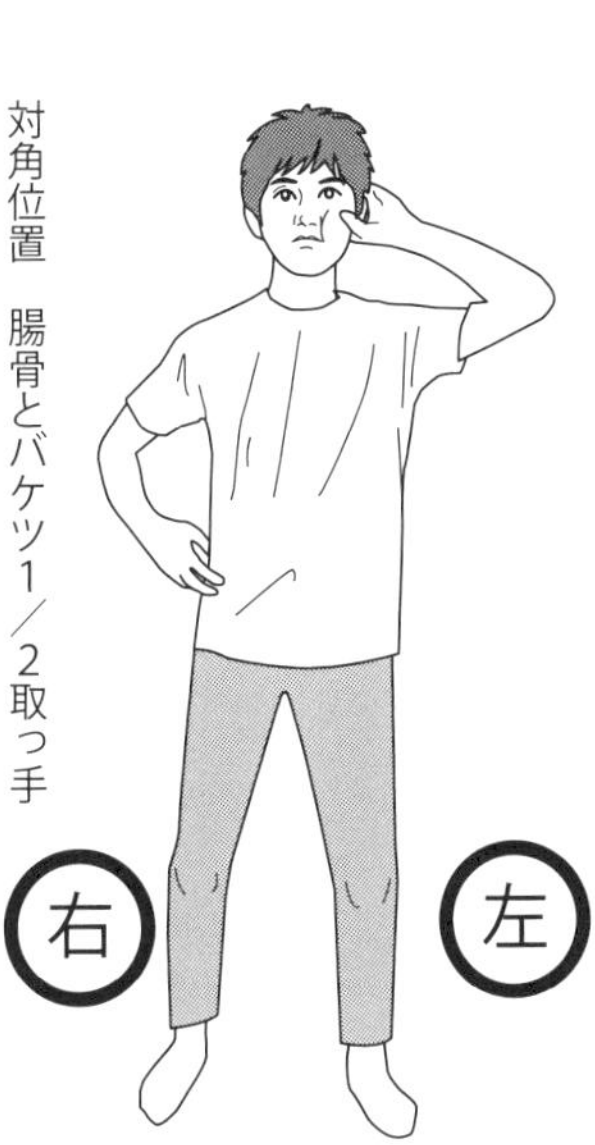

対角位置　腸骨とバケツ1／2取っ手

先ほどと同じく右指は右腸骨の突起ですが、左手は左頭にバケツ1／2取っ手を作ります。今さらですが、作り方がわからないという人は第4章の「頭と首の最適化」を今すぐ読み返しましょう。左頭の乳様突起と頬骨下くぼみの2点を中指と親指で触れて、右頭側はイメージで取っ手を作ります。

そうしたら右指でゆう〜っくりと右腸骨の突起の皮膚を右後ろ斜め方向に導きながら、左手の中指でバケツの取っ手の支点をわずかに持ち上げるようにして顔を下に向かせます。そして先ほどの「腸骨と鎖骨」の操作のときにやったように、やはり腰と殿部を含む背中全体を後方にシフトさせながら、適度なかかとバランスにします。

そして反転です。腸骨の方向付けを慎重に元に戻しながら収縮させて、左手の親指を持ち上げて顔を正面に向かせて、つま先バランスになります。これで一周期です。あとは先ほどと同様に膨張と収縮の行ったり来たりを繰り返しながら、すり足の後ろ歩きに一歩一歩連動させるのです。

手を組み替えて反対側。左指を左腸骨の突起、右手を右頭側にバケツ1／2取っ手です。膨張と収縮、行ったり来たりをくりかえしながら後ろ歩きしてください。

鎖骨グループ

① 鎖骨とバケツ1／2取っ手

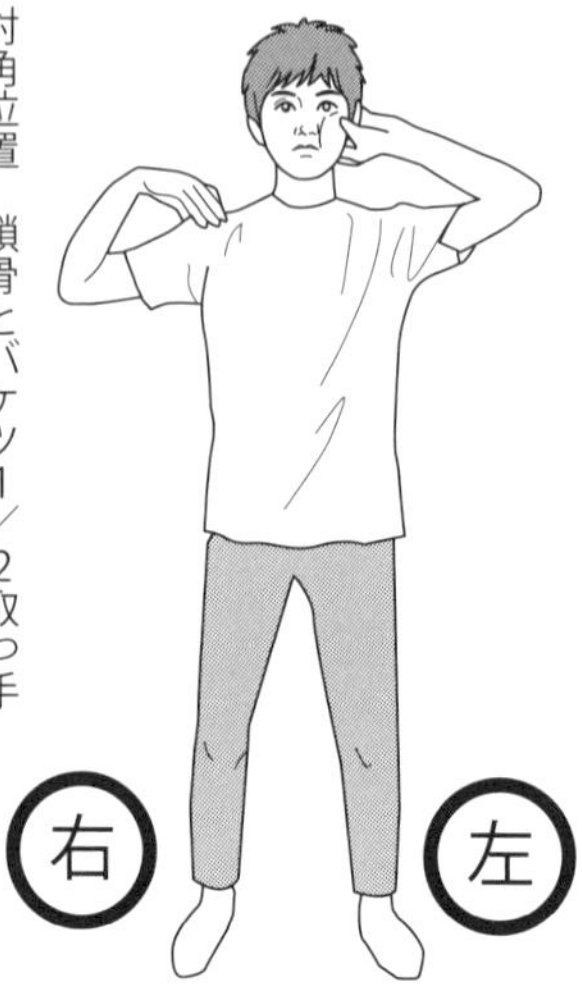

対角位置　鎖骨とバケツ1／2取っ手

この組み合わせは第4章の「頭と首の最適化」でも行ないましたが、このCRIブーストにより、今ここでその真価をあらわにするのです。足を開いて立って右指で右肩はじっこに触れます。そのときの右肘の方向は？　右外でしたよね。そして左手は先ほどの「腸骨とバケツ1／2取っ手」の操作でやったのと同じで、左頭の乳様突起と頬骨下くぼみの2点です。右頭側にはイメージで取っ手を作ってくださ

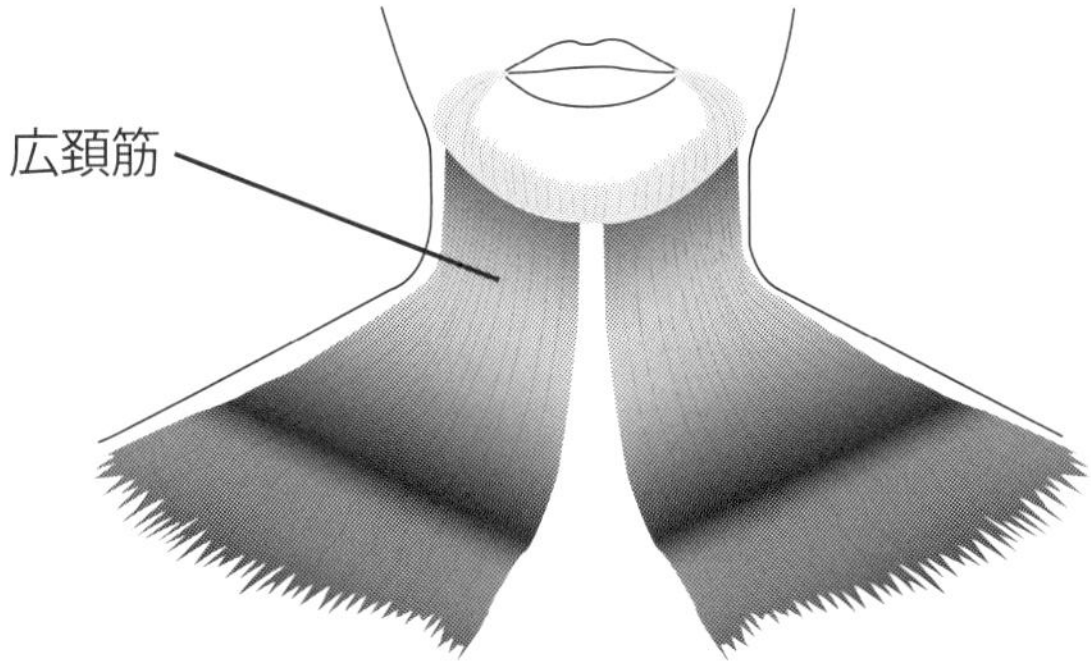

い。

そして操作開始です。方向性はこれまでやったものと同じなので、何をやるのかはだいたいわかってきましたよね。右肩は体の中心に向かうので左方向、左手の中指はわずかに持ち上げて顔を下向き。背中全体が膨張しながら後方シフトです。

反転して右指が右外、左手の親指でバケツの取っ手を持ち上げると顔が正面を向く。背中全体が収縮してつま先バランスになって一周期です。あとはこれまでと同様に膨張と収縮の行ったり来たりを繰り返しながらの、すり足後ろ歩きです。

手を組み替えて反対側。左指を左肩はじっこ、右指を右頭の２点です。行ったり来たりをくりかえしながら後ろ歩きしてください。

② 鎖骨と首

鎖骨と首の間には広頚筋という筋肉が広範囲にかけて付いています。広頚筋が収縮すると唇の両端が下がって、苦虫を噛み潰したような顔になります。手の操作で広げてニッコリ顔にしましょう。

これまで通りに右指を右肩はじっこに触れて、肘を右外側に突き出してください。自分の体の流動性を感じて、いかに抵抗の少ない方

対角位置　鎖骨と首

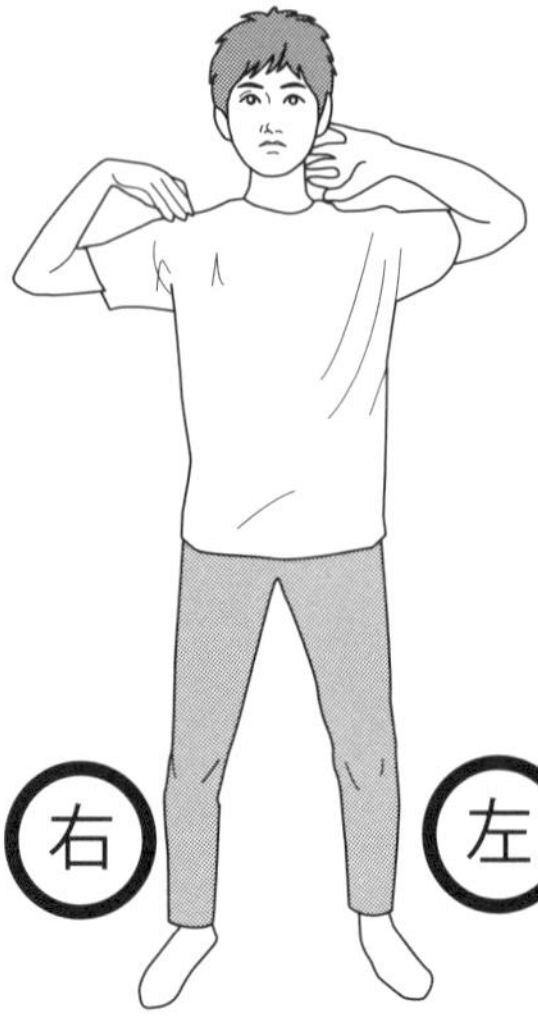

向に導くかを考慮して操作するなら、自然とそのような配置になるのです。そして左指3本（人差し指、中指、薬指）の指紋のある腹の部分を左頚部に縦に並べてそーっと貼りつけます。親指と小指はどこか適当なところでよいです。それぞれの指間は1センチほど離しておくとよいです。

　そうしたら右指はいつも通り右肩はじっこ皮膚を左に体の中心に向かって動かしますが、左指3本は耳の穴に向かって（要するに天井方向、上向き）慎重にそおーっとなでてください。サランラップの表面を指でなでるようにやってください。背中全体の後方シフトして適度なかかとバランス。そして反転。右肩は右外に向かわせますが、このときには左指はいったん首から離して何もしないほうがよいでしょう。背中が収縮してつま先バランスです。操作中に左頚部の皮膚は絶対に引っ張らないでください。この部分はデリケートなのです。あとはもうお馴染みですよね。操作を繰り返しながらの後ろ歩きで、手を組み替えて完了です。

肋間グループ

①　肋間下部と鎖骨

足を開いて立って左指を左肩はじっこに触れます。右指は第4章の「肋骨と肋間と肋軟骨」でやったあ

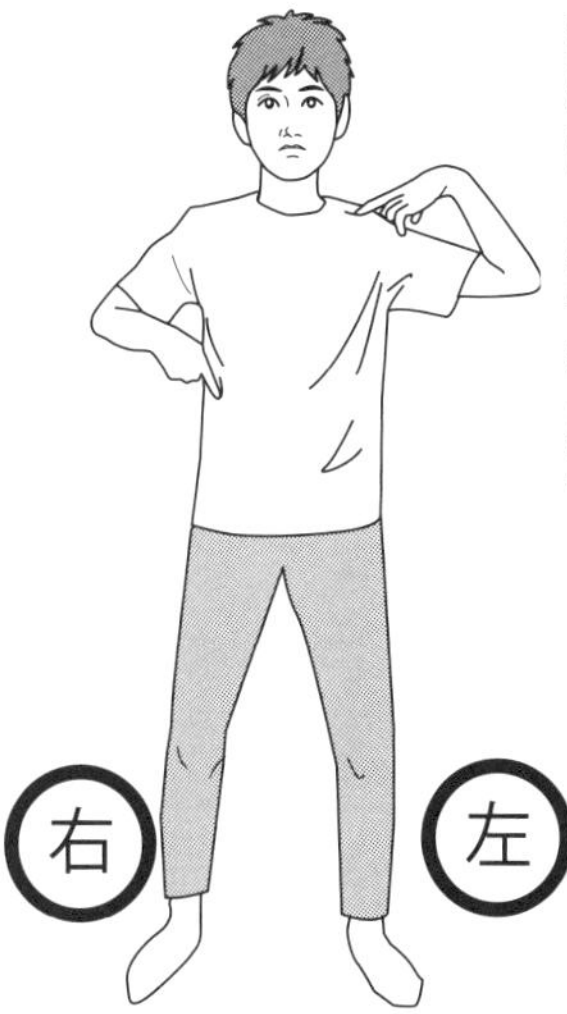

対角位置　肋間下部と鎖骨

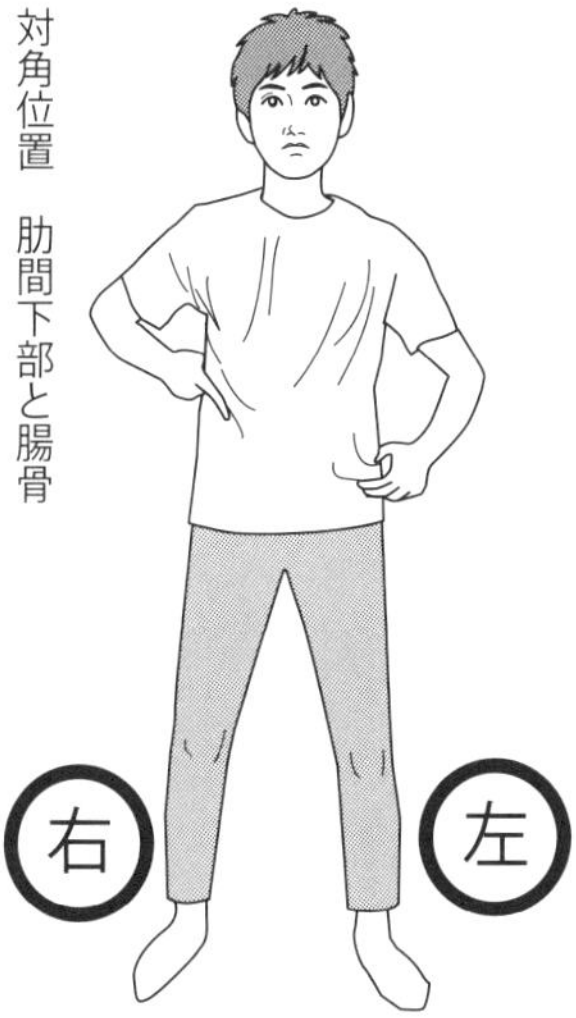

対角位置　肋間下部と腸骨

の〝マンダム・フィンガー〟をもう一度使いましょう。親指と人指し指を大きく開いて、右側の肋骨下部の肋間の溝に触れます。同一上の肋間に親指と人差し指で触れてください。

　左肩は体の中心に向かうように右方向、右肋間は溝に沿って後方斜め上に向かわせましょう。同時に背中全体が膨張しながら後方シフト。反転して元に戻って慎重に収縮させます。左指が左方向で右指は肋間に沿って前方斜め下に向かいます。足の裏のバランス移動とともに行ったり来たりと、この操作を繰り返しながらすり足で後ろ歩きです。反対側でも行ないます。胸部がゆったりとして開いていきますね。

② 肋間下部と腸骨

　右指をマンダムにして右側の肋骨下部の肋間に貼りつけて、左指は左腸骨の突起に触れてください。ゆう〜っくりと右肋間を後方斜め上、腸骨突起を斜

対角位置　肋間下部とバケツ1／2取っ手

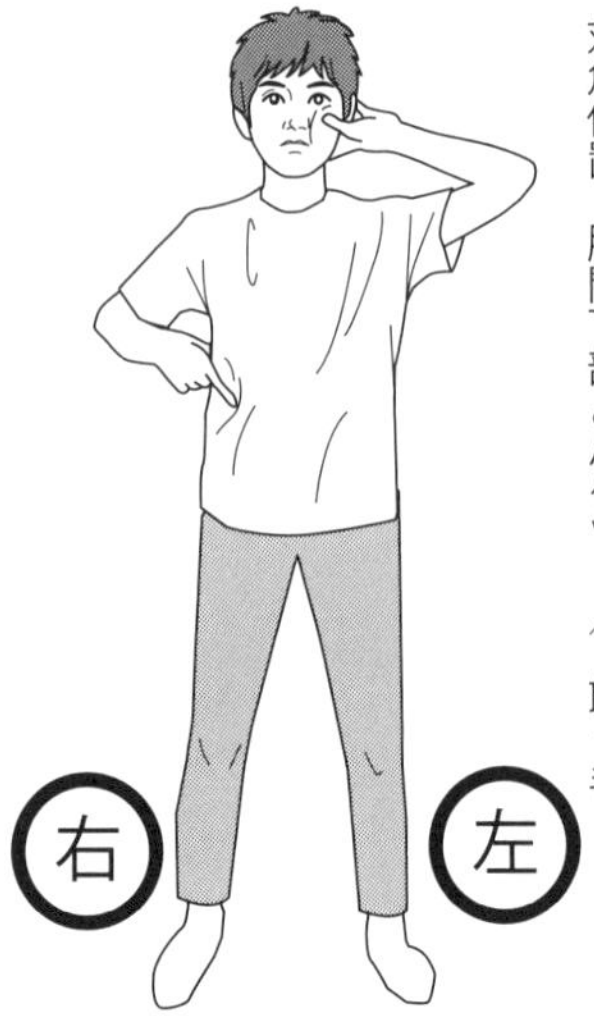

め後ろに方向付けます。背中全体は膨張して適度なかかとバランスになって、反転して方向付けを元に戻していくと、収縮しながらつま先バランスになります。

行ったり来たりを繰り返しながら後ろ歩きに連動させてください。指の配置を組み替えて、反対側でも行なってください。

③肋間下部とバケツ1／2取っ手

右指はこれまでと同様にマンダムで右側の肋骨下部の肋間です。左指は左頭にバケツ1／2取っ手を作ります。左手の中指をわずかに持ち上げて顔を下に向かせながら、右側の下部肋間を後方斜め上に向かって、そおーっと導いてください。このときやはり腰と殿部を含む背中全体が後方シフトして適度なかかとバランスになるようにします。

そして反転。左手の親指が持ち上がって顔が正面を向きながら肋間は斜め下、元に戻っていき足の裏は中足を通過してつま先バランスです。膨張と収縮の行ったり来たりで後ろ歩きです。手を組み替えて左側も行ないます。

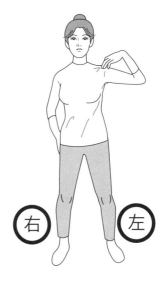

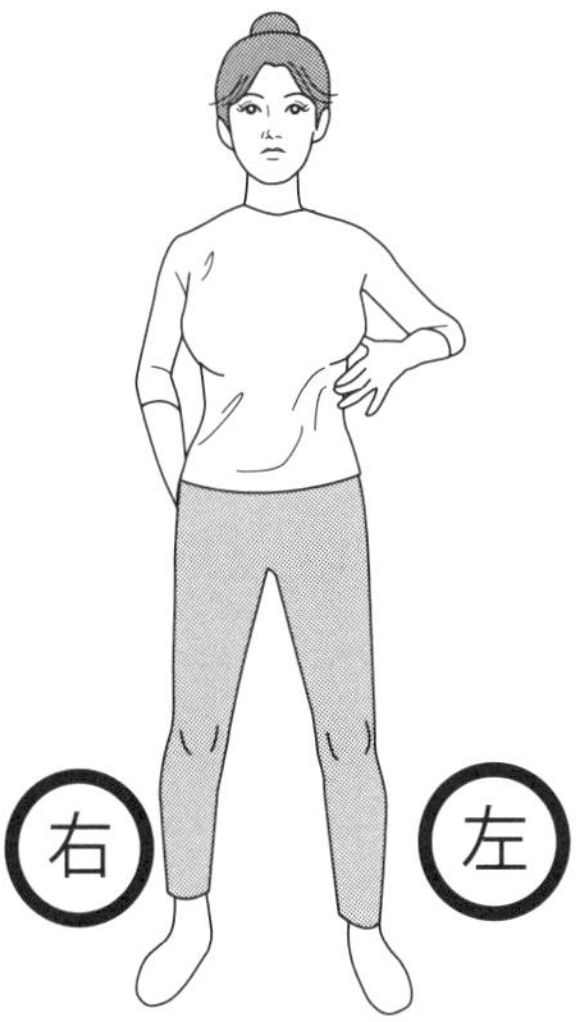

坐骨グループ

①　坐骨ハムストリング付け根と鎖骨

左指は左肩はじっこで右指は右側の坐骨ハムストリングです。第5章の頭蓋仙骨体操でやった坐骨ハムストリングを覚えていますか？　お尻の下にある坐骨に着いたハムストリングの頑丈な付け根です。触ればすぐにわかるやつです。右指をそこに触れて内側に押し込めるようにブ厚い皮下脂肪を動かしていき、左肩は右に体の中心に向かって方向付けます。

反転時には右指を右坐骨ハムストリングに引っ掛けて外側に引っ張り出すようにしながら、同時に左指も左外に向かわせて背中全体がゆう～っくりと収縮しながらつま先バランスです。行ったり来たりをしたら、後ろ歩きに連動させての6歩です。手を組み替えて反対側でも行ないます。

②　坐骨ハムストリング付け根と肋間下部

右指が右側の坐骨ハムストリング、左指はマンダ

対角位置　坐骨ハムストリング付け根と腸骨

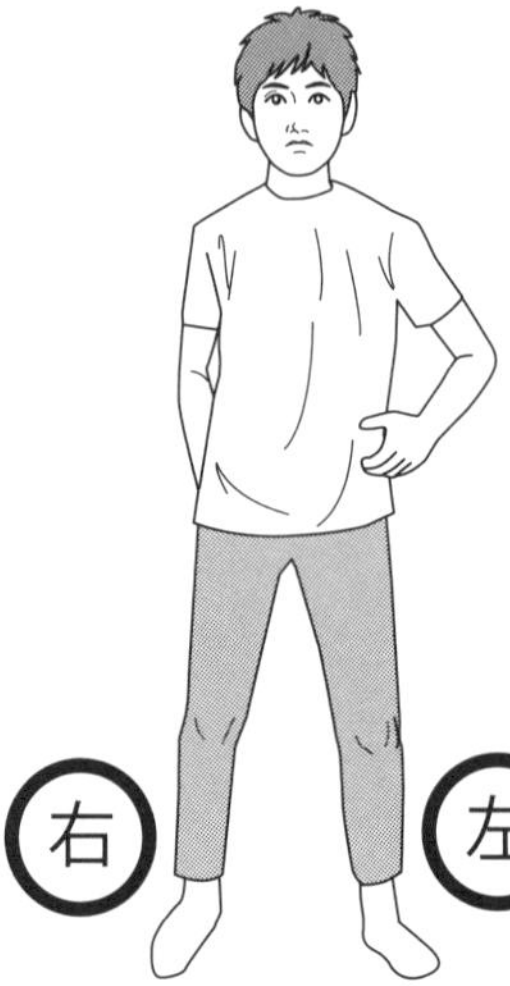

ムで左側の肋骨下部の肋間の組み合わせです。左肋間が後方斜め上で、右坐骨ハムストリングは内側に押し込めます。反転させると肋間の溝に沿って前方斜め下、ハムストリングは外側に引っ張り出します。あとはもうお馴染みの操作です。

③　坐骨ハムストリング付け根と腸骨

右指で右側の坐骨ハムストリングに触れて、左指は左腸骨の前方にある突起に触れます。右坐骨ハムストリングは内側に押し込めて、左腸骨は左斜め後ろの方向付けで行ないます。反転するとハムストリングを外側に引っ張り出して、腸骨は元来た方向に戻します。目が下に落ちると意識が内にこもって動きが低下してしまいます。はっきり外を見て行なってください。

タイプ2：左右片側ずつの操作

腸骨グループ

①　腸骨と鎖骨

それではまず右側から始めてみましょう。足を開いて立って右指はタイプ1と同じく右肩はじっこにそっと触れます。右肘は下を向いたりしないように右外に突き出してください。そして左指ですがタイプ2では体の前面を通って右側の腸骨の突起に触れます。すると左右の指の配置は胴体の右側に縦に並びますよね。

ここから操作です。右指は右肩はじっこの皮膚を左に体の中心に向かって動かして、左指は右側の腸骨突起を右斜め後ろへと、それぞれ同時にそおーっと方向付けるのです。すると右側背中が膨張しながら後方シフトします。指の操作により膨張するのは右側だけですが、背中の後方シフトは左側も含む背中全体で行ないます。体の右側一方の操作なので胴体が右にねじれがちになることがありますが、そうならないようにしっかりと正面に向けて両かかとが適度なバランスになるようにしてください。

そして反転です。左右の指の方向付けを元に戻すと右側背中が収縮しながら、足の裏は中足を通過してつま先バランスに移動します。このときもやはり胴体がねじれたりしないようにします。ここまでが一周期。この膨張と収縮、行ったり来たりを繰り返したら、さらにすり足の後ろ歩きに連動させてください。これで右側完了です。ヨガでは背骨の右側の気道のことをピンガラと呼びますが、ここの通りがとっても良くなるのです。

次は左側です。指の貼りつけ位置を逆にしてください。左指が左肩はじっこで、右指は体の前面を通っ

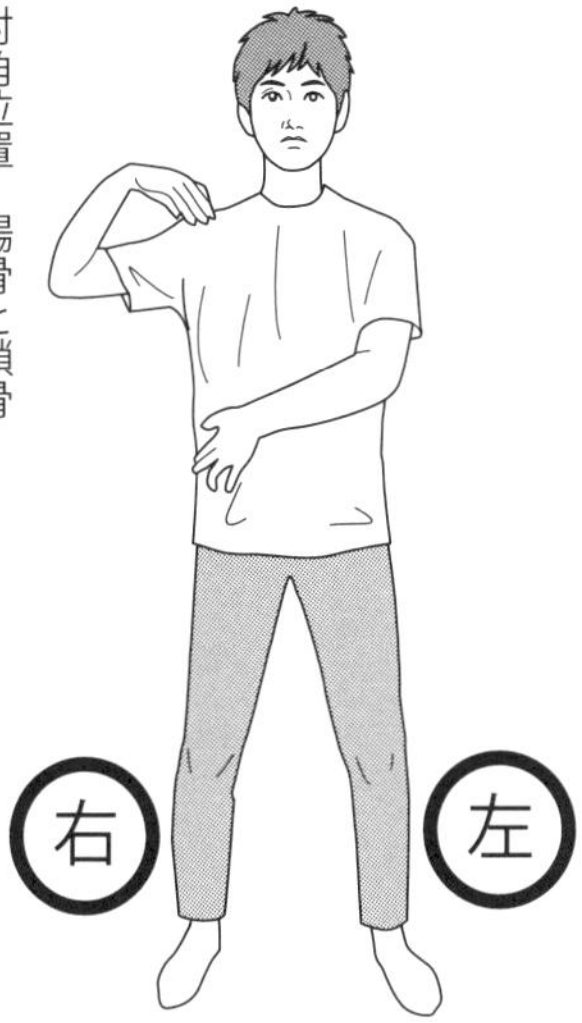

対角位置　腸骨と鎖骨

対角位置　腸骨とバケツ1／2取っ手

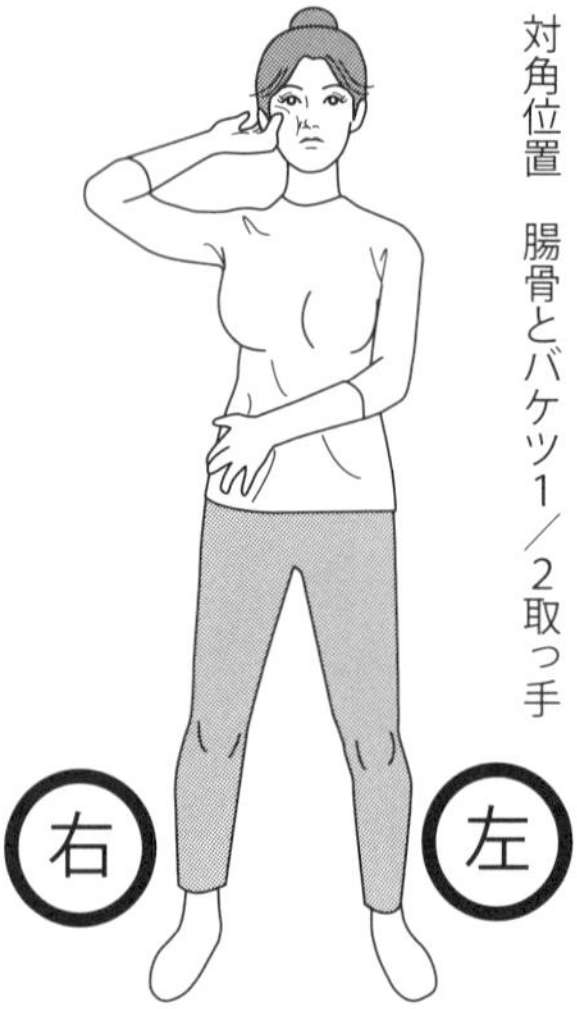

て左側の腸骨突起に配置します。慎重なる軽量操作で背中左側での膨張と収縮、背中全体での行ったり来たりをゆう～っくりと繰り返したら、さらに後ろ歩きをしながら行ないます。今度はヨガでイダーと呼ばれる背骨の左側の気道の通りが良好になります。

これで腸骨と鎖骨の操作完了です。普通に前歩きをしてください。背中が柔らかく広がって呼吸も深まっているのがわかるでしょう。イダーとピンガラの通りが十分に良くなっていくと、やがて背骨に沿った中央脈管、クンダリニーの通り道であるスシュムナーが開通するのです。

② 腸骨とバケツ1／2取っ手

右側からです。左指を体の前を通って右腸骨の前面突起、右手で右頭にバケツ1／2取っ手です。要領はもうご存じだと思いますが左指で腸骨突起を右斜め後ろ、右手の中指で顔を下向き。背中全体の後方シフトと足の裏のバランス移動。反転して元に戻します。後ろ歩きで完了。手を組み替えて左側でも行ないます。

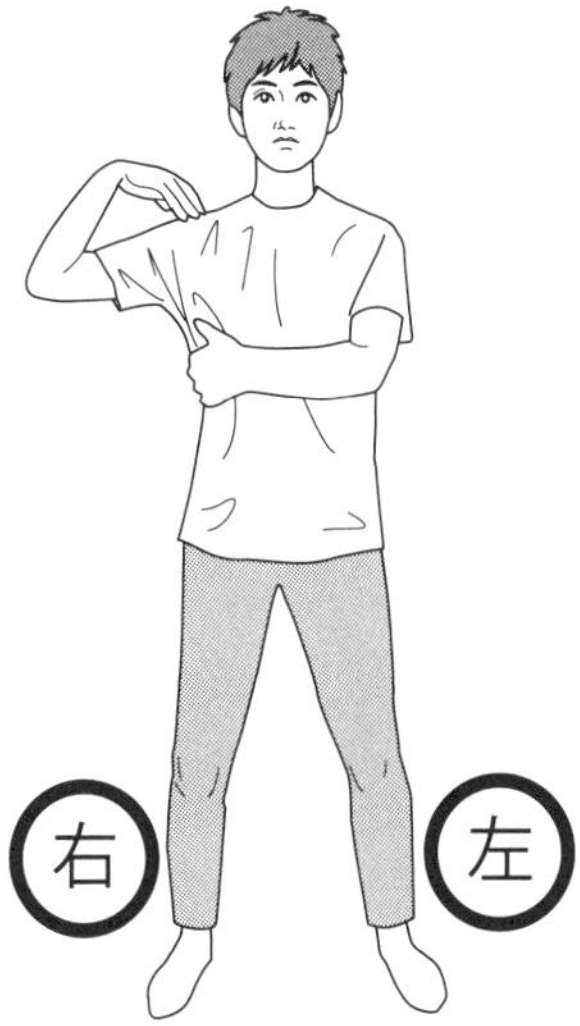
対角位置　肋間下部と鎖骨
右
左

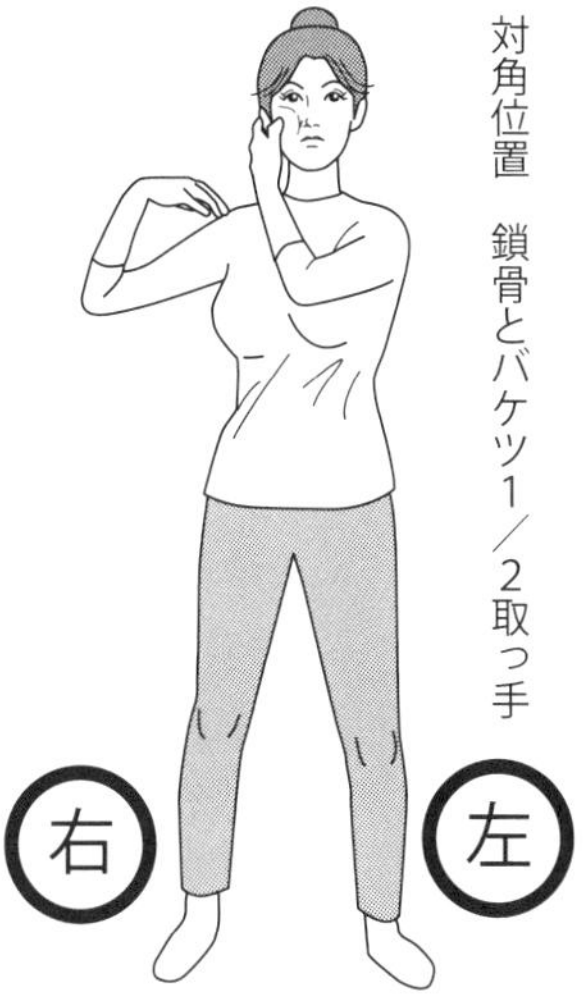
対角位置　鎖骨とバケツ1／2取っ手
右
左

鎖骨グループ

① 鎖骨とバケツ1／2取っ手

右側から働きかけていきましょう。足を開いて立って右指は右肩はじっこに貼りつけます。そして左手なのですが今までとは違って、顔の前を通って右頭にバケツ1／2取っ手を作ります。手の位置は変わっても、やり方そのものはまったく同じで、右指で右肩を左に体の中心に向かって動かして、左手の中指をわずかに持ち上げて顔を下向き。反転して元に戻して一周期。終わったら手の組み合わせを逆にして左指で左肩はじっこ、右手で左頭ですね。

肋間グループ

① 肋間下部と鎖骨

右側からです。足を開いて立って右指は右肩はじっこにそっと触れます。そして左指ですが、体の前を通って右側の下部肋骨の肋間の溝に触れるようにします。ただしこの配置ではマンダムフィンガーはちょっときついので、中指と薬指と小指の指紋のある部分を肋間に貼りつけてください。右指で肩はじっこを左に体の中心に向かわせて、左指を下部肋間に沿って後方斜め上に方向付けて、背中の右側が膨張していきます。すると腰と殿部を含む背中全体が後方にシフトするので、適度なかかとバランスになるようにします。ねじれないようにしてください。そして反転です。左右の指を元に戻して、足の裏は中足を通過してつま先バランスになります。後ろ歩きに連動したら左側でも行なってください。

② 肋間下部と腸骨

右側からです。右指は右側腸骨に触れて、左指は先ほど同様に右側肋間の溝です。そして右腸骨を右斜め後ろで右肋間を後方斜め上に方向付けてください。行ったり来たりで後ろ歩きに連動させます。左側でも同様に操作してください。

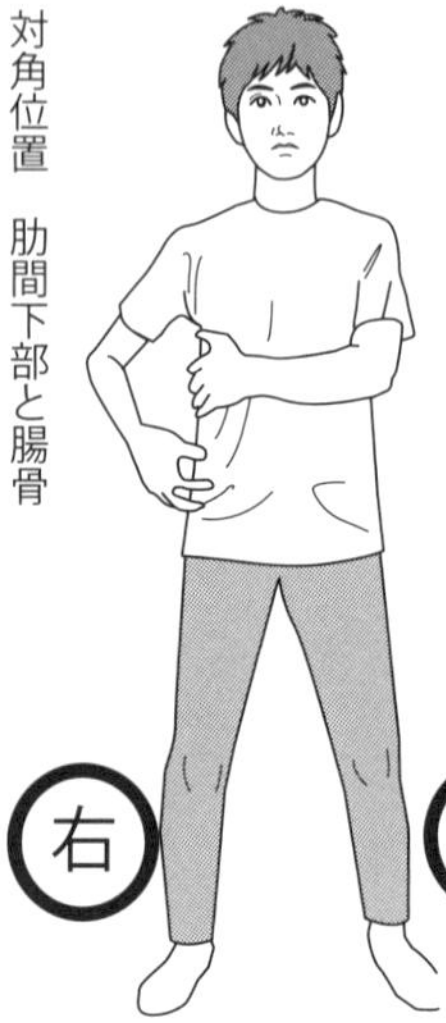

対角位置　肋間下部と腸骨

坐骨グループ

① 坐骨ハムストリング付け根と鎖骨

右側からです。足を開いて立ち、こんどは左指を胸の前を通って右肩はじっこに触れてみてください。そして右指を右側の坐骨ハムストリングの硬い付け根に触れてください。逆の配置、つまり右指で右肩、左指を背中側から右坐骨ハムストリングというのも

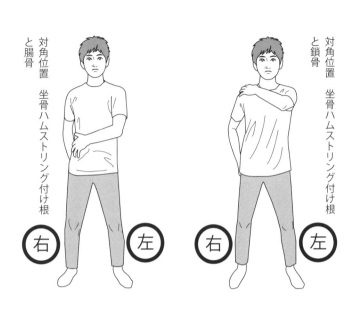

対角位置　坐骨ハムストリング付け根と鎖骨

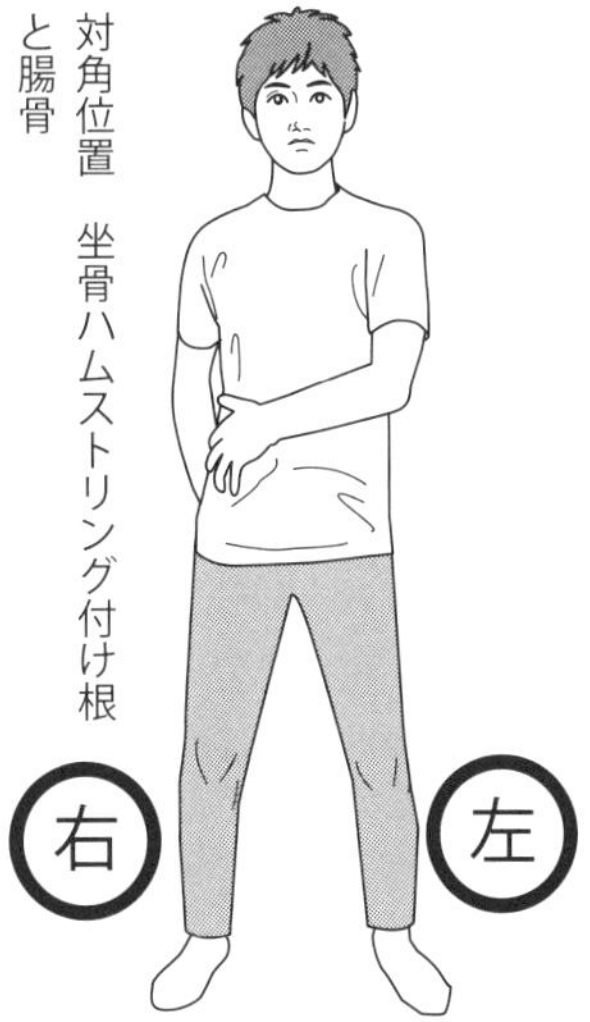

対角位置　坐骨ハムストリング付け根と腸骨

考えられますが、これではちょっと窮屈になりますね。やりやすい手の配置を選択しましょう。そしてこれまでと同様に膨張と収縮、行ったり来たりで後ろ歩きです。手を組み替えて左側でも行ないます。

② 坐骨ハムストリング付け根と腸骨

右側からです。右指を右側の坐骨ハムストリング付け根、左指はお腹の前を通って右側の腸骨突起に触れます。右ハムストリング付け根は内側に押し込めて、右腸骨が右斜め後ろの方向付けです。膨張と収縮を繰り返しながら後ろ歩きです。終わったら左指が左ハムストリング付け根、右指が左腸骨に組み替えて後ろ歩きです。

③ 坐骨ハムストリング付け根と下部肋骨

右側からです。右指を右坐骨ハムストリング付け根に引っ掛けます。そして左指は体の前面を通って右側の下部肋間の溝に沿って貼りつけてください。

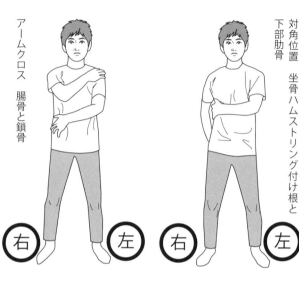

対角位置　坐骨ハムストリング付け根と下部肋骨

アームクロス　腸骨と鎖骨

方向付けは右坐骨ハムストリングが内側押し込めで、右肋間は溝に沿って後方斜め上に方向付けます。膨張しながら背中全体が後方シフトで適度なかかとバランスです。反転して元に戻り、それを繰り返しながら後ろ歩きに連動させます。左側でも行ないます。

タイプ3：アームクロス

腸骨グループ

①　腸骨と鎖骨

タイプ3はやることはタイプ1と同じく対角位置での操作となりますが、手の配置が左右逆になるようにします。足を開いて立って右指で左肩はじっこに触れて、左指で右側の腸骨突起に触れます。両肘が正面を向いて腕が体の前で交差するようになります。右腸骨突起と左肩をそれぞれ方向付けをして膨張と収縮、行ったり来たりをさせてください。手の配置を変えることによって動きのニュアンスはタイプ1とは一味違う感

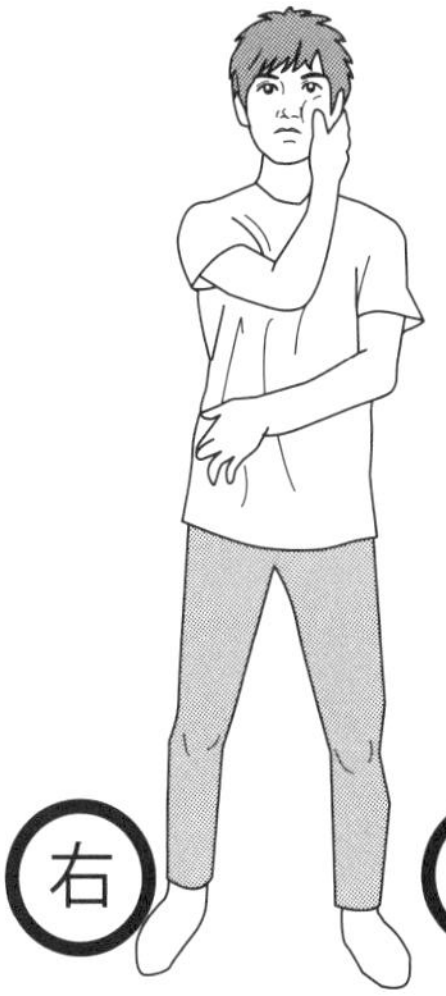

アームクロス　腸骨とバケツ1／2取っ手

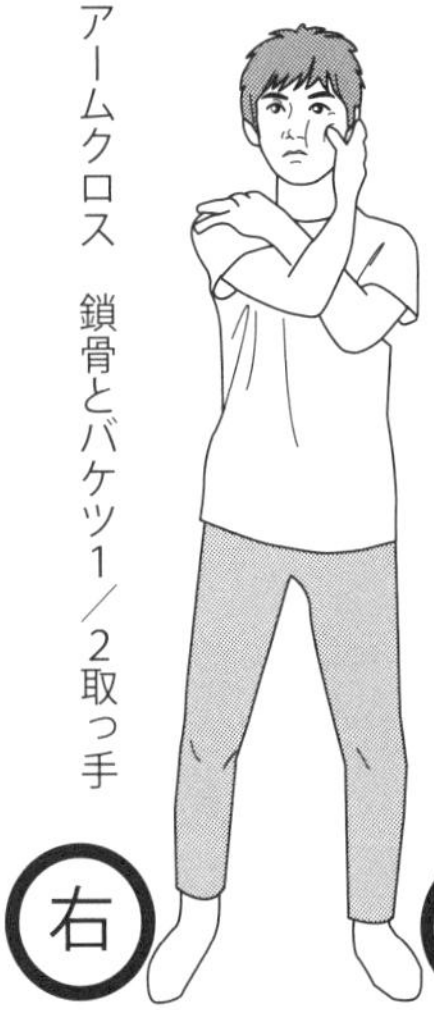

アームクロス　鎖骨とバケツ1／2取っ手

じになりますよね。こういう体に起こる細かい違いを大切にしてください。後ろ歩きをしたら、手を組み替えて反対側でも行ないます。

② 腸骨とバケツ1／2取っ手

左指で右腸骨の突起、右指で左頭にバケツ1／2取っ手を作って、あとはタイプ1の対角位置の操作と同じですが、少しこんがらかるかもしれません。サポート性を高めて顔が下を向かないようにしましょう。

鎖骨グループ

① 鎖骨とバケツ1／2取っ手

足を開いて立って左指を右肩はじっこ、右指を左頭にバケツ1／2取っ手です。これもやはり手の配置が多少戸惑うかもしれませんね。力まずに行ったり来たりをゆうーっくり行なってください。後ろ歩きをしながら操作を行ない、手を組み替えて反対側でも行ないます。

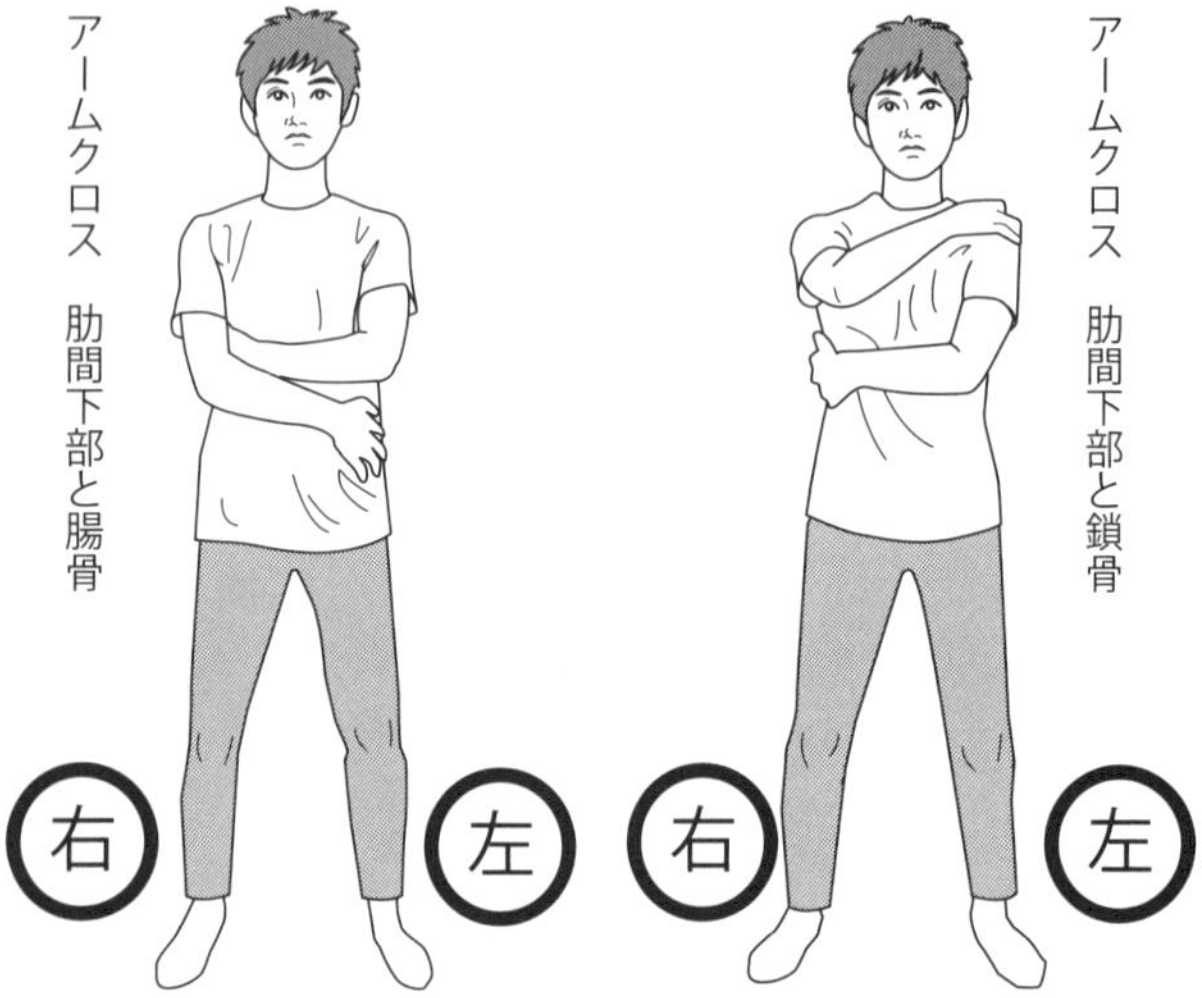

肋間グループ

①　肋間下部と鎖骨

足を開いて立って右指を左肩はじっこ、左指は右側の肋骨下部の肋間溝に左右の腕が交差するようにして触れます。タイプ1と同様に左肩が体の中心に向かって、右肋間は溝に沿って後方斜め上です。そして反転ですね。アームクロスは筋膜のらせん構造に沿った配置なので、タイプ1のように単純な手の対角配置よりもこちらの方が胸郭がよくユルむのです。後ろ歩きに連動させます。

②肋間下部と腸骨

右指は左側腸骨に触れて、左指は右側の肋間下部の溝です。これまでと同様の方向付けで腸骨は左斜め後ろ、肋間は溝に沿って後方斜め上ですね。後ろ歩きしながら膨張と収縮を繰り返します。

体各部の方向付け一覧表

	手と指の方向付け	反転
バケツの1／2取っ手	中指を持ち上げて顔下向き	親指を持ち上げて顔正面
首	上に向かってなでる	何もしない
鎖骨	内側	外側
肋間	後方斜め上	前方斜め下
腸骨	斜め後ろに広がる	斜め前に狭くなる
ハムストリング	内側に押し込める	外側に引っ張る
背中全体の動き	膨張して後方シフト	収縮して前方シフト
足の裏のバランス	かかと	つま先

操作中に気をつけるべき注意点

1）目を下に落としてポーッとしながら行なわない。外のいろんな物に目を向けて見る対象を次から次へと変えながら操作を続けてください。

2）顔と胴体は傾いたりねじれたりしないで、しっかりと正面を向かせて行なってください。

3）手と指で操作する体各部の方向性はあくまでも目安です。実際にはやはり抵抗の少ない方向に導いてください。

シンキング・アクティヴィティー

ＣＲＩブーストの操作23種類を一通り行なったら、今度はそれを「思うこと」でやってみましょう。第3章では思うことはアファメーションにその座を明け渡しましたが、最後にはシンキング・アクティヴィティーで面目を取り戻すのです。ＣＲＩブーストや頭蓋仙骨体操は実際に体を動かすよりも、むしろ思うことによるイメトレで操作した方が空間エネルギーにずっと効果的に働きかけることができるんです。

自分の前にスクリーンを想像でセットアップしてください。どうせやるんですから、ここはちっぽけなやつじゃなくてピンクフロイドがライブステージで使った史上最大の円形スクリーンをイメージしましょう。スクリーンの周りには何十機ものロボット型スポットライトが空間を盛り上げていて豚が空を飛んでいます。（何のことだか意味不明な人はYouTubeしてください）そこにあなた自身の姿を投影するんです。

スクリーンに現れた巨大な自分の姿を眺めましょう。そしてＣＲＩブーストでも頭蓋仙骨体操でも何でもいいので、スクリーン上のあなたをお気に召すままに操作してください。そうやって鬼門のトップジョイントと裏鬼門のボトムジョイントを攻略するんです。解剖学の精密な背骨のイメージからアニメーションの漫画チックなイメージまで何でもＯＫ。ただし頭の中でやるのはダメ。必ず頭の外で上映してください。膨らんだり縮んだり、ドロドロ溶け出したかと思えばジャックと豆の木のように背骨が天まで伸びていったりと、知性の限りを使って映像化してください。

ＣＲＩの膨張収縮の作用によってエネルギーがフルチャージされたあなたの分身は、スクリーンから抜け出して空間を自由に動き回るのです。そしてどこまでもどこまでも限りなく巨大化して宇宙の果てを突き破ります。それはあなたのツールとなります。あのランプの精のように思いのままに働いてもらいましょう。消し去りたいときにはいつでも消えてくれますのでご安心ください。イメージ力の限界がテクニックの限界です。

これをやると意識が体の外に向かうので、習慣的な力みのある筋反応は抑制されてアンドゥーイングが自発的に起こります。そして意識を外の世界に定着させると、完全なるプライマリーコントロールが体に働き出します。膨張と収縮の運動が肉体を超えて表れて、全細胞が一体となって連続的につながっていく。CRIは増幅されて空間エネルギーと一体となったあなたは天運までも味方につけてしまうのです。

プライマリーコントロールの彼方

ここまで私と一緒に自分の手を使って体の操作を行なってきました。CRI増幅をさせるために頭頂から指先、つま先までの連続性を作る。それを理解するために次々と手の位置を変えて、多種多様な方向性を学んできました。そして最後にはシンキング・アクティヴィティーでプライマリーコントロールを引き出すことになりました。あなたの体は、体感を通してもう十分に体の連続性を理解しています。ここまでくるともはや手を使って操作することも必要ありません。意識を外に広げて〝思うこと〟によって自分の体を良好にしてエネルギーに満ち溢れた状態になります。そして抱えていた問題など、実は元々そんなものはなかったことに気がつくのです。覚醒された脳から生まれる思考は、あなたを動かしてやりたいことは何でもできるでしょう。

「それだったら手の使い方なんてやらないで、最初からそう言えばいい」という人がもしもいたら、それは違います。思うことだけで体を反応させて良好な状態にするには、ちゃんとした下準備があって脳内にもそれに対応する神経回路が作られていないとできないからです。首や腰などの部分的な痛み、そしてその他もろもろの問題にこだわり続けて筋肉質の力みを発生させている限り、いくら思ってみたところで状況は改善されることはありません。だからまずそうした習慣的な力みのある筋反応を皮膚感覚に変えていくというプロセスがどうしても必要になったのです。

しかしそれでもさらに良いものを求めていくのなら、アレキサンダーテクニックの学習は一生続きます。もちろん私もそうしています。よりよい方法が見つかったら古いやり方は捨てていく。これからは私の手順によるものではなくて、自分自身のフィーリングと直感でプライマリーコントロールの核心を探求していってください。私たちの体にはまだまだ隠された未知なる部分が山ほどあるのですから、その気になればいくらでも体に眠っている機能を発見することが可能なのです。FM・アレキサンダーもやはりこうした探求を死ぬ直前まで続けました。そして最後の数週間前からこんなことをしきりに口にしていたそうです。「私の見つけたプライマリーコントロールはこんなものではなかった。私が思っていたものよりも、ずっとずっと素晴らしい可能性を秘めたものだった…」

あとがき

私がアレキサンダーテクニックに初めて出会ったのは1994年のことでした。大ファンだったロックグループのキングクリムゾンのギタリスト、ロバート・フリップが千葉で「ギタークラフト」という合宿セミナーを開催して、そこで体験しました。

当時の私は仕事や人間関係のストレスで、体と心の状態が恥ずかしくて人に言えないくらい歪んでいたんです。この手の問題は薬を飲めば済むような簡単なものではなくて、生活全般に渡って自分の在り方を変えていかなければ治ることはありません。少なくとも私は今日でもそのように考えています。

その解決策としてちょうど体の調整法について興味を持ち始めていたので、アレキサンダーテクニックをコースに含んだギタークラフトの参加費は高額だったもののすぐに飛びつきました。ましてやあのフリップ氏が来るというのですから。セミナーでの新鮮な体験は私を大いに刺激して、西洋流のBODYワークというものにすっかりはまってしまったのです。そして「いつかこんな仕事がしてみたいな」くらいには思っていたのですが、まさか本当にやるとは夢にも思っていませんでした。

ところがその後、私の体と心が身動きがとれないくらいガチンガチンに追い詰められてしまい、なんとしてでも会社を辞めて国外逃亡を計ることにしたんです。

「アレキサンダーテクニックを学びにロンドンに行こう！」

それが1998年のことだったのですが、当時といえば日本はまだ宗教テロ事件による一斉スピリチュアル・トラウマにあったので、見たことも聞いたこともない怪しそうなものはすべて弾圧されていた時代でした。だから当然、家族や周囲の人は猛反対しました。

「整体やりたいって言うんだったらわかるけどさ、何なんだ？ そのアレキサンダーなんとかって？ おまけにイギリスに行くって、おまえ、どうかしているぞ。ひょっとして変な宗教に入って騙されているんじゃないの？」

私も逆の立場だったら、やはりそう言ったことでしょう。しかしこのまま続けていても先行き真っ暗だったので、制止を押し切ってイギリスに飛び立ちました。

ロンドンでのトレーニングは確かに私の人生を一転させることにはなりましたが、学校卒業時点ではとても仕事になるレベルには至っていませんでした。このまま帰国すると「ほーら見たことか！ そんなことやってうまくいくわけないんだよ。目を覚ましてさっさと普通の仕事しろ！」と言われるのがみえみえだったので、怖くてとても帰ることはできませんでした。

そうこうしている間に世界情勢も変わり、ビザの関係でイギリスに滞在し続けることが難しくなってしまいました。そこで逃げ場を求めてインドに行くことにしたんです。しかしこれも失敗で7月の猛暑で玉砕。食中毒になってげっそりと痩せこけてしまいついに観念、東京裁判覚悟で帰国しました。そうして私の逃亡劇もとうとう終止符を打ったのでした。ところが今度は体に眠っていたプラーナが突如として暴走してしまい、ひどい目にあいました。何が起こったのかはここでは書きませんが、とにかく天罰にでもあった感じです。(今となってはそれもひとつのプロセスなので、そのときの自分を振り返ると笑ってしまいますけどね)

しかしそれもやがて鎮まると、私が学んできたアレキサンダーテクニックや諸々の体験が、ようやくひとつにつながったのが見えてきたのです。

あれから19年、その思いをようやく本書にまとめあげることができました。第2章の「小説FM・アレキサンダー」ではちょっぴりおふざけが過ぎた部分もありますが、それでもFMの霊が乗り移ったつもりになって書きました。

本書を読んで実践していくと、やはりアレキサンダーテクニックは一癖も二癖もある特殊なワークだと思うことでしょう。しかしその分、いったんプライマリーコントロールが引き出されてしまえば一般の体操では絶対に得られない、限りなく未知なる自分への気づき、そして全体と調和して揺るぎない肯定感に満たされた自分になるのです。FM・アレキサンダーが見つけた類い稀なるワークで知覚の扉を開いてください。そこにはあなたが本当に欲しかったものが見つかるはずです。

２０１７年３月

公式サイト

http://www003.upp.so-net.ne.jp/brainfree/

吉田篤司

著者プロフィール

吉田篤司（よしだ あつし）

1966年、札幌生まれ。電気通信建設会社に勤務してスリランカ、マレーシア、インドネシアでマイクロ波通信ネットワーク構築の現場監督に従事。退社後1998年渡英してアレキサンダーテクニック、クラニオセイクラルセラピーを学ぶ。

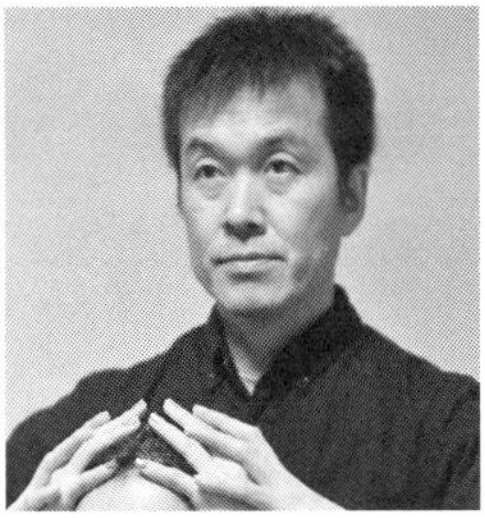

2000年：ボーエンテクニック Bowen International 認定
2001年：アレキサンダーテクニック　英国STAT認定
2002年：英国NFSHヒーリングメンバー
2003年：クラニオセイクラルセラピー　CST of the UK 認定
著書：『頭蓋骨をユルめる！ クラニオ・セルフトリートメント』（BABジャパン）
公式サイト　http://www003.upp.so-net.ne.jp/brainfree/

装幀：中野岳人
本文デザイン：戸塚雪子
イラスト：月山きらら＆ラナルナおおもり

アレキサンダーテクニック　クラニオセイクラルセラピー
首からユルめる！
体の"諸悪の根源"を改善させる
究極のセルフ・トリートメント

2017年4月10日　初版第1刷発行
2020年5月25日　初版第2刷発行

著　　者　吉田 篤司
発 行 者　東口 敏郎
発 行 所　株式会社ＢＡＢジャパン
〒151-0073 東京都渋谷区笹塚1-30-11　4・5F
TEL　03-3469-0135　　FAX　03-3469-0162
URL　http://www.bab.co.jp/
E-mail　shop@bab.co.jp
郵便振替 00140-7-116767
印刷・製本　中央精版印刷株式会社

ISBN978-4-8142-0045-0　C2077

BOOK Collection

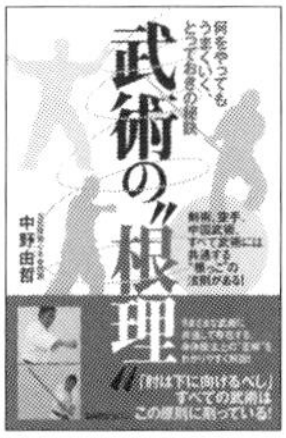

武術の“根理”

何をやってもうまくいく、とっておきの秘訣

剣術、空手、中国武術、すべて武術には共通する“根っこ”の法則があります。さまざまな武術に共通して存在する、身体操法上の“正解”を、わかりやすく解説します。剣術、合気、打撃、中国武術…、達人たちは実は“同じこと”をやっていた!?あらゆる武術から各種格闘技、スポーツ志向者まで、突き当たっていた壁を一気に壊す重大なヒント。これを知っていれば革命的に上達します。

●中野由哲 著　●A5判　●176頁　●本体1,400円+税

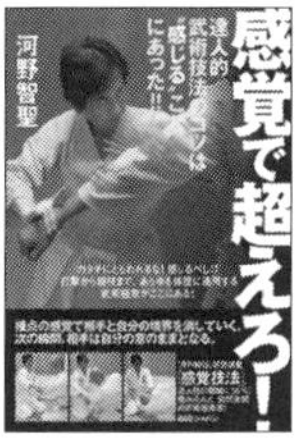

感覚で超えろ

達人的武術技法のコツは“感じる”ことにあった!!

接点の感覚で相手と自分の境界を消していく。次の瞬間、相手は自分の意のままとなる。感覚を研ぎ澄ませば、その壁は必ず超えられる!力任せでなくフワリと相手を投げたり、スピードが遅いように見える突きがなぜか避けられない、不思議な達人技。その秘密は“感覚”にあった!『月刊秘伝』好評連載「感覚技法」。達人技の領域についに踏み込んだ、前代未聞の武術指南書!

●河野智聖 著　●A5判　●176頁　●本体1,600円+税

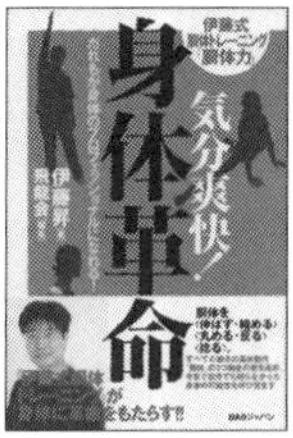

気分爽快！身体革命

だれもが身体のプロフェッショナルになれる！

3つの「胴体力トレーニング〈伸ばす・縮める〉〈丸める・反る〉〈捻る〉」が身体に革命をもたらす!! ■目次：総論　身体は楽に動くもの／基礎編①　身体の動きは三つしかない／基礎編②　不快な症状はこれで解消できる／実践編　その場で効く伊藤式胴体トレーニング／応用編　毎日の生活に活かす伊藤式胴体トレーニング

●伊藤昇 著／飛龍会 編　●四六判　●216頁　●本体1,400円+税

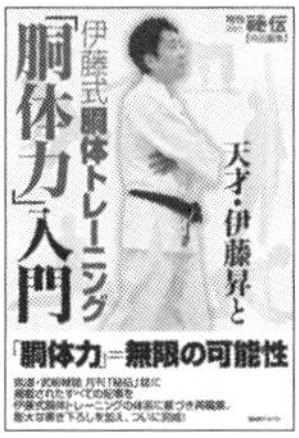

天才・伊藤昇と伊藤式胴体トレーニング

「胴体力」入門

武道・スポーツ・芸能などの天才たちに共通する効率のよい「胴体の動き」を開発する方法を考案した故・伊藤昇師。師の開発した「胴体力」を理解するために、トレーニング法や理論はもちろんのこと生前の伊藤師の貴重なインタビューも収録した永久保存版。月刊「秘伝」に掲載されたすべての記事を再編集し、膨大な書き下ろし多数追加。

●「月刊 秘伝」編集部 編　●B5判　●232頁　●本体1,800円+税

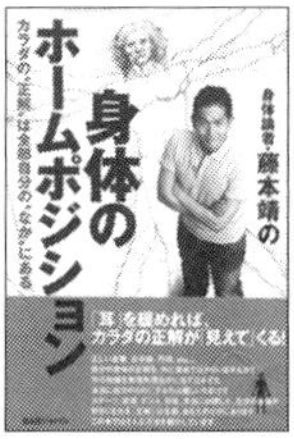

身体論者・藤本靖の

身体のホームポジション

カラダの「正解」は全部自分の「なか」にある。あなたは正しい姿勢、正中線、丹田、……etc.　自分の身体の正解を、外に求めてばかりいませんか？　スポーツ、日常、本当に自立した、自分の身体が好きになれる「正解」は全部、あなたのなかにあります。

●藤本靖 著　●四六判　●248頁　●本体1,500円+税